SURGERY FOR RESIDENTS

研修医のための

見える・わかる
外科手術

[編集] 畑 啓昭
Hiroaki Hata

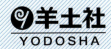
羊土社
YODOSHA

謹告

　本書に記載されている診断法・治療法に関しては，発行時点における最新の情報に基づき，正確を期するよう，著者ならびに出版社はそれぞれ最善の努力を払っております．しかし，医学，医療の進歩により，記載された内容が正確かつ完全ではなくなる場合もございます．

　したがって，実際の診断法・治療法で，熟知していない，あるいは汎用されていない新薬をはじめとする医薬品の使用，検査の実施および判読にあたっては，まず医薬品添付文書や機器および試薬の説明書で確認され，また診療技術に関しては十分考慮されたうえで，常に細心の注意を払われるようお願いいたします．

　本書記載の診断法・治療法・医薬品・検査法・疾患への適応などが，その後の医学研究ならびに医療の進歩により本書発行後に変更された場合，その診断法・治療法・医薬品・検査法・疾患への適応などによる不測の事故に対して，著者ならびに出版社はその責を負いかねますのでご了承ください．

序

　外科系診療科をローテートしている研修医の先生たちから，"手術中は，何をやっているかわかるところは「へーこんな感じなのか」と楽しいけれども，わからなくなってくると正直ちょっと退屈です"というような意見を聞きます．
　せっかく手術室に入って直に勉強できる機会なので，なんとかわからないところを減らして，積極的に学べる楽しめる外科研修をうけてもらえないかと考えているのですが，手術をしながら術中に細かく説明をするのにはやはり限界があります．かといって手術書を見てもらっても，内容が専門的すぎて，手術の大きな流れやイメージをつかんでもらうのが難しいため，何かわかりやすく手術の流れ・内容をわかってもらえるような本があればよいのになぁと思っていました．
　そこで，本書では各診療科の代表的な手術に関して，
・何をどこで切るのか
・どこをどのように縫うのか
・手術全体のイメージはどうなっているのか
という基本的なことを，イラストをふんだんに用いて簡単にわかるようにしていただきました．
　加えて，手洗いや皮膚縫合など研修医の先生たちが実際に行う基本的な手術手技や，外科医がこだわっているコツなど外科系診療科を希望する先生にも満足してもらえるハイレベルな内容も含まれています．
　ぜひこの一冊を手にして，手術のイメージをしっかりともち，楽しい手術研修を送ってほしいと思います．そして，将来外科系に進む研修医の先生が少しでも増えてくれれば本当に嬉しいです．
　最後に，編者の思いつきのコンセプトをしっかりとした形にしていただいた先生方，編集部の方々に深く感謝します．どうも有難うございました．

2015年10月

　　　　　　　　　　　　　　　　　　　　　国立病院機構京都医療センター外科
　　　　　　　　　　　　　　　　　　　　　　　　畑　　啓昭

contents

研修医のための 見える・わかる **外科手術**

序	畑　啓昭	
適応疾患別手術一覧		8
本書で使われている略語		10
本書の構成		12
Color Atlas		14
執筆者一覧		16

第1章　手術室の基本

1	安全な手術のためのガイドライン	畑　啓昭	18
2	手洗い・消毒・感染対策	畑　啓昭	21
3	手術で使う機器・装置	桜木　徹	28
4	局所麻酔と脊髄くも膜下麻酔	畑　啓昭	37
5	輸血について知っておくべきこと	万木紀美子	42
6	体外循環装置のしくみ	井上裕之	49

第2章　外科手術の基本操作

1	糸の種類と糸結び	佐治雅史	56
2	皮膚の縫合	瀬崎伸一	61
3	開腹・閉腹操作	村上隆英	66
4	開胸・閉胸操作	小島史嗣	70
5	消化管吻合	畑　啓昭	79

第3章　各科の手術手順と操作のポイント

§1　一般外科

1. CVポート造設術 ………………………………………………… 津田　萌，安井久晃　86
2. 肛門手術
    - ①解剖レクチャー〜肛門 ……………………… 宮崎道彦，山田真美，田中玲子　90
    - ②内痔核の手術 ………………………………… 宮崎道彦，山田真美，田中玲子　93
    - ③肛門周囲膿瘍と痔瘻の手術 ………………… 宮崎道彦，山田真美，田中玲子　96
3. 人工肛門造設術 ……………………………………………………………… 松末　亮　102
4. 胃十二指腸潰瘍穿孔手術 …………………………………………………… 谷　昌樹　105
5. 虫垂切除術 …………………………………………………………………… 畑　啓昭　108
6. ヘルニア手術
    - ①解剖レクチャー〜鼠径部ヘルニア ……………………………………… 花田圭太　110
    - ②鼠径ヘルニア・大腿ヘルニア手術 ……………………………………… 花田圭太　116
    - ③腹腔鏡下鼠径ヘルニア手術 ……………………………………………… 花田圭太　122
7. 結腸手術
    - ①解剖レクチャー〜結腸 ……………………………… 西川　元，長谷川　傑　124
    - ②S状結腸切除術 ……………………………………… 西川　元，長谷川　傑　128
    - ③結腸右半切除術 ……………………………………… 西川　元，長谷川　傑　132
    - ④結腸左半切除術 ……………………………………… 西川　元，長谷川　傑　137
8. 直腸手術
    - ①解剖レクチャー〜直腸 …………………………………………………… 松末　亮　142
    - ②低位前方切除術 …………………………………………………………… 松末　亮　146
    - ③腹会陰式直腸切断術（マイルズ術） …………………………………… 松末　亮　150
9. 胃手術
    - ①解剖レクチャー〜胃 ……………………………………………………… 畑　啓昭　154
    - ②幽門側胃切除術 …………………………………………………………… 畑　啓昭　157
    - ③胃全摘術 …………………………………………………………………… 畑　啓昭　162
    - ④噴門側胃切除術 …………………………………………………………… 畑　啓昭　168
    - ⑤幽門保存胃切除術 ………………………………………………………… 畑　啓昭　173

contents

10 食道手術
- ①解剖レクチャー〜食道 ……………………………… 畑　啓昭　177
- ②食道亜全摘術 ………………………………………… 畑　啓昭　180

11 胆膵脾手術
- ①解剖レクチャー〜胆膵脾 …………………………… 畑　啓昭　186
- ②胆嚢摘出術 …………………………………………… 畑　啓昭　191
- ③膵頭十二指腸切除術 ………………………………… 畑　啓昭　194
- ④膵体尾部切除術 ……………………………………… 畑　啓昭　200
- ⑤脾臓摘出術 …………………………………………… 畑　啓昭　203

12 肝臓手術
- ①解剖レクチャー〜肝臓 ……………………………… 成田匡大　206
- ②肝部分切除術 ………………………………………… 成田匡大　211
- ③肝区域切除術 ………………………………………… 成田匡大　215
- ④肝葉切除術 …………………………………………… 成田匡大　222

§2　乳腺外科
1. 解剖レクチャー〜乳腺 ………………………………… 枝園忠彦　230
2. 全乳房切除術 …………………………………………… 枝園忠彦　233
3. 乳房温存術 ……………………………………………… 枝園忠彦　235
4. センチネルリンパ節生検および腋窩リンパ節郭清 … 枝園忠彦　237
5. 乳房再建術と皮下乳腺切除術 ………………………… 枝園忠彦　240

§3　呼吸器外科
1. 解剖レクチャー〜肺 …………………………………… 佐藤雅昭　243
2. 肺部分切除術 …………………………………………… 佐藤雅昭　248
3. 肺葉切除術 ……………………………………………… 佐藤雅昭　253
4. 肺区域切除術 …………………………………………… 佐藤雅昭　267
5. 縦隔腫瘍摘出術
   - ①胸腔鏡下胸腺全摘術 ……………………………… 佐藤雅昭　272
   - ②開胸前縦隔腫瘍切除術，縦隔臓器合併切除・再建術 … 佐藤雅昭　275
   - ③後縦隔腫瘍切除術 ………………………………… 佐藤雅昭　277

§4　心臓血管外科

1　ペースメーカー移植術 ……………………………… 小川　尚　280
2　下肢静脈瘤手術 ……………………………………… 浅田秀典　284
3　末梢動静脈シャント造設術 ………………………… 浅田秀典　288
4　上行大動脈置換術 ………………………………… 白神幸太郎　292
5　冠動脈バイパス術 ………………………………… 白神幸太郎　298

§5　外傷

1　心膜切開術（心囊穿刺・心囊開窓術）………………… 平川昭彦　305
2　腹部外傷手術（ダメージコントロールサージェリー）… 平川昭彦　308
3　大動脈遮断（開胸下遮断・バルーン閉塞）…………… 平川昭彦　312

§6　婦人科

1　解剖レクチャー～女性骨盤臓器 ……… 髙倉賢二，住友理浩，秦　さおり　317
2　子宮頸部円錐切除術 ……………… 髙倉賢二，住友理浩，秦　さおり　322
3　子宮筋腫核出術 ………………………………… 住友理浩，髙倉賢二　328
4　付属器切除術 …………………………………… 秦　さおり，髙倉賢二　332
5　卵管切除術 ……………………………………… 秦　さおり，髙倉賢二　334
6　付属器腫瘍核出術（卵巣腫瘍核出術）………… 秦　さおり，髙倉賢二　335
7　腟式子宮全摘術 ………………………………… 秦　さおり，髙倉賢二　338
8　腹式単純子宮全摘術 …………………………… 住友理浩，髙倉賢二　342
9　腹式広汎子宮全摘術 …………………………… 住友理浩，髙倉賢二　347

§7　産科

1　帝王切開術 …………………………………………… 針田伸子　351
2　子宮頸管縫縮術 ……………………………………… 針田伸子　355
3　子宮内容除去術 ……………………………………… 針田伸子　358
4　異所性妊娠手術 ……………………………………… 針田伸子　360

索　引 ………………………………………………………………… 363

メディカルイラスト協力　　伊東としお

適応疾患別手術一覧（五十音順）

適応疾患	手術名	掲載ページ
胃癌	幽門側胃切除術	157
	胃全摘術	162
	噴門側胃切除術	168
	幽門保存胃切除術	173
異所性妊娠	卵管切除術	334
	異所性妊娠手術	360
胃穿孔	胃十二指腸潰瘍穿孔手術	105
S状結腸癌	S状結腸切除術	128
化学療法時	CVポート造設術	86
下行結腸癌	結腸左半切除術	137
下肢静脈瘤	下肢静脈瘤手術	284
下部直腸癌	腹会陰式直腸切断術（マイルズ術）	150
肝炎インターフェロン治療	脾臓摘出術	203
肝癌（転移性）	肝部分切除術	211
	肝区域切除術	215
	肝葉切除術	222
肝細胞癌	肝部分切除術	211
	肝区域切除術	215
	肝葉切除術	222
肝内胆管癌（腫瘤形成性）	肝葉切除術	222
肝良性疾患	肝部分切除術	211
	肝区域切除術	215
	肝葉切除術	222
機械的腸閉塞をきたしうるあらゆる疾患	人工肛門造設術	102
気胸に対するブラ切除	肺部分切除術	248
急性大動脈解離 Stanford A型	上行大動脈置換術	292
急速遂娩が必要な場合（切迫子宮破裂，臍帯脱出，常位胎盤早期剥離，重症妊娠高血圧症候群，胎児機能不全）	帝王切開術	351
狭心症	冠動脈バイパス術	298
胸腺腫	胸腔鏡下胸腺全摘術	272
胸腺腫（浸潤型）	開胸前縦隔腫瘍切除術，縦隔臓器合併切除・再建術	275
経腟分娩が不可能かきわめて困難と考えられる場合（前置胎盤，児頭骨盤不均衡，分娩停止）	帝王切開術	351
稽留・不全流産	子宮内容除去術	358
血液透析導入	末梢動静脈シャント造設術	288
肛門管癌	腹会陰式直腸切断術（マイルズ術）	150
肛門癌	腹会陰式直腸切断術（マイルズ術）	150
骨盤部外傷（出血性ショックを呈したもの）	大動脈遮断（開胸下遮断・バルーン閉塞）	312
子宮筋腫	子宮筋腫核出術	328
	腹式単純子宮全摘術	342
子宮筋腫が原因と考えられる不妊	子宮筋腫核出術	328
子宮頸管無力症	子宮頸管縫縮術	355
子宮頸癌	子宮頸部円錐切除術	322
	腹式広汎子宮全摘術	347
子宮頸部異形成	子宮頸部円錐切除術	322
子宮頸部異形成上皮・上皮内癌	腟式子宮全摘術	338
子宮頸部異形成・上皮内癌	腹式単純子宮全摘術	342
子宮頸部上皮内癌	子宮頸部円錐切除術	322
子宮腺筋症	腹式単純子宮全摘術	342
子宮体癌（頸部浸潤を伴うもの）	腹式広汎子宮全摘術	347
子宮体癌（初期）	腹式単純子宮全摘術	342
子宮内膜症	腹式単純子宮全摘術	342
子宮内膜増殖症（単純型，複雑型）	腹式単純子宮全摘術	342

適応疾患	手術名	掲載ページ
子宮内膜ポリープ	腹式単純子宮全摘術	342
子宮粘膜下筋腫	腟式子宮全摘術	338
自己免疫性溶血性貧血（AIHA）	脾臓摘出術	203
重症筋無力症	胸腔鏡下胸腺全摘術	272
十二指腸潰瘍穿孔	胃十二指腸潰瘍穿孔手術	105
消化管術後	人工肛門造設術	102
消化管閉塞	CVポート造設術	86
上行結腸癌	結腸右半切除術	132
食道癌	食道亜全摘術	180
痔瘻	肛門周囲膿瘍・痔瘻手術	96
心外傷を呈した心タンポナーデ	心膜切開術（心嚢穿刺・心嚢開窓術）	305
神経原性腫瘍	後縦隔腫瘍切除術	277
膵癌	膵頭十二指腸切除術	194
膵腫瘍	膵体尾部切除術	200
垂直感染の予防が必要な場合（性器ヘルペス，尖圭コンジローマ）	帝王切開術	351
切迫流早産	子宮頸管縫縮術	355
前縦隔腫瘍	胸腔鏡下胸腺全摘術	272
鼠径ヘルニア	鼠径ヘルニア手術	116
	腹腔鏡下鼠径ヘルニア手術	122
大腿ヘルニア	大腿ヘルニア手術	116
	腹腔鏡下鼠径ヘルニア手術	122
胆管癌	膵頭十二指腸切除術	194
胆石	胆嚢摘出術	191
胆嚢炎	胆嚢摘出術	191
胆嚢癌	胆嚢摘出術	191
胆嚢ポリープ	胆嚢摘出術	191
虫垂炎	虫垂切除術	108
虫垂腫瘍	虫垂切除術	108
直腸癌	低位前方切除術	146
洞不全症候群	ペースメーカー移植術	280
特発性血小板減少性紫斑病（ITP）	脾臓摘出術	203
内痔核	内痔核手術	93

適応疾患	手術名	掲載ページ
乳癌	全乳房切除術	233
	乳房温存術	235
	センチネルリンパ節生検	237
	腋窩リンパ節郭清	237
	乳房再建術	240
	皮下乳腺切除術	240
肺感染症（MAC症や結核，アスペルギルス症など）	肺葉切除術	253
肺癌	肺葉切除術	253
	肺区域切除術	267
胚細胞腫瘍（浸潤型）	開胸前縦隔腫瘍切除術，縦隔臓器合併切除・再建術	275
肺腫瘍（転移性）	肺葉切除術	253
	肺区域切除術	267
肺腫瘍性病変（リンパ節郭清が必須でないもの）	肺部分切除術	248
肺生検	肺部分切除術	248
脾機能亢進症（門脈圧亢進に起因）	脾臓摘出術	203
腹部外傷（出血性ショックを呈したもの）	腹部外傷手術（ダメージコントロールサージェリー）	308
	大動脈遮断（開胸下遮断・バルーン閉塞）	312
付属器膿瘍	付属器切除術	332
胞状奇胎	子宮内容除去術	358
房室ブロック	ペースメーカー移植術	280
末梢ルート確保困難時	CVポート造設術	86
慢性腎不全	末梢動静脈シャント造設術	288
卵管水腫	卵管切除術	334
卵管膿瘍	卵管切除術	334
卵巣癌	腹式単純子宮全摘術	342
卵巣腫瘍	付属器切除術	332
良性卵巣腫瘍（挙児希望例）	付属器腫瘍核出術（卵巣腫瘍核出術）	335

本書で使われている略語

Acc.RCV	accessary right colic vein	副右結腸静脈
ACS	abdominal compartment syndrome	腹部コンパートメント症候群
ACT	activated coagulation time	活性凝固時間
AIHA	autoimmune hemolytic anemia	自己免疫性溶血性貧血
APTT	activated partial thromboplastin time	活性化部分トロンボプラスチン時間
ASPDV	anterior superior pancreaticoduodenal vein	上前膵十二指腸静脈
Ax	axillary lymph node dissection	腋窩リンパ節郭清
Bp	breast partial resection	乳房円状部分切除術
Bq	breast quadrant resection	乳房扇状部分切除術
BSA	body surface area	体表面積
Bt	breast total resection	全乳房切除術
CABG	coronary artery bypass grafting	冠動脈バイパス術
CHA	common hepatic artery	総肝動脈
CVP	central venous pressure	中心静脈圧
C.I	cardiac index	心係数
DST	double stapling technique	ダブルステープリングテクニック
FAST	Focused Assessment with Sonography for Trauma	迅速簡易超音波検査
GCT	gastrocolic trunk	胃結腸静脈幹
GD	gastroduodenal artery	胃十二指腸動脈
GGO	ground-glass opacity	すりガラス陰影
Hb	hemoglobin	ヘモグロビン
Ht	hematocrit	ヘマトクリット
IABO	intra-aortic balloon occlusion	大動脈閉塞用バルーンカテーテル
ICA	ileocolic artery	回結腸動脈
ICV	ileocecal vein	回結腸静脈
IMA	inferior mesenteric artery	下腸間膜動脈
IMV	inferior mesenteric vein	下腸間膜静脈
ITP	idiopathic thrombocytopenic purpura	特発性血小板減少性紫斑病
IVC	inferior vena cava	下大静脈
LCA	left colic artery	左結腸動脈
LGA	left gastric artery	左胃動脈
LGV	left gastric vein	左胃静脈
MCA	middle colic artery	中結腸動脈
MRCP	magnetic resonance cholangiopancreatography	磁気共鳴胆道膵管造影
MSBOS	maximum surgical blood order schedule	最大手術血液準備量
NSM	nipple-sparing mastectomy	乳輪乳頭を温存する皮下乳腺全摘出
NVB	neurovascular bundle	神経血管束
OPCAB	off pump CABG	人工心肺非使用，心拍動下手術

PA	pulmonary artery	肺動脈
PHA	proper hepatic artery	固有肝動脈
PT-INR	prothrombin time-international normalized ratio	プロトロンビン時間国際標準比
PV	portal vein	門脈
PV	pulmonary vein	肺静脈
RCA	right colic artery	右結腸動脈
RGA&V	right gastric artery and vein	右胃動静脈
RGEA	right gastroepiploic artery	右胃大網動脈
RGEV	right gastroepiploic vein	右胃大網静脈
SA	sigmoid artery	S状結腸動脈
SBOE	surgical blood order equation	手術血液準備量計算法
SMA	superior mesenteric artery	上腸間膜動脈
SMV	superior mesenteric vein	上腸間膜静脈
SN	sentinel node biopsy	センチネルリンパ節生検
SpA	splenic artery	脾動脈
SPV	splenic vein	脾静脈
SRA	superior rectal artery	上直腸動脈
SSI	surgical site infection	手術部位感染
SSM	skin-sparing mastectomy	皮膚を温存する乳腺全摘出術
SVC	superior vena cava	上大静脈
T&S法	Type & Screen法	-
TACO	transfusion-associated circulatory overload	輸血関連循環過負荷
TAE	transcatheter arterial embolization	緊急経カテーテル的動脈塞栓術
TAH	total abdominal hysterectomy	腹式子宮単純全摘術
TDLU	terminal duct lobular unit	終末乳管小葉単位
TME	total mesorectal excision	直腸間膜全切除
TRALI	transfusion-related acute lung injury	輸血関連急性肺障害
VATS	video-assisted thoracic surgery	胸腔鏡下手術

本書の構成

本書は手術室へ入る前に必要な基礎知識から手術全体の流れまでを1冊で学べることができるよう，以下の3章から成り立っています．

第1章　手術室の基本

手洗いの方法や手術機器など，手術の前に知っておくべきポイントをまとめています．

第2章　外科手術の基本操作

縫合や開腹・閉腹など，初期研修で覚えておきたい手技について解説されています．

第3章　各科の手術手順と操作のポイント

手術に際して必要となる解剖学的知識を解説した**解剖レクチャー**ページと手術の概要や手順をまとめた**手術手順**ページで構成されています．

1 解剖レクチャー

研修医が押さえておきたい**正常構造の解剖学的基礎知識**だけでなく，切除の目印となる構造や，見えにくい構造など，**手術の際に役立つポイント**も解説されています．

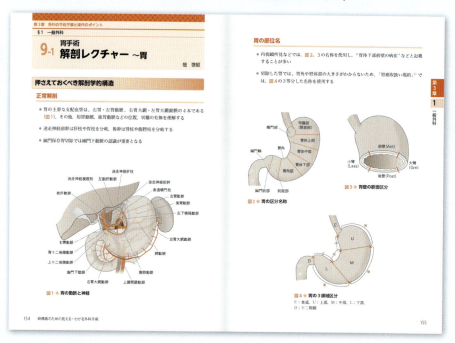

2 手術手順
初期研修で出会い得る約50の手術について解説しています．

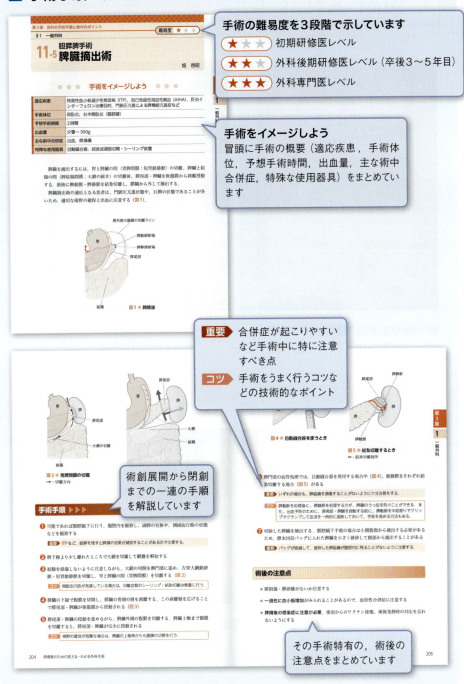

手術の難易度を3段階で示しています
- ★☆☆ 初期研修医レベル
- ★★☆ 外科後期研修医レベル（卒後3〜5年目）
- ★★★ 外科専門医レベル

手術をイメージしよう
冒頭に手術の概要（適応疾患，手術体位，予想手術時間，出血量，主な術中合併症，特殊な使用器具）をまとめています

重要 合併症が起こりやすいなど手術中に特に注意すべき点

コツ 手術をうまく行うコツなどの技術的なポイント

術創展開から閉創までの一連の手順を解説しています

その手術特有の，術後の注意点をまとめています

Color Atlas

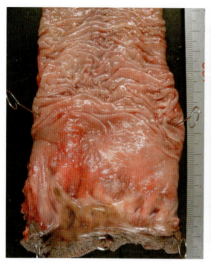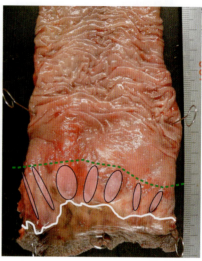

❶ 切除標本での「歯状線」の位置
　──：歯状線，┄┄：ヘルマン線，⬭：肛門洞
（p91 図1参照）

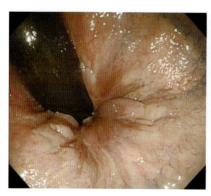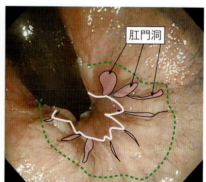

❷ 下部消化管内視鏡写真での「歯状線」の位置
　──：歯状線，┄┄：ヘルマン線．40歳代，男性
（p91 図2参照）

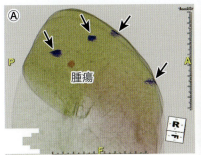 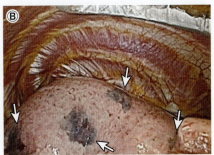

❸ VAL-MAP 法によるマーキング

VAL-MAP による肺表面の「マッピング」予想図（A）と実際の術中所見（B）．
矢印は4カ所のマッピングを示す．
(p250 図2参照)

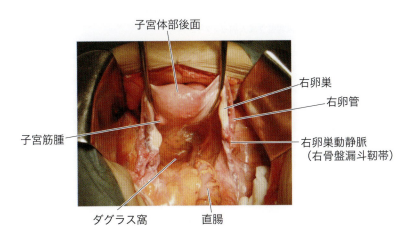

❹ 開腹時に見える子宮と卵管・卵巣

子宮を上後方から見た写真
(p317 図1参照)

執筆者一覧

編　集

畑　啓昭　　国立病院機構 京都医療センター外科

執　筆　(掲載順)

畑　啓昭　　国立病院機構 京都医療センター外科
桜木　徹　　鹿児島愛心会 大隅鹿屋病院呼吸器外科
万木紀美子　京都大学医学部附属病院輸血細胞治療部
井上裕之　　国立病院機構 京都医療センター医療技術部臨床工学科
佐治雅史　　国立病院機構 京都医療センター外科
瀬崎伸一　　国立病院機構 京都医療センター形成外科
村上隆英　　京都大学大学院医学研究科消化管外科学
小島史嗣　　聖路加国際病院呼吸器外科
津田　萌　　京都大学大学院医学研究科乳腺外科学
安井久晃　　国立病院機構 京都医療センター腫瘍内科
宮崎道彦　　どうじん会道仁病院・大腸肛門科
山田真美　　どうじん会道仁病院・大腸肛門科
田中玲子　　どうじん会道仁病院・大腸肛門科
松末　亮　　国立病院機構 京都医療センター外科
谷　昌樹　　滋賀県立成人病センター外科
花田圭太　　国立病院機構 京都医療センター外科
西川　元　　京都大学大学院医学研究科消化管外科学
長谷川　傑　京都大学大学院医学研究科消化管外科学
成田匡大　　国立病院機構 京都医療センター外科
枝園忠彦　　岡山大学病院乳腺・内分泌外科
佐藤雅昭　　東京大学医学部附属病院呼吸器外科
小川　尚　　国立病院機構 京都医療センター循環器内科
浅田秀典　　国立病院機構 京都医療センター血管外科
白神幸太郎　国立病院機構 京都医療センター心臓外科
平川昭彦　　藤田保健衛生大学災害・外傷外科
髙倉賢二　　国立病院機構 京都医療センター産婦人科
住友理浩　　国立病院機構 京都医療センター産科婦人科
秦　さおり　国立病院機構 京都医療センター産科婦人科
針田伸子　　足立病院産婦人科

第 1 章

手術室の基本

第1章 手術室の基本

1 安全な手術のためのガイドライン

畑 啓昭

> **point**
> - 安全な手術のためには，術中だけではなく，術前から確認を重ねる習慣を身につけておくことが重要である
> - 日本手術医学会やWHOのガイドラインを確認しておく

手術のガイドライン

あってはならないことであるが，一昔前の手術では，患者の取り違えや，手術部位・左右の間違いなどのミスや，出血に対する準備不足，感染予防の不足など，改善できる点が多く認められた．近年，日本手術医学会の「手術医療の実践ガイドライン」[1] や「WHO guidelines for safe surgery 2009」[2] などがつくられており，これらの内容をしっかりと実践することが，安全な手術を行うための基本となる．図1はWHOのガイドラインに掲載されているチェックリストである．

特に注意すべきポイント

- 手術部位の左右，指の区別，脊椎のレベルの違いなどがあれば，術前に患者あるいは家族とともに確認し，マーキングを行う

- 麻酔導入前に，患者または家族と，リストバンドなどの方法も用いて，名前を確認する

- 皮膚切開の直前にタイムアウトを行う
    - チームメンバー全員が名前と役割を紹介する．
    - 患者のID，予定された手術部位と術式，そして手術の同意を確認する．
    - 予想される重大なイベントを検討する（手術時間，出血量，麻酔上の問題点，手術器具についてなど）．
    - 抗菌薬予防投与が適切に行われているか確認する．
    - 必要な画像が準備されているか確認する．

第1章 手術室の基本

麻酔導入前
（少なくとも看護師、麻酔科医でチェック）

患者のID、部位、術式と同意の確認はしたか？
☐ はい

部位のマーキングは行ったか？
☐ はい
☐ 適用ではない

麻酔と薬剤のチェックは行ったか？
☐ はい

パルスオキシメータは患者に装着され、作動しているか？
☐ はい

以下の点が患者にはあるか：

アレルギーはあるか？
☐ ない
☐ ある

気道確保が困難または誤嚥のリスクがあるか？
☐ ない
☐ ある。器材／応援の準備がある

500 mL以上の出血のリスクは（小児では7 mL/kg）あるか？
☐ ない
☐ ある。2本以上の静脈路／中心静脈と輸液が予定されている

皮膚切開前
（看護師、麻酔科医、外科医でチェック）

全てのチームメンバーが名前と役割を紹介したことを確認する

患者の名前、術式と皮膚切開する場所を確認する

抗菌薬の予防投与は執刀開始前60分以内に行われたか？
☐ はい
☐ 適用ではない

予想される重要なイベント

外科医に確認する：
☐ 極めて重要あるいはいつもと異なる手順はあるか？
☐ 今回の手術時間は？
☐ 予想される出血量は？

麻酔科医に確認する：
☐ 患者に特有な問題点はあるか？

看護チームに確認する：
☐ 滅菌（インジケータ結果を含む）は確認したか？
☐ 器材の問題や気になっている状態はあるか？

必要な画像は見られる状態にあるか？
☐ はい
☐ 適用ではない

患者の手術室退室前
（看護師、麻酔科医、外科医でチェック）

看護師が口頭で確認する：
☐ 術式
☐ 器具、ガーゼ（スポンジ）と針のカウントの完了
☐ 標本ラベル付け（患者名を含め標本ラベルを声に出して読む）
☐ 対処すべき器材の問題があるか

外科医、麻酔科医と看護師に確認する：
☐ 患者の回復と術後の管理についての重要な点はなにか？

図1 ◆ Surgical Safety Checklist
文献2より引用

このチェックリストは厳守ではありません。各施設ごとに改変し、使用してください。

- 手術終了時にサインアウトを行う
    - 術式を確認する．
    - 異物の遺残がないように，カウント，X線撮影の取り決めなどを確認する．
    - 切除標本がある場合は，そのラベルが正しいことを確認する．

● 文献
1) 日本手術医学会：手術医療の実践ガイドライン（改訂版）．日本手術医学会誌，34 Supplement，2013
2) 「WHO Guidelines for Safe Surgery 2009」：http://whqlibdoc.who.int/publications/2009/9789241598552_eng.pdf

第1章 手術室の基本

2 手洗い・消毒・感染対策

畑 啓昭

> **point**
> - 擦式手指消毒を正しく行うこと
> - 基本的な消毒薬の性質を理解すること
> - 予防抗菌薬を正しく使用すること

はじめに

手洗い・消毒・感染対策はすべての外科領域の基本である．新しい方法を理解して，正しく行うことが重要である．

手術時手洗い

● 方法

- 手洗いの前に，腕時計・指輪・付け爪をはずす
- 普通の石鹸で手洗いをする．可能ならネイルクリーナーで爪と指の間を綺麗にする
- ①持続効果のあるスクラブ剤か，②アルコールを基剤とした擦式手指消毒剤，を用いて手指消毒する

● ポイント

- 近年は，ブラシを使って手洗いを行うことで手荒れが生じる結果，皮膚の常在菌が増え感染の原因となることがいわれている．そのため，手術時手洗いにブラシを使うことは勧められていない．（WHOのガイドライン[1]でもカテゴリーIBであり，勧められていない）

● 重要

- 薬剤メーカーによって推奨された時間十分に行うこと
- 手洗い後，十分に水分を拭きとって乾燥した状態で，十分な量の擦式手指消毒剤を乾くまで使用すること（図1）

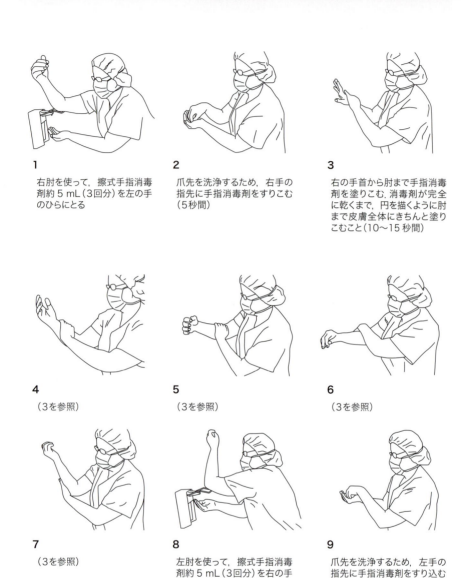

図1 ◆ 手術時の手指消毒
文献1より引用

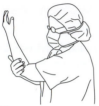

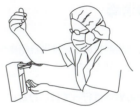

10
左の手首から肘まで手指消毒剤を塗りこむ．消毒剤が完全に乾くまで，円を描くように肘まで皮膚全体にきちんと塗りこむ（10〜15秒間）

11
右肘を使って，擦式手指消毒剤約5 mL（3回分）を右の手のひらにとり，**12〜17**の手順で左右の手にしっかりと消毒剤をすり込ませる（20〜30秒間）

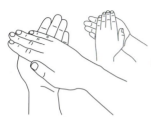

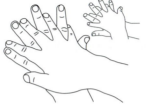

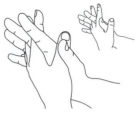

12
手のひらと手のひらをこすりあわせ，擦式手指消毒剤を手のひら全体に塗りつける

13
左手の甲を右の手のひらでこする．右手の甲も同様にこする

14
指を組んで両手の指の間をこする

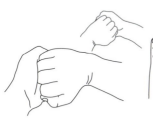

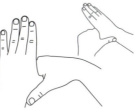

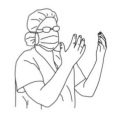

15
指をもう片方の指で包み，こすり合わせる

16
左の親指を右手で包み，こする．逆も同様にする

17
手が乾いたら，滅菌手術着と滅菌手袋をつける

術野の消毒

- 患者は術前日あるいは当日朝にシャワーを浴びるのがよいと考えられている（手術部位感染を減らす明らかな証拠はないが，皮膚の細菌数を減らすことができる）
- **術野の剃毛は行ってはいけない**
- 最小限の範囲のみ，執刀直前にサージカルクリッパーか除毛クリームを使用する
- 各種アルコール製剤，ポビドンヨード製剤，クロルヘキシジン製剤などを使用し（**表1**），皮膚切開部位から同心円状あるいは，渦巻き状に中心から外側に3回程度塗布する．塗布後，3分程度は時間をおく

表1 ◆ 手術野消毒に使用する生体消毒薬とその濃度

対象	薬物
正常皮膚	0.1〜0.5％クロルヘキシジンアルコール
	7.5％，10％ポビドンヨード
	0.5％クロルヘキシジン
熱傷皮膚	10％ポビドンヨード
皮膚創傷部位	0.05％クロルヘキシジン
	10％ポビドンヨード
	原液あるいは2〜3倍希釈オキシドール
	0.025％塩化ベンザルコニウム
	0.025％塩化ベンゼトニウム
粘膜およびその他の創傷部位	10％ポビドンヨード
	0.025％塩化ベンザルコニウム
	0.025％塩化ベンゼトニウム
腟洗浄	0.02〜0.05％塩化ベンザルコニウム
	0.025％塩化ベンゼトニウム
結膜嚢	0.05％以下のクロルヘキシジン
	0.01〜0.05％塩化ベンザルコニウム
	0.02％塩化ベンゼトニウム

文献2より引用

消毒薬の種類

- **アルコール製剤**：速効性があるが，持続活性はない．芽胞を形成する細菌には無効．また**十分に乾燥させずに電気メスを使用すると引火する危険がある**
- **クロルヘキシジン製剤**：耳・粘膜面・目には使用できない．アレルギーを生じることがある．持続的な殺菌効果があり，血液や血清タンパクで不活性化されない
- **ポビドンヨード製剤**：着色するので消毒範囲がわかりやすい．また皮膚に付着している限り静菌作用を持っているが，血液や血清タンパクにより不活性化されやすい

感染予防

1) 抗菌薬の予防投与について

- 手術時の抗菌薬予防投与は，**執刀開始前60分以内**に行う
- 抗菌薬は，術野の汚染の原因となりうる菌を想定して選択する
- 一般的には，清潔手術では皮膚常在菌を考えセファゾリンを，下部消化管・腟などの準清潔手術では，嫌気性菌も考慮してセフメタゾールやフロモキセフなどを使用する（表2）．
- **術中は，約3時間ごとに追加投与**を行う．腎機能が低下している場合は，投与間隔を延ばす
- 体重が80 kgを超える場合は，抗菌薬の投与量を増やすことも考慮する
- 抗菌薬の投与期間は，**術直前から術中のみの投与**，あるいは**長くても術後24時間まで**が推奨される
- 汚染手術の場合は，感染の治療のための抗菌薬投与と考え，感染の治療に必要な期間投与する

2) 術中に注意すること

- 消化管の手術などの準清潔手術では，創縁保護ドレープなどを使用のうえ，術中に消化管内容で汚染される時間帯は，ほかの手術部位と器具を交換するなどして，清潔な部位を汚染させないように注意すること

表2 ◆ 手術部位ごとの抗菌薬の第1選択

手術部位	第1選択
心臓・血管外科	CEZ（セファゾリン：セファメジン）
胸部外科	CEZ（セファゾリン：セファメジン）
食道・胃・十二指腸	CEZ（セファゾリン：セファメジン）
胆管	CEZ（セファゾリン：セファメジン） or PIPC（ピペラシリン：ペントシリン）
結腸・直腸	CMZ（セフメタゾール：セフメタゾン） or FMOX（フロモキセフ：フルマリン）
虫垂	CMZ or FMOX（フロモキセフ：フルマリン）
頭頸部	
副鼻腔・咽頭解放あり	CMZ（セフメタゾール：セフメタゾン）＋CLDM（クリンダマイシン・ダラシン） 　or SBT/ABPC（スルバクタム・アンピシリン・ユナシン）
副鼻腔・咽頭解放なし	CEZ（セファゾリン：セファメジン）
脳神経（脳室腹腔シャント含む）	CEZ（セファゾリン：セファメジン）
経副鼻腔・鼻腔内	CMZ（セフメタゾール：セフメタゾン）＋CLDM（クリンダマイシン・ダラシン）
産婦人科	
経腟経腹子宮全摘術	CMZ（セフメタゾール：セフメタゾン）or FMOX（フロモキセフ：フルマリン）
帝王切開	CEZ（セファゾリン：セファメジン）
整形外科　人工物ありor なし	CEZ（セファゾリン：セファメジン）
泌尿器科	
開腹術　尿路解放ありor なし	CEZ（セファゾリン：セファメジン）
腸管利用あり	CMZ（セフメタゾール：セフメタゾン）or FMOX（フロモキセフ：フルマリン）
体外衝撃波破砕術	LVFX（レボフロキサシン・クラビット） 　or CPFX（シプロフロキサシン・シプロ）or ST合剤経口
乳腺・鼠径ヘルニア	CEZ（セファゾリン：セファメジン）

文献3を改変して転載

- 手術中の組織は丁寧に扱う，止血を十分に行う，壊死組織や異物（縫合糸，電気メスの凝固物質など）の遺残を最小限とする，手術操作部位に死腔を残さない，ことなどを注意する

3）術後の創部管理

- 創部は，滅菌された材料（ガーゼ，シールなど）で被覆する

- 創部は**術後 24〜48 時間で表面が癒合するため，それ以降は被覆の必要はなく**，抜糸・抜鉤が残っていてもオープンのまま，入浴などを行ってよい．創部を消毒する必要もない

- 創の感染は，術後 2〜3 日過ぎてから顕在化するため，できるだけ早く診断してドレナージなどの処置を行うことで早く治癒させることができる

● 文献
1) 「WHO Guidelines on Hand Hygiene in Health Care」：http://whqlibdoc.who.int/publications/2009/9789241597906_eng.pdf
2) 日本手術医学会：手術医療の実践ガイドライン（改訂版）．日本手術医学会誌，34 Supplement，2013
3) 「周術期感染管理テキスト」（日本外科感染症学会/編），診断と治療社，2012

第1章 手術室の基本

3 手術で使う機器・装置
－多くの術者が右効きであろうとの前提より

桜木　徹

> **point**
> - 右手で使うものと，左手で使うものに分類可能と考える．左手をクリエイティブに使いこなすことが一流の外科医への条件である
> - エネルギーデバイスは各種の作用理論を理解することが手術の安全性と創造性につながる
> - 似たような道具の違いを発見し，それが用途の違いにどのように反映されているかを，自分で考える

はじめに

　内視鏡手術用の機器・器具は，直視による手術の際使用する機器・器具の基本的な知識があれば，改めて解説する必要はない．

左手に持つことが多い「セッシ（鑷子）」（表1）

　助手を任される際には右手にセッシ〔鑷子（※漢字で鑷子と書かれてもあまりピンとこないという経験からあえてカタカナとする）〕を持つ場合もあるが，外科医たる者は術者をめざさなければ，患者に最高のパフォーマンスを施すことは不可能であるので，本稿は術者の視点での概論である．左手をクリエイティブに使用する術者には感動をおぼえる．

　セッシとは**組織を把持する器具で，つかむ対象により先端の形状を選択する．長さは術野の局面に応じる**．適切な場所を過不足なくつかみ，適切なベクトルをかけることが重要である．ダイヤモンドセッシのダイヤモンドによるコーティングは滑り落ちないようにするためでもあるが，器具の先端が①摩耗しないように，②焦げ付きからの"ひっつき"による組織の無駄な損傷を引き起こさないように，という目的もある．

表1 ◆ セッシの種類と使い分け

名称	形状	対象組織	局面	注意点	その他
有鉤		皮膚，皮下組織，筋層	皮膚の切開後および閉創の際の把持	腸管や血管などは組織が挫滅する	－
無鉤		腹腔内，胸腔内	柄付きガーゼを挿入する．ガーゼで体腔内をぬぐう	把持力はこの表の中では一番弱い	先端の丸みはやわらかい組織の損傷を防ぐため
アドソン	持ち手が太い，有鉤と無鉤がある	皮膚，皮下組織，筋層	手術創が小さい手術において表層を把持	－	持ち手に比べ先端が極めて細いのは，組織をピンポイントで把持するため "ヒラメ"と呼ぶ人もいる
ダイヤモンド		腹腔内，胸腔内	剥離操作や，血管の操作時に使用する．繊細な組織を傷つけずに確実に把持する	高価なので床に落とさない	先端が摩耗しにくい
ドベーキー					直と曲がある
マッカンドー	持ち手部より把持部に向かい細くなっている．有鉤と無鉤がある	軟部組織	ピンポイントで組織を把持する．出血点を把持し，電気メスで凝固する	体腔内では使わない．腸管などに刺さることがある．受け渡しの際も，自分たちの手を傷つけないように	全体的に細く薄いので力を入れずに軽く把持することができる
ラミネク	持ち手部より把持部に向かい細くなっている．有鉤と無鉤がある	筋層・靭帯			全体的に細いが，厚いので，比較的硬い組織でもピンポイントで把持することができる

右手に持つことが多いもの

1）剪刀（いわゆるハサミ）（表2）

切る目的以外にも，先端部分の丸みを利用して鈍的に組織を剥離することにも使用する．

2）カンシ（鉗子）（表3，※セッシと同様にカタカナで表記）

大きな特徴は以下の2点である．**①先端が有鉤のものと無鉤のものに大別される．②ラチェットと呼ばれる，柄の部分に把持を維持するための鉤がついている．**

組織を把持するための器具であるが，歴史的には止血に使われていた．電気メスのない時代，メスで切開後，脂肪組織などからのちょっとした出血はカンシで把持し，そのまま放置しておけばカンシを外しても止血されていたそうである．外科医をモデルにした手塚治虫氏の「ブラックジャック」でも出血部位をとりあえず把持し止血してるシーンが出てくる．

コッヘルカンシは甲状腺手術を世界ではじめて行ったスイス・ベルン大学外科教授のE. Theodor Kocher（1841〜1917,1909年にはノーベル賞受賞）が甲状腺動脈の止血のために考案したが，現代ではその把持力の強さから，比較的硬い組織や異物などを把持する道具として用いられる．

3）電気メス（単極）

止血をしながら切開を可能とする．一般的に電気メスといわれるものは，図1のようにハンドピースの先端を患者に接触させることにより，交流電流の閉鎖回路を成立させることが基本理論である．ハンドピースの先端が接触することが"スイッチオンの状態"とすると，患者の体そのものも伝導体となり交流電流が流れる．ハンドピースの先端はこの回路の中ではスイッチの部位でありながら，かつ1番電気抵抗の高い究極の一点（後述の切開および放電凝固では，厳密にいうとハンドピースの先端と患者の体は接触していない）となり，同部位においてさまざまな組織への作用を及ぼすこととなる（図2）．また細胞内液が沸騰すると細胞が破裂するし，60℃以上の熱で細胞内のタンパク質が凝固する．

以下に各種モードの詳細を示す（図2）．

①**切開**：放電電流を限りなく集中させる（電流密度が高い）ことで組織の急激な温度上昇を誘導する．一点での細胞の爆発を連鎖させ，組織を切開することになる

表2 ◆ ハサミの種類と使い分け

名称	形状	対象組織	局面	注意点	その他
直剪刀		糸やテープ・覆布、ドレーンなど	衛生材料を切る場合 術野外で摘出物を処理する場合	術野には出さない	"雑剪（ざっせん）"とよく呼ばれる
クーパー	直剪刀の先端が曲がっているもの	筋膜、靭帯など比較的硬い組織	切離と鈍的剥離 結紮糸を切離（クーパーのほうが先端が太めで鈍であるので、剥離により向いているとの考え方もある）	閉じた状態で渡してもらう	刃が比較的厚く、見た目にも丈夫である. メイヨーより太い. クーパー（英，左図）が考案
メイヨー	刃先の中央部分より研いであるので、断面にすると△に近い				刃が比較的厚く、見た目にも丈夫である. クーパーより細い. メイヨー兄弟（米，メイヨークリニックの創設者，左図）が考案
メッツェンバーム	刃先が鋭いことに加え刃の先端が丸みを帯びており刃そのものが短い	血管周囲、リンパ節周囲	繊細な組織の剥離操作や切離に使用する	糸切や硬い組織の切離が刃こぼれの原因になる	両刃で刃が薄く、先端部分が細くなっている
眼科用（細部用）剪刀	刃の先端が非常に鋭い、刃先が薄い 全長も11 cm程度で短め（手に収まる長さ）	粘膜、漿膜、糸	小切開の表層の手術で、粘膜・漿膜など薄くて繊細な組織を切る マイクロ手術の際の糸切り	手を怪我しないように、受け渡しに注意	繊細な操作に優れる. 切離点にずれがなく、組織断端の挫滅が少ない
直角剪刀		胃全摘の噴門部における食道の切断、直腸の離断	ほかの剪刀では入らないような場所の離断や腸管の切離	消化管の内腔側に触れ不潔となるので、使用後はほかの清潔な器械と区別する	先端はクーパー様

②**放電凝固**：切開ほど電流を集中させないが，電圧をきわめて高くすることにより，強力な放電を誘導し，表面を焦がし，深部は高い熱で凝固へ導く．つまり，**放電熱によるタンパク凝固**である．切開も可能であり，多くの術者が好んで使用するモードである．

③**無放電（ソフト）凝固**（図3）：前2者との違いは，放電させる必要はなく，電極を十分にベターっと接触させることである．ボール電極のような接触する表面積の広い電極先端が好ましい．電圧が200Vを越えなければ放電しない．放電熱ではなく，**ジュール熱によるタンパク凝固**である

表3 ◆ 止血カンシの種類と使い分け

名称	外観	足跡	対象組織	局面	注意点	その他
ペアン		横溝，先端は無鈎	やわらかい組織の把持	組織の把持，剥離　腸管や血管の吻合時の縫合糸や，テーピングした糸・ゴム糸の把持	把持力はコッヘルに劣る	シャリエール（仏）が作成し，ペアン（仏，左図）が最初に使用（ともに外科医）
コッヘル		横溝，先端は有鈎	比較的硬い組織，つまり硬いもの	筋膜など弾力性に乏しい組織の把持牽引　糸・異物の把持	やわらかい組織を有鈎で傷つけないようにする	柄に弾力性がないのは先端に強い圧力を加えるため．コッヘル（スイス，左図）が考案
ケリー		無鈎，縦溝と横溝がある．縦溝は，把持した組織の挫滅を防ぐ一方，血管を把持した際にも確実な遮断ができるようになっている　比較的長い．弱彎，中彎，強彎がある	剥離対象の組織（柄や把持部の先端がペアンより細くできている．柄が細いことで，弾力性があり，把持力がソフトである）　血管の把持	組織の剥離（先端を開きながら，組織を分け入るイメージ）　出血点の把持　血管テーピング	先端部分がずれていると，把持力が低下するし，安全な剥離に支障をきたす	直角のケリーは出番が多い　産婦人科医ケリー（米，左図）が考案した

名称	外観	足跡	対象組織	局面	注意点	その他
ミクリッツ	花のつぼみのような形状, といわれているが…	有鈎, 横溝	腹膜	開腹手術において切開された腹膜の両側にかける	ほかのカンシと違い, 関節部より先が把持面	コッヘルで代用することもある. 通常ペアで使う
モスキート	小さい	無鈎, 横溝	出血点 テーピングのためのテープやゴム	出血点をピンポイントで把持できる	老朽化で先端が折れることあり	ジョンズホプキンス大学のハルステッド教授(米, 左図)が考案. ハルステッドの乳がん手術は有名
リスター	彎曲がない	無鈎, 縦溝	腸管ほか	腸管吻合の際の, 腸管の遮断	-	リスター(英, 左図)は, "近代外科学の父"と呼ばれる(ただし, リスターカンシとの関係は不明)
アリス		縦溝	消化管の粘膜・漿膜組織 リンパ節	脆弱な組織をより低侵襲に, しかし確実に把持する	消化管吻合などの使用後では先端が不潔になる	-
バブコック		横溝				

第1章 手術室の基本

33

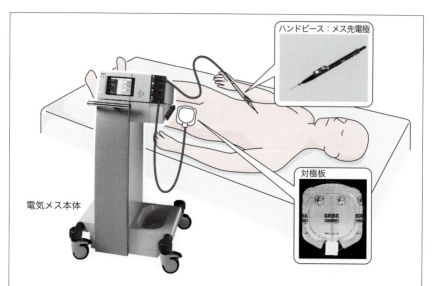

図1 ◆ ハンドピースの先端を患者に接触させることにより，交流電流の閉鎖回路が成立する

（写真は株式会社アムコより提供）

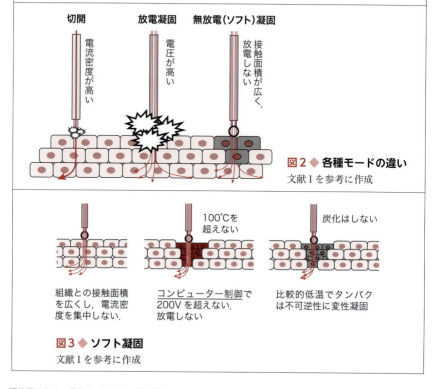

図2 ◆ 各種モードの違い
文献1を参考に作成

図3 ◆ ソフト凝固
文献1を参考に作成

4) バイポーラデバイス（双極）

カンシ様の先端で組織を把持し，**圧挫とほぼ同時に，圧挫と同じ方向へ通電**することにより，把持した組織（特に血管）を凝固・閉鎖する（図4）．デジタル化により組織の凝固進行による抵抗値変化をフィードバックし，出力を調整するデバイスが主流となってきた．

①**BiClamp®**：デジタル化により出力（通電）と，それに伴う組織の抵抗変化を，ほぼ瞬時に判断し，**適切な出力**（確固たる凝固に必要かつ十分な出力で，側方への熱の拡散をおさえる）を可能とする．ラチェット機能（カチッと把持した状態を維持）はなく，組織の切断は不可

②**LigaSure™**：単回使用で再利用は不可．適切な出力ののち，組織を把持したままカッターを走らせ，切断可能

③**ENSEAL®**：単回使用で再利用は不可．通電しながらカッターそのもの（I-Blade™）が走りながら組織を圧挫するため（接着剤が固まりながら押しつぶされるイメージ），強固な血管閉鎖を実現した

5) 超音波凝固切開装置

図5のような形状で，"動かないノコギリ（Articulated blade）と，動く作用角棒（Active blade）"の間に組織を挟んで，物理的な切開や，摩擦熱による凝固を施す．Articulated bladeはのこぎりのような歯を持つが，これは組織を切るための歯ではなく，組織を固定させるための歯である．Active bladeの"行ったり来たり"は約50kHzで，周波数は超音波であり，名前の由来となっている．振幅（図5 ←→）が長いほど切開に向いており，短い場合は切れ味が落ちるが摩擦熱によるタンパク凝固に向く．

HARMONIC ACE®，SonoSurg，Sonicision™といったものが販売されている．

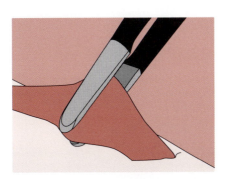

図4 ◆ 典型的なバイポーラ凝固

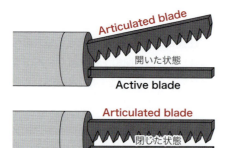

約50KHzで振動する　**図5 ◆ 超音波凝固切開装置の構造**

番外

　THUNDERBEAT（オリンパス社）は"1本のシザースでバイポーラエネルギー（高周波焼灼電源装置）と超音波エネルギー（超音波凝固切開装置）を同時出力"可能としたハイブリッドデバイスである．

　謝辞：水原浩一氏（外科偉人の絵），長元優氏，小池秀太氏（硬性機器の撮影）に心から感謝します．

● 文献

1）「わかりやすい電気メスの本」（桜木 徹/著），金原出版，2014
2）「手術室の器械・器具—伝えたい！先輩ナースのチエとワザ」（石橋まゆみ/監，昭和大学病院中央手術室/編），メディカ出版，2008
3）「ILLUSTRATED BASIC SURGERY カラーイラストでみる外科手術の基本」（下間正隆/著），照林社，2004

第1章　手術室の基本

4　局所麻酔と脊髄くも膜下麻酔

畑　啓昭

> **point**
> - 薬剤の極量と，合併症の対応を理解してから麻酔を行うこと
> - 安全で上手な麻酔のもと，痛みのない処置ができることを目指す

局所麻酔

使用方法

- 救急外来などと違い，手術室では定型的な予定の小手術（皮膚腫瘍，鼠径ヘルニア）に使われることが多いので，定型的な薬剤とその使用方法を理解しておくこと
- 極量を超えない範囲で，使用する部位の大きさ，手術時間を考慮して薬剤を選択する（表1）
- 薄い濃度で広い範囲に使うと，持続時間が短い
- 濃い濃度で小範囲に使うと，持続時間が長い

局所麻酔の手順

❶ 麻酔を効かせる範囲を想定する

❷ 支配神経の中枢側から麻酔薬の注射をはじめる

表1　局所麻酔薬の種類と極量

一般名	商品名	使用濃度	作用時間	極量 (mg/kg)	極量 (mg/50 kg)
リドカイン	キシロカイン®	0.5〜2％	60分	4 mg/kg	200 mg = 1％ 20 mL
リドカイン・アドレナリン	キシロカイン®エピレナミン含有	0.5〜2％	240分	7 mg/kg	350 mg = 1％ 35 mL
ブピバカイン	マーカイン®	0.25〜0.5％	180分	2 mg/kg	100 mg = 0.25％ 40 mL
ロピバカイン	アナペイン®	0.75％	180分	3 mg/kg	150 mg = 0.75％ 20 mL
メピバカイン	カルボカイン®	0.5〜2％	60分	5 mg/kg	250 mg = 1％ 25 mL

> **コツ** 使用する針は，27Gなど細い方が痛みが少ない．また，23Gの長い針を用いて，穿刺する回数を減らすことで痛みを少なくする方法もある．
> 創面があれば，皮膚を刺さず創面から注入する方が痛みが少ない．

❸ はじめに皮下の組織が疎なところに注入

❹ その後，組織の密な皮膚に注入

> **コツ** ゆっくり注入する方が痛みは少ない．

❺ **麻酔が効いている範囲から**再び注入し，麻酔範囲を広げていく

> **重要** 血管内への注入をしないように注意する．針先を動かしながら注入する場合はよいが，固定して注入する場合は，針先が血管内にないことを確認する．
> ブピバカイン（マーカイン®）の血管内注入による心毒性は，回復が難しいといわれている．

局所麻酔による合併症

1）局所麻酔中毒

● 原因

多くは血管への誤注入で生じる．

● 症状

非特異的な中枢興奮（めまい，耳鳴り，口周囲の違和感，ふるえ，筋痙攣，振戦）につづき，心血管症状が生じる．

● 対応

人を呼び，蘇生に準じて気道確保，酸素，静脈路の確保を行う．
痙攣があれば，ベンゾジアゼピン，チオペンタール，プロポフォールなどを静注する．
心停止の場合は，脂肪乳剤による治療（20％イントラリピッド 100 mLを1分で静注）を行う．

2）迷走神経反射

局所麻酔によるアナフィラキシーショックの頻度はかなり低いとされており，むしろ迷走神経反射を起こす患者が多いので注意をする．硫酸アトロピン1Aを静注するなどで対処する．

脊髄くも膜下麻酔

麻酔薬

　　ブピバカイン（マーカイン®注脊麻用0.5％）がよく使用されるが，等比重・高比重の2種類あることに注意する（脳脊髄液に対する比重，**表2**）．
　　虫垂炎の手術で左側優位に麻酔をかける，肛門手術で坐位で麻酔をかけて上方に麻酔を広げない，などの調節が行えるため，麻酔を専門としない外科医には，高比重の方が使いやすいと思われる．

脊髄くも膜下麻酔の手順

❶ 両側の腸骨稜を結ぶ線をヤコビー線といい，L4の棘突起からL5の間を通るので，これを指標にする（**図1**）

> **コツ**　図1に示しているように，棘突起のライン，両肩を結ぶラインのいずれも傾かないように体位をとること．

表2 ◆ 高比重・等比重薬の使い分け

	高比重	等比重
麻酔範囲の調節	体位で調節可能	注入量によるため調節不可能
特徴	・重力の影響が大きい ・効果が早い	・患側が上でも麻酔が可能 ・効果および血圧低下などの副作用も緩徐に生じる

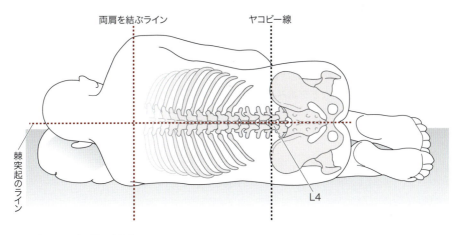

図1 ◆ ヤコビー線の位置

❷ 針が左右に傾かないように穿刺する

❸ 針が深く刺さりすぎないように，両手の母指と示指で針を持ち，残りの指は患者の背中に固定する（図2）

❹ 少しずつ髄液が返ってくるところまで穿刺を進める

❺ 髄液が返ってきたら，針先を回転させて，しっかりと入っていることを確認し，麻酔薬を注入する

❻ 麻酔薬を注入した後は，デルマトーム（図3）を参考にしながら，頭低位，頭高位を調節して麻酔効果の高さを調節する

> **重要** デルマトームの領域は，1つの脊髄神経根から伸びている感覚神経が支配する領域と一致する．乳頭：Th4，剣状突起：Th8，臍：Th10などの代表的なレベルは覚えておき，必要なレベルまで麻酔が効いているか，必要以上に高位の麻酔になっていないか，について，術前・術後に確認することが重要である．

脊髄くも膜下麻酔中の合併症と対処法

- 低血圧の対処：輸液，昇圧薬（エフェドリン2〜5 mg，ネオシネジン40〜100μg）

- 徐脈の対処：硫酸アトロピン1A投与，呼吸補助，酸素投与

- 全脊椎麻酔となり，意識消失，呼吸停止をきたす恐れがあるため，呼吸循環管理の準備はしておくこと

脊髄くも膜下麻酔後の合併症

- postdural puncture headache（硬膜穿刺後頭痛）：脳脊髄液が硬膜外に漏れて脳脊髄液圧が低下し，頭痛をきたすといわれている．麻酔後の安静は予防には効果がないとされている．できるだけ細い針で麻酔を行うのがよい．発症後は，輸液・カフェイン製剤・鎮痛薬などを試みる

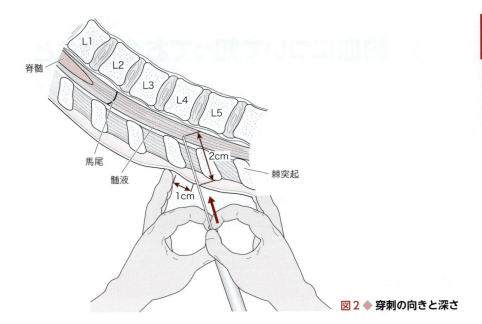

図2 ◆ 穿刺の向きと深さ

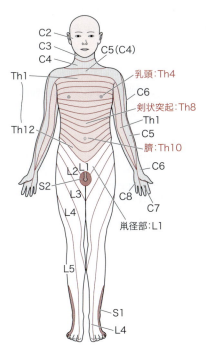

図3 ◆ デルマトーム

第1章 手術室の基本

5 輸血について知っておくべきこと

万木紀美子

> **point**
> - 輸血の可能性がある患者は，事前に血液型と不規則抗体検査を実施する
> - 血液型は別採血検体で2回以上検査を行い，その一致を確認する
> - 自己血輸血の適応を考慮する
> - 術式や合併症を考慮して適切な量の血液を準備する
> - 緊急・大量出血時の院内マニュアルを確認しておく

輸血実施のながれ

表1に輸血実施にかかわる手順を示す．

輸血同意書取得時に宗教的輸血拒否が問題となることがある．日本輸血・細胞治療学会など関連学会のガイドライン（『宗教的輸血拒否に関するガイドライン』)[1]では，18歳以上で判断力のある場合は本人の意思に従うが，15〜18歳未満で本人も両親も拒否する場合は18歳以上に準じて対応する．両親で考えが異なる場合は同意を得る努力をして，無輸血での治療不可能な場合は輸血を行う．15歳未満では救命

表1 ◆ 輸血実施にかかわる手順

項目	概要
1) 輸血の同意書取得	輸血の説明文書を用いて，必要な製剤の種類，必要量，副作用のリスクなどを説明しカルテに記録を残す．
2) 血液型検査と不規則抗体検査	入院時など事前に検査を実施しておく．輸血を行うには血液型検査は別採血検体で2回実施して一致を確認する必要がある．
3) 輸血前感染症検査と検体保管	HBs抗原・抗体，HCV抗体・コア抗原，HIV抗体（患者の同意が必要）の検査を行う．入院時の感染症検査で代用可能．遡及調査のため患者検体保管が必要．
4) 血液製剤の準備	T&S法やMSBOSに沿って必要な血液をオーダーする．
5) 輸血後感染症検査	輸血を行った場合は3カ月後を目安にHBV（PCR），HCVコア抗原，HIV抗体検査を実施する．

T&S法：Type & Screen法，MSBOS：最大手術血液準備量

を最優先して必要な場合は輸血を行うとされている．混乱を生じないために，事前に輸血拒否患者に対する院内での対応を取り決めておく必要がある．

ABO不適合輸血（過誤輸血）は，患者の生命予後に大きくかかわるため，**血液型は別採血で2回以上検査を行い，結果の一致を確認（血液型のダブルチェック）した後にABO同型血の供給が可能となる**[2]．また，不規則抗体が陽性の場合には適合血の供給が不可能なケースもあるため，検査が未実施の場合には，入院時など早めに実施しておく必要がある．

血液製剤の投与量

赤血球

赤血球輸血により改善されるHb値は下記の計算式から求めることができる．

予測上昇Hb値（g/dL）＝投与Hb量（g）／循環血液量（dL）
循環血液量：70 mL/kg

赤血球液2単位に含まれるHb量は約53 gである．
例えば，体重50 kgの成人では循環血液量が35 dLとなり計算式に当てはめると，予測上昇Hb値（g/dL）＝53 g/35 dL＝1.5 g/dL　となる．

血小板

濃厚血小板では下記の式となる．

$$予測血小板増加数（/\mu L）= \frac{輸血血小板総数}{循環血液量（mL）\times 10^3} \times \frac{2}{3}$$

通常使用される10単位製剤は2.0×10^{11}個以上の血小板を含有しており，成人に輸血した場合には3万/μL程度の増加が見込まれる．

輸血副作用

溶血性副作用と**非溶血性副作用**に大別される．

免疫学的な溶血性副作用には，主にABO不適合輸血（過誤輸血）による即時性の溶血と，不規則抗体の出現による遅発性の溶血がある．非免疫学的な溶血には，加圧など物理的な溶血と細菌汚染などによる溶血がある．非溶血性副作用では発熱反

応と蕁麻疹や瘙痒感などのアレルギー反応の発生頻度が高く，副作用報告の大部分を占めている．アナフィラキシーショックなど重症アレルギーや輸血関連急性肺障害（TRALI），輸血関連循環過負荷（TACO）などについては致死率が高く，早期に適切な処置が必要となる．

なお，重篤な輸血副作用であるABO不適合輸血による即時性の溶血は，輸血開始後5分以内に発症することが多い．よって，通常の輸血では，輸血開始は1 mL/分程度のゆっくりとした投与速度とし，5分間はベッドサイドで患者の状態を観察する．開始後15分に再度観察して問題なければ5 mL/分以内で適切な速度に変更する．

手術用血液準備

外科手術の血液準備は，出血量を予測して適切な血液量をオーダーすることが重要である．合併症がなく，緊急性を要しない待機手術では自己血輸血での対応も考慮する．また，予測を上回る出血への対応として院内の輸血製剤の備蓄状況や血液センターからの配送時間，万一の危機的出血への院内対応マニュアルも確認しておく必要がある．術前の輸血は，患者の心肺機能，原疾患の種類，年齢などの全身状態を把握して投与の必要性の有無を決定する．術中輸血は図1に示すLudsgaard-Hansen Pの循環血液量に対する出血量の割合からみた輸血基準[3]をもとに，適切な成分輸血を行う．

以下に各輸血の準備法について述べる．

自己血輸血

貯血式，希釈式，術中回収式がある．自己血輸血は輸血感染症や同種免疫抗体の産生防止などのメリットがあるが，貯血式や回収式では細菌汚染，希釈式では循環動態の急激な変化など問題点がある．『輸血療法の実施に関する指針』[4]では，「院内での実施管理体制が適正に行われている場合は，同種血輸血の副作用を回避し得る最も安全な輸血療法であり，待機的手術患者の輸血療法として積極的に推進する」とされている．

Type & Screen法（T&S法）

輸血の可能性の低い症例では事前に血液型と不規則抗体検査を実施して，Rh（D）陽性で不規則抗体陰性の場合はクロスマッチ済輸血製剤の準備を行わない．輸血が必要になった場合のみ生理食塩液法による迅速法でクロスマッチを実施し5〜10分程度で輸血用血液を供給する方法である[5]．

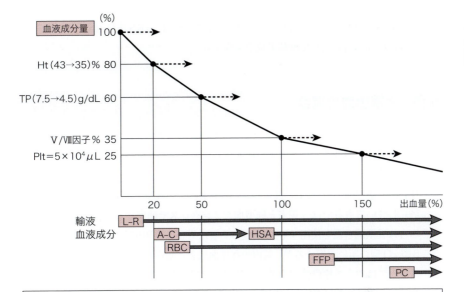

図1 ◆ 出血時における輸液・成分輸血療法の適応

最大手術血液準備量（MSBOS）

術中輸血の可能性の高い症例に対する輸血準備法．合併症のない定型的な手術に対して，術式別に平均的な輸血量をもとめ，術前準備量がその1.5倍以下となるように血液製剤のクロスマッチを行い準備しておく[6]．

手術血液準備量計算法（SBOE）

患者の術前のHb値，患者の許容できる輸血開始Hb値，術式別の平均的な出血量の3つの値からの輸血準備量を決める．MSBOSを発展させたより無駄の少ない血液準備法である．

患者の術前Hb値から許容輸血開始Hb値（トリガー：Hb 7〜8 g/dL）を減じ，患者の全身状態から許容できる血液喪失量（出血予備量 g/dL）を求める．

$$\text{血液準備量（単位）} = \frac{\text{術式別の平均的な出血量（mL）}}{200} - \frac{\text{出血予備量（g/dL）}}{(40/\text{体重（kg）})}$$

＊1単位の輸血により成人ではHb値が約（40/体重）g/dL増加する．すなわち体重40 kgの成人の出血予備量1 g/dLは血液製剤1単位に相当する．

血液準備量が，マイナスあるいは0.5以下であれば，T&S法の対象とし，0.5より大きければ四捨五入して整数単位を準備する．

緊急・大量出血の場合

輸血の検査（血液型，クロスマッチなど）は輸血実施施設で行うことが基本である．他院より輸血をしながら緊急搬送されてきた患者の場合でも，①院内で血液型のダブルチェックがすむまでは，赤血球液（RBC）の輸血はO型，新鮮凍結血漿（FFP），濃厚血小板（PC）はAB型を選択する．②血液型が確定（ダブルチェック済）している患者では，患者と同型血をノンクロスで輸血する．同型血が不足する場合は異型適合血を使用する．AB型の患者に対してのRBC輸血はAB型，AまたはB型，O型の順に選択するが，院内の在庫血により適宜選択していく．③不規則抗体に対しては対応抗原陰性血を準備するが，大量出血により適合血が間に合わない場合は，一時避難的に対応抗原陽性の血液を使用することもやむをえない場合がある．

図2に『危機的出血への対応ガイドライン』（日本麻酔科学会，日本輸血・細胞治療学会）[7]のフローチャートを示す．なお，『産科危機的出血への対応ガイドライン』[8]も発行されており，施設の対応マニュアルとあわせて熟知しておく必要がある．

図2 ◆ 危機的出血への対応
* 1：血液が確保できたら交差適合試験の結果がでる前に手術室へ搬入し，「交差適合試験未実施血」として保管する．
* 2：内径が太い血管カニューレをできるだけ上肢に留置する．
* 3：輸液製剤・血液製剤の加温．輸液・血液加温装置，温風対流式加温ブランケットの使用．アシドーシスの補正，低Ca血症，高K血症の治療など．
* 4：全血球算，電解質，Alb，血液ガス，凝固能など．輸血検査用血液の採取．
* 5：観血的動脈圧，中心静脈圧など．
* 6：照射は省略可．
* 7：適合試験未実施の血液，あるいは異型適合血の輸血；できれば2名以上の医師（麻酔科医と術者など）の合意で実施し診療録にその旨記載する．
* 8：原則として出血が外科的に制御された後に投与する．
（文献7より転載．「緊急時の適合血の選択」部「患者血液型：不明」の行は著者による）

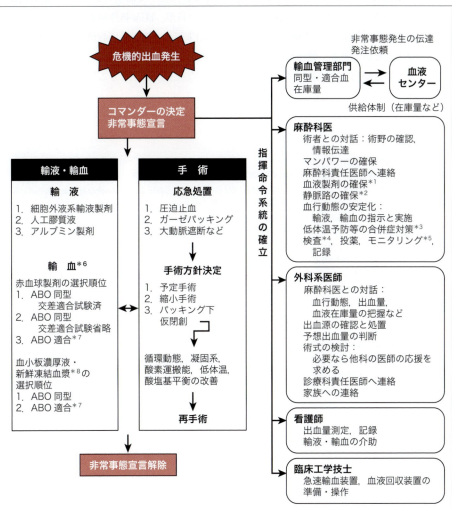

輸血後感染症検査の実施

　輸血によるHBV，HCV，HIVの発症を早期に発見して治療できるよう，輸血後3カ月の時点で，HBV核酸増幅検査，HCVコア抗原，HIV抗体検査を実施する必要がある[2]．輸血により感染した場合は，生物由来製品感染等被害救済制度の適応を受けることができる．輸血後感染症の疑いがある場合は，輸血との因果関係を証明するために輸血前の患者検体の保管を行い詳細な検査が実施できる体制を取る必要がある．

● 文献

1) 「宗教的輸血拒否に関するガイドライン」（日本輸血・細胞治療学会/編）：http://yuketsu.jstmct.or.jp/wp-content/themes/jstmct/images/medical/file/guidelines/Ref13-1.pdf
2) 「血液製剤の使用にあたって（第4版）―輸血療法の実施に関する指針 血液製剤の使用指針 血液製剤等に係る遡及調査ガイドライン」，pp1-105, じほう，2009
3) Lundsgaard-Hansen P：Component therapy of surgical hemorrhage: red cell concentrates, colloids and crystalloids. Bibl Haematol, : 147-169, 1980
4) 「輸血療法の実施に関する指針」（厚生労働省医薬食品局血液対策課）：http://www.mhlw.go.jp/new-info/kobetu/iyaku/kenketsugo/5tekisei3a.html
5) Boral LI & Henry JB：The type and screen: a safe alternative and supplement in selected surgical procedures. Transfusion, 17：163-168, 1977
6) Friedman BA, et al：The maximum surgical blood order schedule and surgical blood use in the United States. Transfusion, 16：380-387, 1976
7) 「危機的出血への対応ガイドライン」（日本麻酔科学会，日本輸血・細胞治療学会/編）：http://www.anesth.or.jp/guide/pdf/kikitekiGL2.pdf
8) 「産科危機的出血への対応ガイドライン」（日本産科婦人科学会，他/編）：http://www.anesth.or.jp/guide/pdf/100327guideline.pdf

6 体外循環装置のしくみ

井上裕之

> **point**
> - 体外循環装置（人工心肺装置）は，心臓手術や大血管（胸部）手術など心拍動を止めて行う手術時に，人工的に心臓と肺の機能を代行する装置である
> - 人工心肺装置の操作には，一連の複合的で煩雑な操作があるため，十分に理解し安全に体外循環を行うことが重要である

体外循環の概要

体外循環とは，血液を体外に導き出し，導き出した血液を**『浄化または，ガス交換（酸素加）』**し，体内に戻す一連の治療をいう．一般的に導き出した血液をガス交換し体内に戻す人工心肺システムを"**体外循環**"と呼んでいる．

体外循環の主な目的

- 体循環の維持：**全身臓器や組織への血液供給**
- 静脈血の酸素加と炭酸ガスの排除：**ガス交換**
- 体温を調整：**体温コントロール**
- 術野の出血を回収し，術野を確保

人工心肺装置

人工心肺装置（体外循環装置）とは，心臓血管外科手術において心拍動を止めて行う手術時に心臓と肺の機能を代行する装置のことである．すなわち，心臓の循環機能と肺におけるガス交換機能を**『血液ポンプ』**と**『人工肺』**で行う装置である．また，人工心肺装置では，術野の出血を回収するサクション（suction）ポンプや心臓内の血液を吸引するベント（vent）ポンプ，心臓を停止している間，心筋を保護す

る心筋保護液を注入する（cardioplegia）ポンプなどがある（図1）．その他の周辺機器としては，体外循環中に希釈された血液を濃縮する除水回路（ECUM）や術野で出血した血液を回収し遠心分離する自己血回収装置などがある．

血液ポンプの種類

①**ローラーポンプ**：管圧迫型（tube type）【容積型】
　1回転によって駆出する血液量が規定される

②**遠心ポンプ**：【運動型】
　血液を回転させ，その遠心力で血液を駆出させる．
　羽根車が回転する（impeller type）ものと円錐状コーン（cone type）がある

③**軸流ポンプ**：【運動型】
　Impellerを回転させ，その揚力で回転軸方向に血流を駆出させる（小型化が可能）

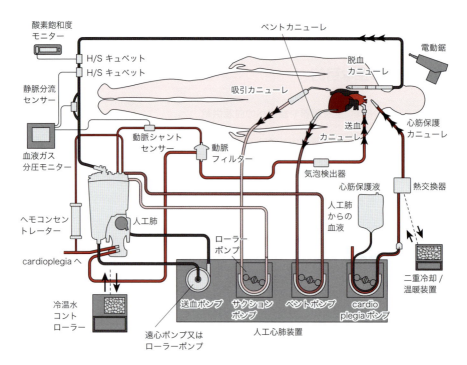

図1 ◆ 体外循環（人工心肺システム）

④**拍動流ポンプ**
血液ポンプ（ローラーポンプや遠心ポンプ）を周期的に制御し拍動を形成する

人工肺の種類

①**気泡型人工肺**
酸素ガスの小泡（小さな気泡）を血液中に流し，静脈血の酸素加と二酸化炭素の除去を行う．余分な気泡の除去（除泡）が困難

②**フィルム型人工肺**
フィルムで薄い血液膜をつくり，その膜面でガス交換を行う

③**膜型人工肺**（最も主流な人工肺）
ガス透過可能な薄い膜により血液相と気体相をつくり，血液と気体を隔絶させた状態でガス交換をする．ガス交換膜には均質膜・多孔質膜・複合膜の3種類がある

体外循環の種類

①**部分体外循環**
『人工心肺』と『自己の心臓・肺』の両方に血液が循環している状態であり，体外循環の開始時と離脱時がこの循環状態である

②**完全体外循環**
自己の心臓と肺には血液が循環しておらず，完全に人工心肺のみの循環状態である（上大静脈と下大静脈にテーピングがされており，右心房には血液が還っていない）

③**分離体外循環**
弓部大動脈や胸腹部大動脈瘤の手術時に用いられる方法で，頭部や胸腹部の主要な動脈に選択的に送血する

④**循環停止および超低体温体外循環**
きわめて煩雑な手術の場合，中枢温を20℃以下に冷却し血液循環を行う方法（超低体温体外循環）や循環を停止する方法（循環停止）がある

人工心肺操作の実際

1）術前準備

患者情報〔氏名・年齢・疾患名・身長・体重・BSA（体表面積）・臨床検査データなど〕の収集と手術手技，麻酔方法，体外循環方法を把握する．また，心臓血管外科医と術前に症例検討会を行い，手術当日に使用するデバイス（人工心肺回路・人工肺・カニューレなど）サイズを血液検査データやBSA，年齢・性別から選定し準備しておく．

術前準備デバイス
①人工心肺回路
②人工肺
③各種カニューレ類
④各手術に使用するデバイス類　など

2）準備と回路組立て

事前に準備しておいた人工肺や人工心肺回路の製造番号や記載事項を確認し開封する（製造番号などを確認しておくと何か問題があった際に，迅速に原因究明や不具合の拡大防止に繋がる）．

開封した人工肺と人工心肺回路を細心の注意を払いながら清潔操作にて確実に接続する．そのときには，人工肺とリザーバの位置関係やチューブの誤接続・ねじれ・屈曲などのないことを確認する．

3）人工心肺開始〜大動脈遮断

● 開始直前

心電図・血圧・Ht値・Hb値・ACT（活性凝固時間）などの患者バイタルをチェックする．また，装置側のチェックとして，充填液の量や遮断鉗子の位置，ガス送気ラインなどを確認する．術野では，カニュレーション操作が行われているため，大量出血など緊急対応が行えるよう送血カニューレから挿入することが多い．カニューレが挿入されたら回路（送血側）を触り，脈があることを確認し，少量送血し圧が正常であるかを確認する．

● 体外循環開始

送・脱血カニューレが挿入されACTが400秒以上であることを確認し，吹送ガス設定を行い体外循環を開始する．開始時の注意点としては，血圧・動脈送血圧・回路内圧や脱血具合，動脈送血の色を確認し血液が酸素加されていることを注意深く観察する．開始直後，血液希釈や血管作動性物質の変動などによる血圧の低下が生

じることがある（initial drop）．対処として，一時的に灌流量を増加するか血管収縮薬を使用する．

● **完全体外循環**

Total flow（C.I：2.2L/分/m²以上）が維持できるようであれば，術者に報告し大動脈遮断（Ao clamp）の準備を行う．術者の合図にて大動脈遮断を行う．大動脈遮断時は，大動脈壁の損傷を防ぐため送血量を減少させる．大動脈遮断後は，送血量をもとに戻しすみやかに心筋保護液を注入し心停止させる．完全体外循環中は，下記に示す項目を常時チェックする．心内操作が完了するまでは，原則復温は行わないが，体外循環時間の短縮を考慮するのであれば心内操作終了の少し前に術者と連絡を取り復温開始する．

完全体外循環中の観察項目

① 人工肺前後の回路内圧や平均動脈圧，中心静脈圧，体温
② 血液ガスデータ・Hb（Ht値）・電解質
③ ACT
④ 局所的酸素飽和度
⑤ 尿量，水分バランス

4）体外循環離脱

● **大動脈遮断解除および体外循環離脱**

術者より大動脈遮断解除の連絡があれば，術者とタイミングを合わせ大動脈内壁の損傷の防止のため灌流圧を下げる．その後，遮断解除を確認し元の灌流圧までゆっくりと戻す．

大動脈遮断解除早期は，左心室の過伸展予防と空気抜きを目的に左心房・左心室ベント・大動脈ベントを十分吸引する．またこのとき，冠動脈にも血液が流れ自己拍動が再開する．術野で止血など種々の操作を行っている間に，復温や血液ガス，電解質などを調整し人工心肺離脱に向けて準備を行う．体外循環離脱基準としては，上記にあげる基準を満たしているかを確認し，麻酔科医・術者ともに周知し体外循環を離脱する．

体外循環離脱基準

① 血圧80 mmHg以上・CVP15 mmHg以下
② 静脈酸素飽和度75％以上
③ 体温35～37℃
④ 血液データや電解質など異常がない
⑤ 心臓の『張り具合』や『動き』の確認

CVP：中心静脈圧

● **体外循環離脱後**

　体外循環が終了後も，不意な循環不全により，再度，体外循環を再開しないといけない状態に備え準備しておく．患者の循環動態が安定していれば，回路内血液を自己血回収装置にて処理し返血できるようにする．体外循環記録・水分バランスなどを麻酔科医・術者・看護師に報告し体外循環が終了となる．

第 2 章

外科手術の基本操作

第2章 外科手術の基本操作

1 糸の種類と糸結び

佐治雅史

> **point**
> - 手術で使う糸の種類と特徴を知ることが重要である
> - 糸結び（結紮）は単純だが手術では最も重要な手技である

はじめに

「糸結びが上手な外科医は手術も上手」とよくいわれている．糸結びの上達に近道はなく，ただひたすらくり返し練習しカラダで覚えることが重要である．糸結びに術者の技量が反映されることを指導医は知っているため，助手となり糸結びを任されることは練習した技術をアピールする絶好の機会と思ってほしい．素早く華麗に糸結びができると格好よくみえるが，それよりも重要なことは安全かつ確実な糸結びができるということであり，一度の糸結びを大切にする姿勢が医師としての誠実さを表すといっても過言ではない．

糸の種類

糸の種類はその素材（自然素材か合成素材か），形状（単糸か編糸か），生体内での変化（吸収されるかされないか）の3つで分類される．

1）素材

わかりやすくいうと人体組織との反応性の違いである．自然素材は異物反応が強く感染しやすいが，合成素材は異物反応が弱いため，感染しにくい．自然素材は**シルク**，合成素材は**ナイロン**などがある．

2）形状

いわゆる糸の構造の違いである．糸の張力や結びやすさ・ほどけにくさにかかわってくる．さらに**感染率にも影響する**．

①**単糸**：1本の繊維だけでできているため張力は比較的強く，表面が滑らかであり組織

通過時の損傷が少なく細菌も付着しにくい．しかし，弾力が強くしなやかさに欠けているため結びにくく，結び目もほどけやすい．

②**編糸**：複数の繊維を撚りあわせているため，しなやかで結びやすく結び目もほどけにくい．しかし単糸と比較すると組織通過時の損傷が多く，また繊維と繊維の間に細菌が入り込みやすく感染源になりやすい．

3）生体内での変化

生体内で異物であると認識されて実際に分解し吸収されるかされないかの違いである．糸が残っていては困るところと，長期間張力を維持したいところとで使い分ける（表1）．

糸の太さ

1-0，2-0と**前に表記する数字が大きくなるほど糸の直径は細くなる**．同じ種類では細い糸ほど張力は弱く切れやすいが組織損傷は少なく，より繊細な結紮が必要な場合に適している．

糸結び

糸結びは**離れた組織を縫い合わせる際**や，**止血のために血管を結紮したり組織を摘出する時に周囲の組織と分離する際**に行う．それぞれの目的に応じて結び方や結ぶ強さなどを適切に選択する必要があることはいうまでもない．常に術野に目を光らせて状況に応じた糸の種類，糸結びを選んで確実に行えるようにしたい．

表1 ◆ 代表的な吸収糸の吸収期間

形状	商品名	生体内抗張力保持期間	吸収期間
単糸	PDS® Ⅱ PDS® PLUS	6週間（35〜60％）	約180〜240日
	MONOCRYL®	1週間（50〜60％）	約90〜120日
編糸	VICRYL® VICRYL® PLUS	3週間（50％）	約56〜70日
	VICRYL® RAPIDE	5日（50％）	約42日

糸結びの原則

● 緩ませない

　確実な結紮を行うためには**結んだ糸を緩ませない**ことが重要である．特に第1結紮はしっかりと締める必要があるためにいくつかの工夫が必要である．

　1つは，結び目を動かさずに結紮する方法である．第1結紮を2重結紮（外科結紮）として，しっかりと結ぶ．しかし第1結紮後に結紮した糸を引っ張ってしまうと緩んでしまうので糸に緊張がかからないように糸をたるませて第2結紮を行う必要がある．また，編糸で結ぶときは第1結紮を単結紮でもよい．第2結紮で確実に結紮できればそれ以降は強く締めすぎる必要はない．

　もう1つは結び目に緊張をかけて固定しながら結紮する方法である．**第1結紮の後，両手結びで左右両方の糸に均等に緊張をかけながら第2結紮を行う**．この方法はある程度組織に緊張がかかるため引っ張ると千切れたり裂けたりしてしまう組織（例えば血管やリンパ管などの脈管系組織）には不適当な結び方といえる．こういった組織を結紮する際には**結紮点を動かさずに結紮する**ようにしなければならない．

● 捻らない

　結紮する際に90度以上捻って締めると容易に糸がきれてしまう．特に第1結紮は確実な結紮をするためにしっかり締めたいので捻ってはいけない．そのためにはいくつか工夫はあるが今回は割愛するので自身で調べ，考えてみてほしい．

糸結びの方法

　糸結びは基本的な手技であり重要だと述べているが，長々と文章で解説したところでなかなかイメージは湧きにくいと思う．糸結びにも種類はいくつかありそれぞれ細かいコツやピットフォールがあるが，今回は研修医の先生にぜひマスターしてほしい代表的な方法のみ図で解説する．

● 両手結び　その1

　糸結びの中で最も基本かつ確実な方法である．

❶ 左手の母指の上から右手の糸をまわし左手中・環指で糸を捕まえる（図1）

❷ 右手は離して左手の糸の先をつかむ（図2）

❸ 左手の母・示指でつかんでいる糸を離して，中・環指の糸はつかんだまま左手首を回転させて糸を抜く（図3）

❹ 外科結紮をする場合は左手首を回転させ糸を抜いた後に，左母指を輪の中にいれ

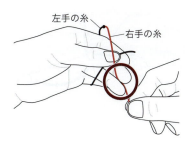

図1 ◆ 両手結び その1①

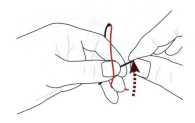

図2 ◆ 両手結び その1②

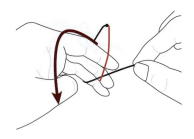

図3 ◆ 両手結び その1③

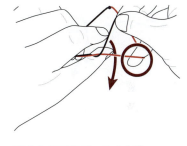

図4 ◆ 両手結び その1④

て右手の糸を迎えにいき，母・示指でつかんで下から手前にくぐらせる（図4）．

> **コツ** このとき，右手の環指や小指で輪に引っ掛けてスペースを拡げると2回目の糸を通しやすくなる．

● **両手結び その2**

さまざまな場面で応用の効く結び方だが，もちろん基本中の基本であり確実にできるようになりたい手技の1つである．

開始時の手の位置がその1とは反対で，手の甲が上に向くようにして母・示指でつかむ．

❶ 左示指を輪の頂点として交差させ，示指で下へくぐらせる（図5）

> **コツ** 逆の場合は母指を頂点として下から上にくぐらせる（図6）

> **コツ** このとき，糸の緊張を保つために示指を輪に入れすぎない．

❷ 左手は離さず右手は離して下から糸をつかむ（図7）

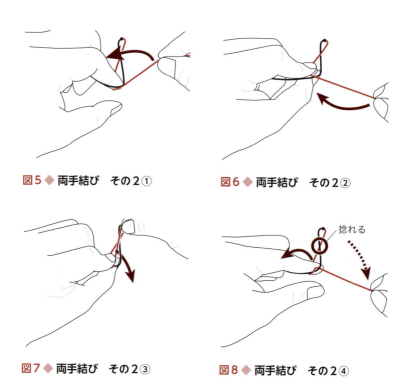

図5 ◆ 両手結び　その2①

図6 ◆ 両手結び　その2②

図7 ◆ 両手結び　その2③

図8 ◆ 両手結び　その2④

❸ 右手でつかんだ糸を抜き，左示指を輪からはずす．糸は最終的には捻れた状態になるので注意しながら確実に締める（図8）

まとめ

　糸結びは外科的処置のみならずあらゆる場面で使用する手技であり，研修中にぜひともマスターして臨床で役立ててほしい．上手な先生の手技をよく観察し，何度もくり返し練習し自分なりに工夫しながら確実な糸結びができる「カッコいい」外科医をめざそう．

● 文献

1)「レジデントノート増刊 Vol.14 No.17 外科の基本」（畑　啓昭／編），羊土社，2013
2)「らくらくマスター外科基本手技」（桑野博行／監，浅尾高行／著），中外医学社，2010
3)「ILLUSTRATED BASIC SURGERY カラーイラストでみる外科手術の基本」（下間正隆／著），照林社，2004

2 皮膚の縫合

瀬崎伸一

point
- 組織は愛護的（atraumatic）に扱う
- 死腔（dead space）をつくらない
- 層と層を合わせる
- 皮膚はきつく結ばない

はじめに

　皮膚の縫合はすべての外科医にとって基本手技であるが，同時に形成外科医にとっても一生の仕事になるほど奥が深い手技である．患者は傷痕をみて医者の丁寧さを判断する．せっかく素晴らしい手術をしても，皮膚縫合がいい加減であると信頼は得られないし，創部離開やケロイドなどトラブルを生むこともある．本稿ではできるだけきれいな縫合創をめざすためのポイントを述べる．

手順

皮下剥離

　腫瘍切除後や外傷による皮膚欠損創など，創縁に緊張がある場合に皮下剥離を行う．単純な浅い切創などでは必要ない．緊張があるまま無理に縫合すると，創縁の血流が悪くなり創縁の壊死を起こす．また，創にムカデ状の糸の傷痕（suture mark）を残すことにもなる．

　剥離の深さは体の箇所に合わせて決定する．顔面は顔面神経を傷つけないように皮下脂肪層の真ん中を剥離する．頭皮は骨膜を破らないようにして，帽状腱膜の下で剥離する．頭部の大血管はすべて帽状腱膜の上を走っており，広範囲の剥離を行っても頭皮の壊死を起こさない．四肢や体幹は，深在筋膜上で剥離する．肥満などで脂肪層が厚い場合には浅在筋膜上で剥離をする．止血はバイポーラなどでしっかり行い，出血の恐れがあるときはドレーンを留置する．小手術の場合は留置針の外筒（18〜20 G）をドレーンに用いると便利である．

糸の選択

表1のごとく糸の太さ選択を行う．ただ細い糸で縫合すれば，きれいな瘢痕になるのではない．皮膚にかかる緊張や抜糸の時期も重要である．

糸の種類は，埋没縫合ではPDS®など，針付きのモノフィラメント（単一線維）の合成吸収糸を用いる．組織反応性が強い絹糸は炎症反応を惹起させるため使用しない．また，VICRYL®などの撚り糸の吸収糸は縫合創の抗張性が保てないために基本的に皮下縫合としては使用しない．口唇や耳介など軟らかい組織の埋没縫合に使用したり，粘膜の表層縫合に使用する．表皮縫合ではナイロンやポリエチレン糸を使用する．

埋没縫合（皮下縫合，真皮縫合） 難易度 ★〜★★

形成外科医はほとんどの場所に対してほぼ埋没縫合を用いる．埋没縫合を避けるべき場所として，手掌や足底，指，耳介，眼瞼など皮膚の浅い場所がある．

埋没縫合をする理由は，①死腔をなくす，②周囲組織の緊張に抗して瘢痕の幅が開大するのを防ぐ，③皮膚縫合の抜糸時期を早めることができる，ためである．

埋没縫合では皮下の組織接着面積を大きくすることで創を隆起（evert）させるが，その隆起の大きさは創の緊張による．おおよその目安としては顔面や頸部では0〜3 mm，四肢体幹では5〜10 mm，肥厚性瘢痕やケロイドになる可能性が高い箇所（上腕外側，胸骨中央〜上縁，肩甲骨部，恥骨部），緊張が強い箇所（肘や膝の伸側，腹部）では10〜15 mm盛り上げる．ケロイド体質でない限り皮膚は術後1〜3カ月で平坦になる．

持針器はヘガール式，マチュー式を用いる．持針器は手関節の返しで運針をするために，シェイクハンドで把持する．**愛護的（atraumatic）操作に熟達するまでは無鉤鑷子などで皮膚を把持してはいけない**．アドソン鑷子などの小さな有鉤鑷子でそっと把持するか，フックやフック鑷子などを用いると創縁を痛めることが少ない．皮下縫合は基本的には単一結節縫合で行う．

表1 ◆ 糸の太さ選択

	皮膚の縫合	真皮・皮下の縫合
顔面	6-0〜7-0	4-0〜6-0
眼瞼	6-0〜7-0	縫合しない
四肢・体幹	4-0〜5-0	3-0〜5-0
手掌・足底	4-0〜5-0	縫合しない
指	5-0〜6-0	縫合しない

さらに，糸の結び目が表層より触れないようにするために，結び目は縫合の下に来るようにする．

　四肢体幹などで創が深いときには，脂肪層を含んだ皮下縫合をまず行い，次に真皮縫合を行う．比較的浅い創では真皮縫合のみ行う．

● 皮下縫合

　脂肪のみを縫合する場合は脂肪組織を破壊しないように，①軽く合わせる程度で縫合するか，②真皮の深層の一部をかければしっかり寄せることもできる．

● 真皮縫合

❶ まずフックなどで皮膚を翻転し，皮下組織から糸を刺入し，盛り上げたい高さ(evert)の底面の真皮を通して，針のカーブと手関節の返しで糸を戻してくる．このとき，創縁より遠い位置で表面に一番近くなる（図1）

❷ 反対側にも層と層が合わさるように同じ刺入点で糸を通す．このように運針すると糸はハート形になる（図2）

❸ 糸は緩まないように，外科結びのあとに器械結びでもう一度結ぶ．しっかり縫合すれば異物である糸の端を長く残す必要はないので，結び目の結節ぎりぎりか1 mm程度残したところで糸を切る

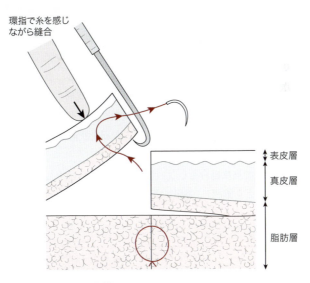

図1 ◆ 真皮縫合
→は図2の隆起の底面になる

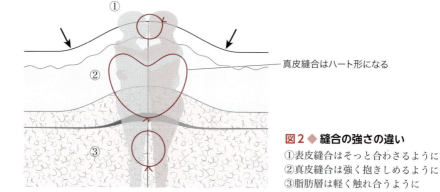

図2 ◆ 縫合の強さの違い
①表皮縫合はそっと合わさるように
②真皮縫合は強く抱きしめるように
③脂肪層は軽く触れ合うように

> **コツ** 真皮をすくう深さは表層が陥没（dimple）しない程度で，フックなどを持つ手の環指で真皮層を通る糸を感じながら行う．この一連の操作には習熟が必要である．
> 片方の創縁を縫合し，対側の皮膚に針を刺入するときに，創縁の端をフックなどで引いた状態で針の位置を確かめると創縁同士の場所がずれない．創が長い場合は真皮縫合の前に皮膚を仮に閉創してから開始をしてもずれが少ない．

> **重要** 埋没縫合の間隔は必要最低限にする．創に小指が入らない程度が目安である．また，創をいろいろな方向に引っ張っても創縁が密着していることも目安になる．必要以上に縫合すると，創縁の血流が悪くなり，創縁の壊死，感染，創部離開を引き起こす．

表皮縫合　（難易度 ★）

　表皮縫合は一般的に皮下縫合や真皮縫合を行った後に，表皮を縫い合わせるものである．適合縫合，上縫い，外縫いなどと呼ばれる．皮膚表面接着剤，スキンステープラー，テープなどの代替方法もあるが，抗張性や確実性に劣る．皮下縫合と真皮縫合により十分に創縁にかかる緊張を減じ，創縁を正確に合わせていれば表皮は軽く合わせるだけでよい．

　単純な切開などで真皮縫合をしない場合，表皮縫合のみ行う．その場合でも層と層が合っていることを確認し，創縁に陥入（invert）やずれが起きていないかよく観察する．創縁をきっちり合わせたい場合や手掌など皮膚が分厚い個所では垂直マットレス縫合を行う．

> **コツ** 真皮縫合が確実にできていれば，針の刺入に鑷子は必要なく，指で軽く押さえる程度で縫合可能である．この方が皮膚への侵襲が少ない．術後の腫脹があるために，結節した糸が食い込むのを見込んで，皮膚面と隙間が残る程度に結節縫合する．

ドレッシング

　縫合創の創縁に血餅が固着しないように，ワセリン基材軟膏を塗布して，シリコンガーゼなどの非固着性ガーゼを置く．もしくは滲出液を吸収する被覆材を直接貼る．

抜糸

　真皮縫合をしている場合，顔面で手術後4日，四肢体幹で7日，指や関節部の伸側，下肢は癒合が悪い場合があるので10日から行う．真皮縫合を行っていない場合や，緊張が強い創の場合はさらに3～5日程度遅らせる．抜糸が遅れるとsuture markが残るのでタイミングを見逃さないこと．

> **コツ**　真皮縫合は最も抗張力を強くする箇所であり，図2のごとくカップルが肩や腰にしっかり手をまわした状態であるが，表皮縫合はフレンチキス程度でそっと唇を合わせる程度である．くれぐれも無理やりなディープキス（きつい表皮縫合）にならぬように…

最後に

　ここに述べた縫合は形成外科医が頻用する方法である．他科手術では，手術時間の短縮のため，埋没縫合を連続縫合にしたり，表皮縫合をテーピングなどで代用することはよくある．どのような縫合を行っても自分で抜糸をし，結果の瘢痕がどうなるかという経過を少なくとも3カ月，できれば半年間みてみることをお勧めする．自分が縫合した傷痕を何例も見ていかなければ，上達はない．

第2章　外科手術の基本操作

3　開腹・閉腹操作

村上隆英

> **point**
> - 開腹・閉腹操作は「切る，縫う，結紮する」という手術における基本手技の連続である
> - 慣れないうちはしっかりとイメージをし，定型化された手技，手順をいつも同じように行うことが重要である

はじめに

　きれいに整った創部は，手術が優れたものであったことを人に想像させ，逆にきれいでない創部はいかに素晴らしい手術であっても，質の低い手術であったことを想像させうるものである．開腹・閉腹操作は基本手技の連続であり，「切る，縫う，結紮する」という基本手技の習得と，さらに場面に応じてその手技の意味をしっかりと意識し，常に丁寧に行うことが重要である．

皮膚切開の前に

- **手術台の調節**：一般的に手術台はひじの高さよりも少し低い位置にあるのが望ましい
- **メスの持ち方**：大きく切開するときは円刃刀を用いて，基本的にはバイオリンの弓を持つように持つ（Violin-bow型）．臍やポート孔など小さな切開を加えるときは尖刃刀を用いて，ペンを持つように持つ（Pen-hold型）
- **皮膚切開の範囲**：近年腹腔鏡手術のような低侵襲手術が主流であるが，開腹手術時は十分な視野・術野を確保できるよう必要十分に開腹する必要がある．切開範囲は図3（後述）に示す

開腹操作

上腹部正中切開

開腹操作はメスによる皮膚切開,電気メスによる筋膜切開など,「切る」基本手技の連続である.図1に上腹部,下腹部の断面図を示す.

> **重要** 表皮・真皮,皮下脂肪,筋膜,腹膜と一層ずつ順に意識して切ること.そうすることで後の閉腹操作のしやすさにも繋がる.

❶ **皮膚切開**:メスで剣状突起の高さから臍に至る切開を行う.必要に応じて臍の直上を切開したり,臍の左右を弧状に切開して創の延長を行う

> **コツ** 真皮がぎりぎり残る深さまで切ること.真皮直下の皮下血管網から真皮に向かって細い穿通枝が出ており,皮下脂肪が露出されるまで深く切ると血管網からの出血を伴う.逆に浅すぎると,その後の電気メス操作で皮膚がやけどするため,適切な深さまで切る必要がある.

❷ **皮下脂肪切開**:真皮より深部の切開は電気メスを用いて行い,全長で筋膜(白線)を露出させる

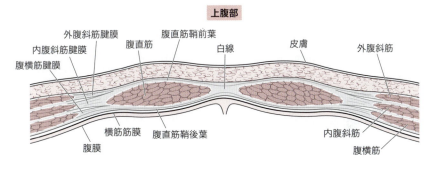

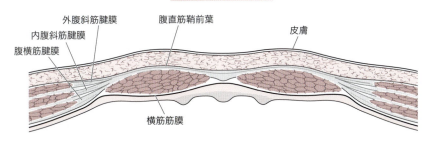

図1 ◆ 腹部の断面図
下腹部では腹直筋鞘後葉は欠如しており,腹直筋の後面は薄い横筋筋膜で覆われている

> **コツ** 術者と助手が鏡で照らし合わせたように，皮膚に同じ力で同じ方向にテンションをかけることでまっすぐに切れるようになるため，術者と助手間の協調が重要である．

❸ **筋膜切開**：白線を切開し腹直筋を分け，全長で腹膜を露出させる．下腹部では白線が狭く不明瞭になり，さらに尾側の恥骨近くには膀胱があるため損傷に注意する必要がある

> **コツ** 白線は臍上部で最も広く，剣状突起と臍を結ぶ線の下側1/3付近が筋膜切開をする目安になる．腹直筋が露出する場合，白線から左右にずれて切開しているので，正中に修正する必要がある．

❹ **腹膜切開**：鑷子で2点を把持して腹腔内臓器を損傷しないように確認しながら切開する．腹膜切開を頭尾側に延長して，表皮・真皮，皮下脂肪，筋膜，腹膜がいずれも等しい長さになるよう切開するのが理想である

> **コツ** 腹膜を2点把持した際に，数回持ち替えることで腹膜とともに持ち上げた腹腔内臓器を下に落とすことができる．

臍切開

近年，腹腔鏡手術の普及に伴い，臍切開を行う機会は増加している．

臍中央部は皮下組織・筋膜が欠損している（図2）．表皮・真皮を切開するとすぐに腹膜前脂肪・腹膜が露出されるため，容易にかつ生理的な開腹ができる．

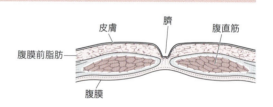

図2 ◆ 臍中央部の断面図

開腹方法の種類（図3）

消化器外科手術における代表的な皮膚切開法を示す．番号は図3内の番号と対応する．

① 上腹部正中切開：胃の手術全般，膵胆道系手術など多様
② （中）下腹部正中切開：主に下部消化管手術など

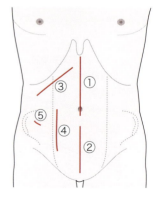

図3 ◆ 開腹方法の種類

③肋弓下切開：胆嚢炎手術など
④傍腹直筋切開：虫垂炎（穿孔）手術など
⑤交差切開（McBurney法）：虫垂炎手術

閉腹操作

閉腹操作は，「縫う，結紮する」という基本手技の連続である．閉腹の方法には，腹膜と筋膜をそれぞれ分けて縫合する方法や，腹膜・筋膜を一塊に縫合する方法，また，筋膜同士を連続縫合する方法や，単結節縫合する方法などさまざまで，コンセンサスが得られてない[1]．例えば以下のような方法がある．

例1）腹膜同士を2-0 VICRYL® 連続縫合，筋膜同士をOPDS® II単結節縫合．
例2）腹膜と筋膜を一塊にOPDS® IIを用いて単結節縫合．

> **重要** いずれの方法においても，腹腔内臓器を損傷しないこと（安全性）と，腹壁瘢痕ヘルニアなどの合併症を引き起こさないこと（確実性）に注意する．

❶ **筋膜・腹膜縫合**：針の刺入は刺入面に対して直角になるように行い，困難な場合は鑷子で創縁を持ち上げることにより運針を可能にする．運針は針の彎曲に沿った動きで円を描くように動かす．針の刺入点から創縁までの距離を一定に保ち，かつ刺入点が左右対称になるように正確に糸を通すようにする

> **コツ** 創部の層を正しく合わせて縫合することが重要であり，筋膜なら筋膜としっかり縫合すべきものを把持して縫い合わせると縫合しやすい．
> 運針が創端に近づくと，創の間隙が狭くなり十分な縫い代を安全に確保するのが困難になるため，単結節縫合糸を数針かけておき，最後に結紮することで安全な縫合が可能となる

❷ **皮膚縫合**：単純結紮縫合，垂直マットレス縫合，真皮埋没縫合，ステープルなどさまざまな方法がある．詳細は**第2章-2（p61）**に譲る

● 文献

1) Diener MK, et al：Elective midline laparotomy closure: the INLINE systematic review and meta-analysis. Ann Surg, 251：843-856, 2010

4 開胸・閉胸操作

小島史嗣

> **point**
> - 手術内容に応じた到達経路/体位を理解し，最適な開胸法を選んでいるか確認しよう
> - 低侵襲性と汎用性/応用性/安全性のバランスに注意した手術プランの組立てが出来ているか確認しよう
> - 基本となる開胸/閉胸の操作が確実にできるよう，物品/手順を含めて確認しよう

はじめに

　　開胸・閉胸は，若い外科医が最初に担当する手術操作の1つであり，手術のはじめ方・終わり方はもちろん，プランニング・術後管理の基本を身につけ実践する過程として重要である．本稿では呼吸器領域を中心に，他の領域での手法も含めて概説する．また，近年多用される胸腔鏡下手術でのポート位置についても述べる．

皮膚切開位置の確認

　　皮膚切開位置の確認には，胸郭の解剖が重要である（図1，2）．
　　手順は以下の通りである．
　　①体位をとる
　　　側臥位では脇枕，仰臥位では背枕を入れて術側を進展体位を整えて固定する
　　②体表のメルクマールを確認し肋間を数える
　　　側臥位：肩甲下角・前/中/後腋窩線
　　　仰臥位：乳頭・胸骨切痕・剣状突起・鎖骨中線
　　③**皮膚切開位置をマーキング**する

> **コツ** ドレープ類を貼るときの張力で皮膚の位置がずれることも多く，皮膚切開の直前に再度確認する．胸腔鏡を使う場合は中からも確認する．

> **コツ** 長い皮膚切開の場合は，4等分点などをマーキングし，閉創時の目印とする．

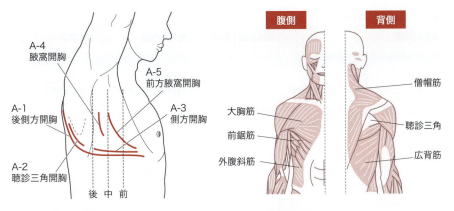

図1 ◆ 後方，側方からの開胸法に用いる皮膚切開の位置

図2 ◆ 各筋肉の位置

基本となる開胸法と主な適応

　骨性胸壁（胸骨・肋骨・肋間筋）への到達経路は，大きく分けて，後方（A-1, 2），側方（A-3～5），前方（A-6，B-1～3）の3通りである．**胸骨切開の有無**により準備する手術器材が大きく異なる．表1に基本となる開胸法をまとめた．

　胸腔内で重要な血管が集中する肺門部と葉間部の操作には，第4～6肋間での開胸が適している．病変が上葉・上縦隔であれば第4・第5，下葉・下縦隔であれば第5・第6肋間での開胸が基本となる．

A）肋間開胸を主とする開胸法

- A-1 後側方開胸（図3-1）は，最も広い視野が得られ応用範囲の広い開胸法だが，原法では多くの筋切開を要する．広背筋の切断は欠かせないが，僧帽筋・大菱形筋を温存し，前鋸筋も必要最小限の切開に止めた変法が用いられることが多い．第5あるいは第6肋間で開胸し，必要に応じて上下の肋骨を後方（脊柱起立筋の前縁）で切断する．症例によっては肋骨を1本切除し，肋骨床開胸とする．

  > **コツ** 広背筋のような大きな筋肉を切断する場合は，切断部の両側をリスタ鉗子で挟み，十分に止血しながら切断する．切断後に筋肉が収縮すると止血困難となる．

表1 ◆ 各開胸法の概要

主な開胸法	到達経路	体位	筋層の切断	主な適応
A) 肋間開胸を主とする開胸法				
A-1 後側方開胸 (Posterolateral Thoracotomy)	後方から	側臥位	広背筋・前鋸筋 (僧帽筋・大菱形筋)	気管支・血管の処理を伴う肺手術
A-2 聴診三角開胸 (Auscultatory Triangle Thoracotomy)	後方から	側臥位	なし	肺葉切除・区域切除
A-3 側方開胸 (Lateral Thoracotomy)	側方から	側臥位	前鋸筋 ± 広背筋	肺生検・部分切除
A-4 腋窩開胸 (Axillary Thoracotomy)	側方から	側臥位	前鋸筋	肺生検・部分切除
A-5 前方腋窩開胸 (Antero-Axillary Thoracotomy)	側方から	側臥位	前鋸筋	肺葉切除・区域切除
A-6 左開胸開腹 (Thoracoabdominal Incision)	前方から	半側臥位	前鋸筋・外腹斜筋	胃食道吻合部・横隔膜・胸腹部大動脈
B) 胸骨切開を伴う開胸法				
B-1 胸骨正中開胸 (Median Sternotomy)	前方から	仰臥位	なし	心臓血管外科症例・縦隔腫瘍
B-2 クラムシェル開胸 (Clamshell or Transverse Thoracosternotomy)	前方から	仰臥位	(大胸筋)	両側肺手術・肺移植・縦隔腫瘍
B-3 ヘミクラムシェル開胸 (Hemi-Clamshell Thoracosternotomy)	前方から	仰臥位	大胸筋	肺尖部・胸郭出口部の病変

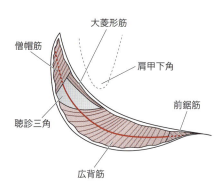

図3-1 ◆ 後側方開胸での筋層切開
― : 切開線

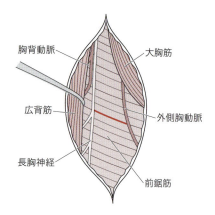

図3-2 ◆ 腋窩開胸での筋層切開
― : 切開線

- A-2 聴診三角開胸では同部位の筋膜を切開し，**広背筋を前方に開排し**，骨性胸壁に達する

- A-3〜5は側方からのアプローチであり，**広背筋を後方に開排し**，前鋸筋を切開して骨性胸壁を露出，第4あるいは第5肋間で開胸する（図3-2）

  > **重要** 広背筋の裏面に走る長胸神経と胸背動脈，大胸筋の裏面に走る外側胸動脈の損傷には注意が必要．

- A-6 左開胸開腹は，皮膚切開を左側方から腹部に連続させ，前鋸筋・外腹斜筋を切開して第7肋間での開胸を基本とする（図4Ⓐ）

- 骨性胸壁を露出した後，肋間筋は**肋骨上縁**で電気メスにより切開する．外肋間筋・内肋間筋の筋繊維の向きが変わることを意識すると，深さがわかり壁側胸膜を確認しやすい．壁側胸膜はメッツェンバームなどで切開するが，その前に胸膜越しに肺の動きを見て癒着のないことを確認し，ついで対側肺換気のみに切り替えることが望ましい

- A-2〜5の開胸創から手術を行う場合であっても，最近は大半が胸腔鏡補助下であり，皮切や肋間筋の切開は10〜15 cm程度と短い．鏡視下手術のポートは，開胸手術への移行が容易となるよう，聴診三角開胸や前方腋窩開胸の皮膚切開ライン上に5 cm以下の主操作孔を配置することが多く，施設や術式によってさまざまな工夫がある（図5）

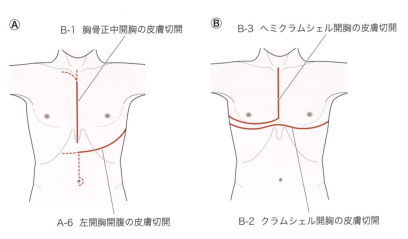

図4 ◆ 前方からの開胸法に用いる皮膚切開の位置

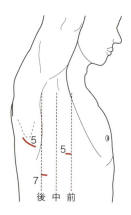 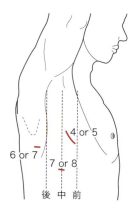

図5 ◆ 鏡視下肺切除のポート配置例

B）胸骨切開を伴う開胸法

- B-1 胸骨正中開胸（図4Ⓐ）では，胸骨上窩から剣状突起に至る皮切が基本であるが，美容面に配慮して頭側を鎖骨下縁で襟状に切開することもある．

  手順は以下の通りである
  ① 胸骨上窩で鎖骨間靱帯を切断し，頭側から胸骨柄の裏面を剥離する．尾側は剣状突起の横，あるいは剣状突起の切除後に胸骨体の裏面を剥離する．いずれもまずは用指的に行い，その後にツッペルなどの器具を用いる
  ② 胸骨表面の骨膜を正中で十分に焼灼した後，胸骨鋸で縦切開を行う．この際に麻酔科医師に声をかけて**換気を止める**
  ③ 小開胸器で切断部を開大し，骨髄からの出血は骨蠟で，胸骨骨膜からの出血は焼灼で十分に止血する
  ④ 胸骨裏面の胸膜や縦隔組織を可及的に剥離した後，胸骨開胸器をかける

  > **コツ** 胸骨の正中は，すべての肋間で胸骨の両側を指で挟むように触れて確認する．

- B-2, 3は胸骨横切開を行う開胸であり（図4Ⓑ），大胸筋の剥離ないし切開を行って骨性胸壁を露出する．前方の肋間開胸の後，両側ないし片側の内胸動静脈を処理し，胸骨を切開する

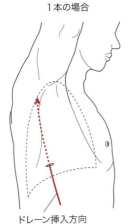

図6 ◆ 胸腔ドレーンの挿入位置

閉胸前の確認とドレーンの留置

　主たる手術操作が終了した後，出血や遺残物のないことを確認し，必要に応じて洗浄やリークテストを行う．また，排液・排気を目的としたドレーンを胸腔内に留置する．通常は16〜20 Frの直のドレーン1〜2本で対応可能だが，排液が多いと予想されるときは，24〜32 Frの曲がったドレーンを併用する（図6）．鏡視下手術の場合，皮切を増やさずポート位置から挿入することが多いが，外気胸とならないよう①皮下を這わせて肋間をずらす（ポート創部の筋層は縫合する，図7），②ドレッシング材により被覆するといった工夫が必要である．

> **重要**
> ・ドレーン刺入部が出血点として見落とされることがある
> ・無気肺を十分に解除してから閉胸する
> ・残存肺の捻転・位置不良，気管支や血管の屈曲に注意する

閉胸

A) 肋間開胸を行った場合の閉胸法

　　閉創の原則どおり層と層を合わせて縫合するが，小さい切開創の場合には開胸部の胸膜および肋間筋を合わせることは困難である．大きな開胸の場合は，可能な限り壁側胸膜の連続性を回復させるよう糸をかける．肋骨を離断した場合は肋骨ピンにより接合した後，上下の肋間に0号以上の太い糸を複数本かけ，本来の肋骨の位置まで閉胸する．肋骨切除を行った場合や肋骨骨折を生じた場合は本来の肋骨の位置より寄せて，欠損部を縮小させるように閉胸することもある．筋層および筋膜組織で気密となるよう縫合するのが基本である．

> **コツ**
> - 肋骨下縁を走る神経や動静脈を避けて糸をかける（図8-1）．肋骨に穴を開ける方法もある
> - 閉胸糸は，脇枕を抜いた後，腹側の糸で肋間を寄せ，背側の糸から順に締める
> - 閉胸糸が緩まないように，①第1結紮のノットをコッヘルで掴む，②スリップノットで締めるといった工夫を加える
> - 後側方切開では患者の肩を術野外から押してもらい，筋層・皮膚を寄せやすくする．広背筋は特に頭側の切除端が奥へ引き込まれるのでコッヘルで前縁後縁を把持して引き出し，確実に縫合する

B) 胸骨切開を行った場合の閉胸法

　　胸骨離開は重篤な合併症であり，女性や高齢者では**胸骨の脆弱性**にも注意を要する．胸骨柄に2本，胸骨体に4～6本のステンレスワイヤをかける閉胸が基本であるが（C1），肋間にかける（C2）こともあり，スターナルバンドやチタンプレート（C3）などのデバイスも用いられる（図8-2）．胸骨横切開をずれないように合わせる方法も工夫されている（C4～6，図8-3）．骨の癒合が得られる術後2カ月までは上半身の運動・過重を避け，バストバンドなどでの外固定も指示する．

> **コツ**
> - 背枕を抜いてから骨を寄せ，閉胸する
> - ワイヤはできるだけ胸骨に埋め込み皮膚への刺激を避ける
> - 大胸筋筋膜に糸をかける意識で皮下深層を密に縫合する
> - 剣状突起周囲は，腹膜ヘルニア予防のため，非吸収糸で白線・筋膜を合わせる
> - 創の汚染が懸念される場合は洗浄・消毒を追加する

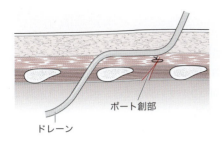

図7 ◆ 胸腔ドレーン挿入時の皮下トンネル

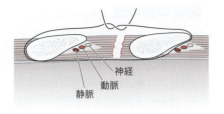

図8-1 ◆ 肋間開胸の閉胸

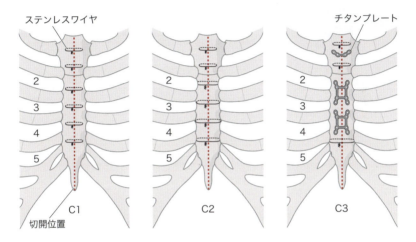

図8-2 ◆ 胸骨正中切開の閉胸

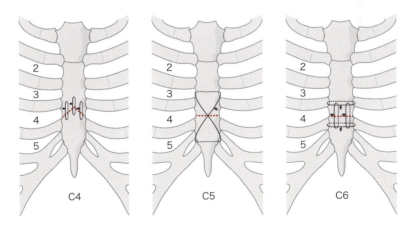

図8-3 ◆ 胸骨横切開の閉胸

術後の創管理

　腹部に比べて浸出液も少なく頻回の創処置は必要ないが，感染徴候を捉える意味で創部の観察は重要である．皮膚表面接着剤（ダーマボンド®など）の使用も可能だが，腕の動きや衣服との接触で刺激が加わりやすい胸部では，術後1～2週間は透明なフィルム状ドレッシング剤が有用である．

● 文献

1) 「呼吸器外科手術書 改訂5版」（畠中陸郎，他/著），金芳堂，2007
2) 「General Thoracic Surgery 7th edition」（Thomas WS, et al, eds），Lippincott Williams & Wilkins, 2009

第2章 外科手術の基本操作

5 消化管吻合

畑　啓昭

> **point**
> - どの方法でもよいので手縫い吻合が1つできるようにしておく
> - 機械を無理に動かして腸管を裂いたりしないように，安全に機械吻合を行う

はじめに

　かつてスタンダードであった消化管の手縫い吻合は，断端の血流を確認し，吻合部に緊張をかけず，口径差を調整し，腸壁の層を合わせて，結紮は強すぎず弱すぎず，と多くの注意点があった．しかし，近年は自動縫合器・吻合器を使用することが多く，簡便に安定した吻合が行えるようになった．

手縫い吻合

- 吻合する腸管の緊張がないこと，血流が十分に保たれていることを確認し，腸鉗子で把持して内容の漏れを防ぎ，術野を安定させる（図1）

- 縫合糸は，合成吸収糸を用いる．腸管では4-0，3-0を，胆管・膵管では4-0，5-0の太さを用いることが多い

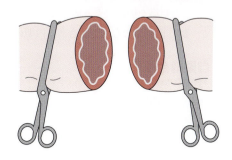

図1 ◆ 吻合の準備

- 代表的な2つの吻合法の断面図を提示する（図2，3）．層々吻合は粘膜と漿膜筋層の2層で縫合を行い，Gambee変法は1層で縫合を行う．どちらもそれぞれの粘膜，漿膜筋層を合わせて吻合するという基本は同じであり，慣れた方法で行えばよい．術野の制限で，結紮点が腸管の内側にくることもある

- 結紮は緩すぎると腸管内容が漏れる危険があり，強すぎると断端の血流が障害される

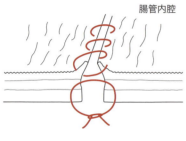

図2 ◆ 層々吻合

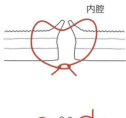

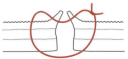

図3 ◆ 垂直マットレス吻合
　　（Gambee変法）

- 胆管・膵管は壁が弱いので，運針・結紮の際に余計な力がかからないように注意する

自動縫合器・吻合器

自動縫合器・吻合器とは

　直線型・円型にステープルが並んでいて，ステープルが閉じた後，カッターで閉じた組織を切離できる機器のことである（ステープルだけで切離しないタイプもある）．直線型のものを縫合器，円型のものを吻合器という．

自動縫合器

- 腸管や組織をステープルで閉じて，間を切離する．断端は内容が漏れないように閉じられている（図4）

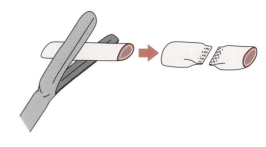

図4 ◆ 自動縫合器による切離

機能的端々吻合（functional end to end anastomosis）

- 自動縫合器を使って，腸管を吻合する方法がよく使われる．これを機能的端々吻合（functional end to end anastomosis）という

❶ 吻合する腸管を並べる（ズボンの右足・左足と同じように考える）

❷ 両方の腸管の角に穴をあけて，自動縫合器を挿入し，縫合切離する（右足と左足の間が縫合切離されて股の部分ができる，図5）

❸ ステープルラインが重ならないように，縫合器を挿入した孔を広げた後，孔を再度自動縫合器を用いて閉鎖する（ウェストの部分を閉じている，図6）
以上の操作で，2本の腸管の吻合ができあがる（右足から左足に腸管内容が流れる）

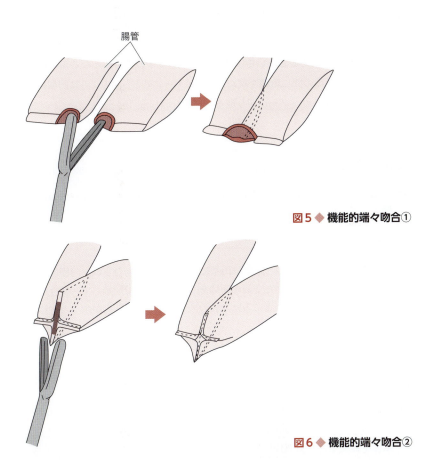

図5 ◆ 機能的端々吻合①

図6 ◆ 機能的端々吻合②

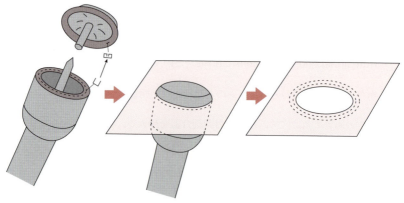

図7 ◆ 自動吻合器による吻合

自動吻合器

　ステープルが円型に並んでいる本体と，ステープルの受け皿となる蓋の部分でできている．本体と蓋の間に組織を挟んでファイヤーすると，図のように円型にステープルで閉じた内側をカッターが切り取る操作が行われる（図7）．

自動吻合器での吻合

● 食道空腸吻合

❶ 食道にステープルの受け皿の蓋の部分を挿入して結紮する．他方の空腸に本体を挿入して，吻合したいところで本体と蓋を合体させる（図8）．

> **コツ** 折り返った腸を吻合にまきこまないように注意する．

❷ ファイヤーすると，食道と空腸は円型にステープルで吻合され，内側は切り取られる．本体を挿入していた空腸の断端を，自動縫合器で閉鎖して，吻合が完成する．吻合器本体を入れたところは，杖のステッキのように先が余った状態となる（図9）．

> **コツ** ステッキ部分は腸内容が溜まらないように短くする．

● 直腸S状結腸吻合

❶ 口側のS状結腸に，蓋側を挿入して結紮する．直腸側は自動縫合器で切離閉鎖されている状態なので，ステープルの縫合線や直腸壁を裂かないように注意して，本体を挿入する（図10）．

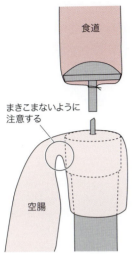

図8 ◆ 食道空腸吻合

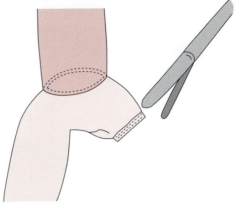

図9 ◆ 断端の閉鎖

❷ ファイヤー後は，はじめに直腸を切離したときの直線状のステープルラインと，吻合でできた円型のステープルラインが2つ重なる部分ができる（ダブルステープリングテクニックという）

> **コツ** ステープルの交点の部分は縫合不全のポイントとなりやすいので慎重に操作を行うこと．

> **重要 ステープルの長さ**
> 縫合器の製造メーカーにより，ステープルの歯の長さが複数種類用意されている．切離する組織の厚さにより適切なステープルを選択する．

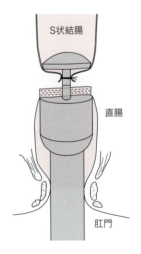

図10 ◆ 直腸吻合

第3章

各科の手術手順と操作のポイント

1 CVポート造設術

津田　萌, 安井久晃

手術をイメージしよう

適応疾患	末梢ルート確保困難, 消化管閉塞, 化学療法など
手術体位	仰臥位
予想手術時間	30分
出血量	約5g
主な術中合併症	出血, 気胸, 空気塞栓, 動脈穿刺など
特殊な使用器具	X線透視装置, 血管穿刺用エコー

　中心静脈路確保にひきつづき, 皮下トンネルを介して皮下ポケットにポート埋込を行う. 血管穿刺は内頸静脈, 鎖骨下静脈, 上腕尺側皮静脈の3カ所から選択する（図1）.

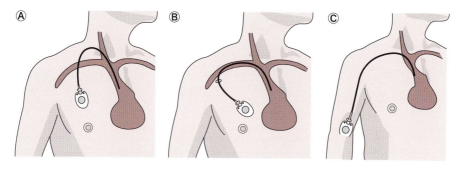

図1 ◆ ポートの埋込位置と挿入血管
A：内頸静脈穿刺, B：腋窩静脈穿刺, C：尺側皮静脈穿刺
（株式会社メディコンより提供）

手術手順 ▶▶▶

❶ 穿刺部位とポート埋込予定部位を確認する．通常内頸静脈または鎖骨下静脈（腋窩静脈）から穿刺し右前胸部へポートを留置するか，あるいは上腕尺側皮静脈から穿刺し上腕皮下にポートを留置する．症例によっては大腿静脈穿刺も選択され得る．なお，血管の走行などの解剖学的理由から，右側を第1選択とする

> **コツ** 鎖骨下静脈アプローチではピンチオフ（カテーテルが鎖骨と第一肋骨で挟まれ圧迫をうけること）によるカテーテル断裂のリスクが伴う．内頸静脈を穿刺する，または超音波ガイド下で確認しながら第一肋骨外縁よりも外側（＝腋窩静脈）を穿刺することでピンチオフのリスクを下げることができる（図2）．

❷ 超音波ガイド下または血管造影ガイド下に中心静脈路確保を行う．短軸法または長軸法で血管を描出しながらリアルタイム穿刺する（図3）

> **重要** 空気塞栓予防のため，ポートとカテーテルへのプライミングを確実に行い，またダイレーター・ガイドワイヤー抜去時にはシース出口を指でふさぐ．

> **コツ** 腋窩静脈をエコーガイド下穿刺する場合，上肢を90°挙上し血管を直線化すると血管の描出がしやすくなる．

> **コツ** 合併症を防ぐには，カテーテル先端の位置が重要である．血栓症などの合併症リスクが最も少ないのはSVC（上大静脈）下1/3にカテーテル先端がある場合である．体位や体動による先端位置の移動を想定し，カテーテル先端はそれより少し深め（右房に入ってもよい）にいれるとよい．

❸ 皮下ポケットを作製する．切開創直下にポート本体がこないように，十分な大きさを作製する

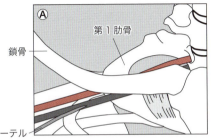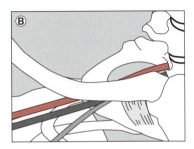

図2 ◆ 腋窩静脈穿刺時の挿入状態
A：腋窩静脈から穿刺した正しい挿入状態，B：ピンチオフを起こしやすい挿入状態
（株式会社メディコンより提供）

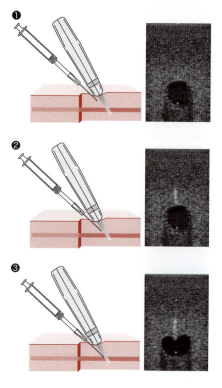

図3 ◆ 短軸法でのリアルタイム穿刺
文献1より転載

> **コツ** 皮下組織が厚すぎると体表からの触知が困難となり，薄すぎると皮膚の圧迫壊死を起こすことがあるため，皮下組織の厚さは5〜10 mm程度とする．

❹ 穿刺部と皮下ポケットをつなぐように皮下トンネルを形成し，トンネラーを用いてカテーテルを皮下ポケットまで引き抜く

❺ カテーテル末端にポートを接続し，皮下ポケットに留置する．必要であればポートと皮下組織を結紮し固定する．逆血確認・フラッシュを行い，透視下でカテーテルの先端部位や走行に問題がないことを確認し閉創する

術後の注意点

- 気胸の有無・カテーテル先端部位確認のため，術後胸部X線を撮影する

- 使用中，注入に抵抗がある，逆血がない，注入や逆血に患者の体位変換が必要など

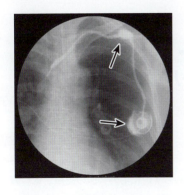

図4 ◆ フィブリンシースによる皮下漏出
カテーテルが鎖骨下静脈に入る部分とポート周囲に造影剤の貯留（→）を認める．カテーテル周囲へ鞘状にフィブリンが付着すると（フィブリンシース），その内側を薬剤が逆流することで穿刺部の皮下漏出が起きる

の場合はまず胸部X線でカテーテルの状態を確認する．原因としては，ピンチオフ，フィブリンシース形成（図4），カテーテルのキンク（屈曲），凝固した薬剤や凝血塊によるカテーテル閉塞などが考えられる．ポート内腔評価のためポート造影が必要な場合もある

● 文献

1) 「超音波ガイド下 中心静脈穿刺法マニュアル」（須加原一博/編, 徳嶺譲芳/著）, p12, 総合医学社, 2007

第3章 各科の手術手順と操作のポイント

§1 一般外科

2-1 肛門手術 解剖レクチャー ～肛門解剖学的メルクマールの同定

宮崎道彦，山田真美，田中玲子

はじめに

　肛門は消化管の終末部であるのにもかかわらず消化器外科医の認識が低い臓器である．昨今，直腸癌に対する経肛門吻合が必要な超低位前方切除術や内痔核に対する硫酸アルミニウムカリウム・タンニン酸による硬化療法（ALTA療法）を施行するために，解剖学的メルクマールの認識はもはや必須となった．脈管，神経支配，筋肉構造などの詳細な解剖学的内容は成書に譲るとし，今回は手術中に必要な肛門の解剖学的メルクマールについて述べる．

臨床での歯状線同定のポイント

　消化器外科医の間では**歯状線**は実臨床の場で明確に認識されていない解剖学的指標の代表である．図1に直腸肛門の切除標本を示す（肛門腺由来の肛門癌の症例のため粘膜下に主病巣がある）．標本であるため色調は生体とは異なるが色調の違いだけで歯状線を認識するのは至難の業である．ポイントはまず「肛門洞」という溝を同定することである．各肛門洞の下縁を結ぶ線が**歯状線下縁**にあたる（図1 ━）．また，肛門洞と肛門洞の間の粘膜の隆起（柱）を**肛門柱**という．各肛門柱の上縁を結ぶ線が**ヘルマン線**といわれる（図1 ┄┄）[1,2]．生体内では直腸診で恥骨直腸筋係締（直腸肛門輪）として触れることが可能な部分にあたるが，通常は可視する線ではない（症例によっては境界明瞭の場合がある）．下部消化管内視鏡検査の静止画像でも**歯状線**や**ヘルマン線**の同定をできるようしておきたい（図2）．なぜなら，『大腸癌取扱い規約』では下部直腸（Rb）と肛門管（P）の境界は「恥骨直腸筋付着部上縁」となっているがこれはおおよそ**ヘルマン線**にあたるからである[3]．

肛門管の上皮成分

　各疾患の発生場所が決まっているため，肛門管の上皮成分を理解しておくことは

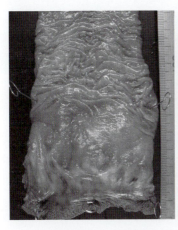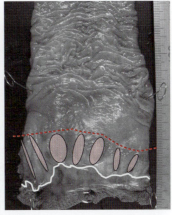

図1 ◆ 切除標本での「歯状線」の位置
　──：歯状線，‥‥‥：ヘルマン線，●：肛門洞
（p14 Color Atlas ❶参照）

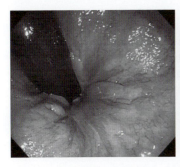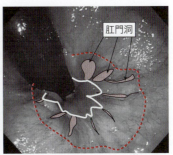

図2 ◆ 下部消化管内視鏡写真での「歯状線」の位置
　──：歯状線，‥‥‥：ヘルマン線．40歳代，男性
（p14 Color Atlas ❷参照）

重要である．上述の**歯状線**と**ヘルマン線**の同定のほか，**ヒルトン線**〔肛門筋間溝 (intersphincteric groove)〕の同定も必要である[4]．ヒルトン白線ともいわれ，実臨床では指で溝を触れる．

　この3本の線で肛門が4つの領域（Ⓐ〜Ⓓ）に分けられる（図3）．Ⓐ領域は**ヘルマン線**口側の領域で直腸粘膜，すなわち単層円柱上皮．Ⓑ領域は**ヘルマン線**から**歯状線**の間の領域で移行帯ともいわれ移行上皮．Ⓒ領域は**歯状線**から**ヒルトン線**の間の領域で通常，肛門上皮と呼ばれ重層扁平上皮．Ⓓ領域は**ヒルトン線**から肛門側の領域，すなわち皮膚の部分で重層扁平上皮である[5]．

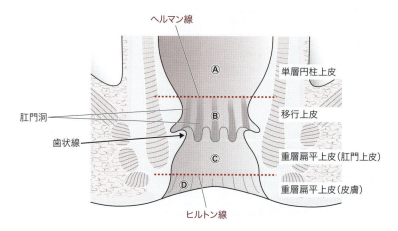

図3 ◆ 肛門管の上皮成分

● 文献

1)「ネッター解剖学アトラス 原書第4版」（Frank H. Netter/著, 相磯貞和/訳), pp393-394, 南江堂, 2007
2)「イラスト解剖学 第4版」（松村讓兒/著), p335, 中外医学社, 2006
3)「大腸癌取扱い規約 第7版」（大腸癌研究会/編), 金原出版, 2006
4)「大腸肛門病用語事典」（日本大腸肛門病学会/編), p13, 永井書店, 1973
5)「実地医家に役立つ肛門疾患の知識」（宇都宮譲二/編), pp15-26, 永井書店, 1995

第3章 各科の手術手順と操作のポイント

§1 一般外科

難易度 ★★☆

2-2 肛門手術 内痔核の手術

宮崎道彦，山田真美，田中玲子

● ● ● ● 手術をイメージしよう ● ● ● ●

適応疾患	内痔核（Goligher分類Ⅱ度〜Ⅳ度）
麻酔法と手術体位	脊椎麻酔，ジャックナイフ位
予想手術時間	10〜30分
出血量	約10g
主な術中合併症	出血
特殊な使用器具	電気メス

　昨今，硫酸アルミニウムカリウム・タンニン酸による硬化療法（ALTA療法）の登場で結紮切除術を行う機会は減ったが，現在でも内痔核に対する術式ではgold standardの術式であり，肛門手術のなかでは最も身につけたい基本術式でもある．
　なお，外痔核は保存的治療か血栓除去術が選択されるが，今回は割愛する．

手術手順 ▶▶▶

　麻酔下に内痔核をよく観察して術中にグレードを再評価する．麻酔下では，術前とは異なりグレードが上がることが少なくない．**切除摘出にこだわらず結紮，吊り上げに主眼を置くことがポイントである．**複数カ所行う場合はすべてを同じ方法で行う必要はなく，例えば結紮切除とrubber band ligationを組み合わせるとよい．

❶ 切離のイメージは瓢箪型もしくはしゃもじ型である（図1①）．まず，肛門外の皮膚にV字の皮切を置きコッヘルで把持，皮膚のみをめくるようにして内痔核へ向かう．

　コツ 肛門上皮部は幅狭く切離するのがコツである．

　この部分の痔核成分（中間痔核）は後に処理するので多少遺残していてもよい

❷ 肛門上皮を越えると連合縦走筋，内肛門括約筋が露出するので切除すべき組織から払い落とすように切離していく（図1②）

> **重要** その際に内肛門括約筋は切除する組織が牽引されているため吊り上っていることを意識することがポイントである．

❸ 内痔核上極付近へ到達するまで切離し，2-0もしくは3-0吸収糸で刺通結紮を行う（図1③，④）．中間痔核が残っている場合にはメッツェンバームで郭清する

> **コツ** 止血はその都度電気メスで丁寧に行うのがコツである．

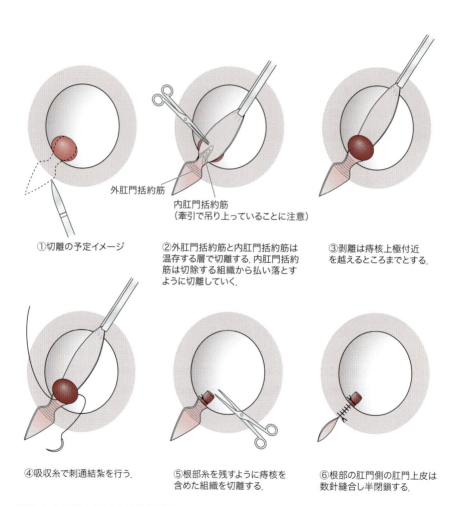

①切離の予定イメージ

②外肛門括約筋と内肛門括約筋は温存する層で切離する．内肛門括約筋は切除する組織から払い落とすように切離していく．

③剥離は痔核上極付近を越えるところまでとする．

④吸収糸で刺通結紮を行う．

⑤根部糸を残すように痔核を含めた組織を切離する．

⑥根部の肛門側の肛門上皮は数針縫合し半閉鎖する．

図1 ◆ 内痔核に対する結紮切除術

❹ 痔核を含めた組織を切離し，半閉鎖術式の場合は根部肛門側の肛門上皮部を縫合閉鎖する（**図1**⑤，⑥）．筆者らは内肛門括約筋を露出したままで，術後に肛門上皮部の瘢痕をつくらぬよう半閉鎖している．

> **重要** 1カ所切除するごとに指を肛門に挿入して狭窄をきたしていないことを確認する．狭窄気味であれば半閉鎖を行わずに手術を終えたり，ゴム結紮を併用し結紮切除の個数を減らすようにすることが重要である[1]．

術後の注意点

　術後の合併症は大量出血，膿瘍形成，狭窄などである．大量出血は術後1週間以内に起こるものと1週間以上経ってから起こるものがある．ペーパーに付く程度の出血は吸収糸が溶けるまで起こり得る．大量の出血，すなわち，肛門から滴り落ちるような出血が持続する場合には止血術が必要である．**筆者らは大量出血は排便状態と関係があると考え排便コントロールに留意している**．膿瘍形成は2週目以降に起こる．半閉鎖部に発生することが多く，早期に抜糸を行って排膿したり，抗菌薬投与で対応する．狭窄は4週目以降に発生する．ブジーによる拡張は可能であれば局所麻酔でもよいので麻酔下に行うべきである．鎮痛は積極的に介入すべきで，男性，非高齢者ほど，また，結紮切除の個数が多いほど痛みが強いことを念頭に置いておきたい[2]．

● 文献

1) 髙野正博：肛門上皮・支持組織温存閉鎖式痔核結紮切除術．消化器外科，20：309-313, 1997
2) 宮崎道彦，他：結紮切除術・術後疼痛に対する芍薬甘草湯のNSAIDs上乗せ鎮痛効果―無作為割付による比較検討―．日本大腸肛門病学会雑誌，65：313-317, 2012

第3章 各科の手術手順と操作のポイント

§1 一般外科

2-3 肛門手術
肛門周囲膿瘍と痔瘻の手術

難易度 ★★☆

宮崎道彦，山田真美，田中玲子

● ● ● 手術をイメージしよう ● ● ●

適応疾患	痔瘻
麻酔法と手術体位	脊椎麻酔，ジャックナイフ位
予想手術時間	30分〜1時間
出血量	約10 g
主な術中合併症	出血
特殊な使用器具	電気メス

　痔瘻は多くの肛門周囲膿瘍の終末像と考えられている．その発生の有力説は肛門陰窩から細菌が侵入，肛門腺の感染を惹起，膿瘍を形成し痔瘻に至るというものである[1, 2]．痔瘻各部の名称を図1に示す．

手術手順 ▶▶▶

直腸肛門周囲膿瘍ドレナージ術

　直腸肛門周囲膿瘍の分類[3]を示す（図2）．直腸肛門周囲膿瘍の治療の多くは外来で診断がつき，行われることが多い．

> **コツ** 直腸肛門診は重要で肛門内に術者の指を挿入して歯状線口側への高位成分がないか，肛門内へ自然排膿がないかなどを確認する．

❶ まず，皮切予定部に十分に局所麻酔を施行して切開する

> **コツ** 切開は十字切開が基本である．膿瘍腔の開放，開窓は鉗子よりも指で行う方が安全であるため術者の指が入る程度の大きさとする．

❷ 膿瘍が大きい症例は，ペンローズドレーンなどをリング状に留置する（図3）

> **コツ** 原発口と思われる肛門陰窩を発見しても，膿瘍期は誤認が少なくないので原発口には手をつけないことが肝要である．

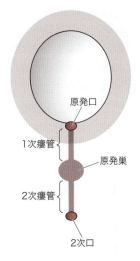

図1 ◆ 痔瘻の各部名称

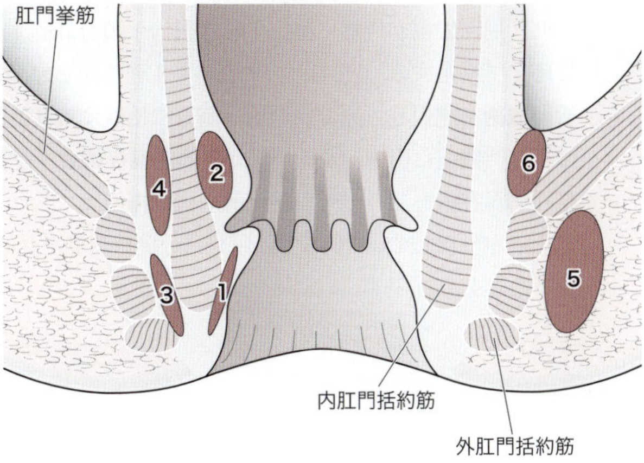

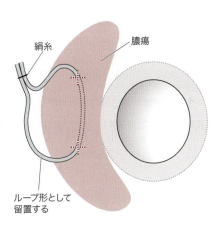

図2 ◆ 直腸肛門周囲膿瘍の隅越分類
1：皮下膿瘍，2：粘膜下膿瘍，3：低位筋間膿瘍，
4：高位筋間膿瘍，5：坐骨直腸窩膿瘍，6：骨盤直腸窩膿瘍

図3 ◆ 膿瘍が大きいとき

痔瘻手術

　肛門周囲膿瘍が痔瘻に移行すれば根治手術を計画する．術式については隅越分類に応じて決定する（図4）[3]．すなわちⅠ型痔瘻と原発口が後方であるⅡ型痔瘻は**瘻管開放術**を選択し，原発口が前・側方に位置するⅡ型およびⅢ型，Ⅳ型痔瘻に対しては肛門機能に影響が少ないよう**括約筋温存術式**を選択している（表1）[4]．ただし括約筋温存術を試みても再発症例や術後排便コントロールが不可能な例，未治療の糖尿病が併存している例などは原発口の縫合閉鎖を諦めてseton法（痔瘻結紮術）を行うこともある．

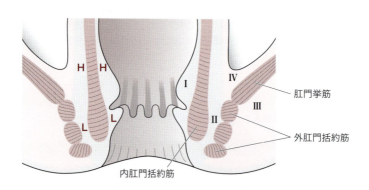

図4 ◆ 痔瘻の隅越分類
H：歯状線より上方，L：歯状線より下方
Ⅰ：粘膜または皮膚と内肛門括約筋との間の腔，Ⅱ：内・外肛門括約筋の間の腔，
Ⅲ：肛門挙筋下腔，Ⅳ：肛門挙筋上腔

● Ⅱ型痔瘻に対する括約筋温存術

❶ Ⅱ型痔瘻（図5①）の大部分の走行は浅いので全瘻管をくり抜けることが多い．色素や過酸化水素を二次口から注入して原発口を確認することもあるが筆者らは行っていない

❷ 触診で二次口から索状物が肛門内へ向かって走行していることを確認し二次口周囲を円状に皮切し，くり抜き操作を開始する（図5②，③）．切離に使用するのはメッツェンバームや電気メスで十分である．可能なかぎり原発口近くまでくり抜いておくと後の操作がやりやすくなる

❸ ある程度くり抜いたら肛門内からの操作に移る．肛門開創器にて展開し，くり抜き途中の瘻管を肛門外から牽引することで原発口である肛門陰窩付近の組織の引き込みを確認する（図5④）．運がよければ肛門陰窩から膿の流出がみられることがある

❹ 内痔核に対する結紮切除の要領で肛門やや外側の皮膚から紡錘形に皮切を置き原発口，すなわち「責任肛門陰窩」を目標に切除していく（図5⑤）

❺ 肛門陰窩付近では先にくり抜いていた瘻管の方向へ繋げるよう内肛門括約筋をくり抜くことで一括切除が終了する（図5⑥，⑦）

❻ 瘻管がくり抜かれた内肛門括約筋部を3-0/2-0の吸収糸3〜5針で縫合閉鎖する

> **コツ** あまり細かく縫合，強く結紮しない．

❼ 二次口側の皮膚は閉鎖せず開放創のままとする（図5⑧）

● Ⅲ型痔瘻に対する括約筋温存術

❶ Ⅲ型の痔瘻はⅡ型痔瘻とは違い膿瘍成分が遺残，併存し，走行が深いことが多く全瘻管をくり抜くことは不可能である．要点は①原発巣のドレナージ，開窓，

表1 ◆ 隅越分類別の術式選択

Ⅰ型	瘻管開放術
Ⅱ型　原発口が後方	瘻管開放術
Ⅱ型　原発口が前・側方	括約筋温存術
Ⅲ型	括約筋温存術
Ⅳ型	括約筋温存術

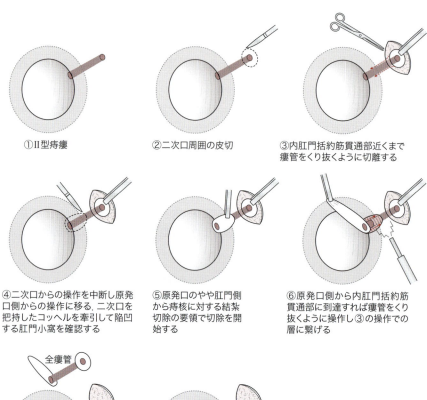
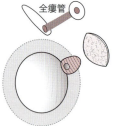
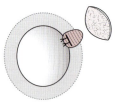

図5 ◆ Ⅱ型痔瘻に対する括約筋温存手術

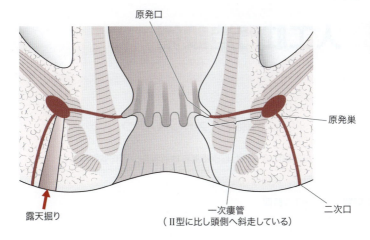

図6 ◆ Ⅲ型痔瘻の走行と原発巣へのアプローチ

②原発口と一次瘻管の切除，縫合閉鎖である．深部の走行であるため術前にエコーやMRIの補助診断を用いることもある

❷ 原発巣へのアプローチは予測される部分の皮膚，脂肪組織のブロック状の露天掘り様切除に始まる（図6）．二次口からくり抜いて原発巣に到達してから同切除を行ってもよい．原発巣へ行き着けば，あとは十分にドレナージが効く形にトリミングすることが大切である

> コツ　小さな創にこだわらないことである．

❸ ついで原発口側から可及的に肛門陰窩，一次瘻管を原発巣までくり抜く

❹ 瘻管がくり抜かれた内肛門括約筋部をⅡ型痔瘻と同様に3-0/2-0の吸収糸3〜5針で縫合閉鎖する．二次口から原発巣までペンローズドレーンやゴムを留置することもある

● 文献

1) Harris HA：Fistula in ano embryological aspects of the problem involved. Proc roy Soc Med, 22：1341, 1929
2) Parks AG：Pathogenesis and treatment of fistuila-in-ano. Br Med J, 1：463-469, 1961
3) 「痔核・痔瘻診療の実際 第2版」（隅越幸男/著），pp39-94, 金原出版, 1973
4) 高野正博：解剖学的痔瘻根治術. 日本大腸肛門病学会雑誌, 45：41-47, 1992

第3章 各科の手術手順と操作のポイント
§1 一般外科

難易度 ★☆☆

3 人工肛門造設術

松末 亮

手術をイメージしよう

適応疾患	機械的腸閉塞をきたしうるあらゆる疾患，消化管術後など
手術体位	仰臥位，開脚位（腹腔鏡）
予想手術時間	1～1.5時間
出血量	0～5 g
主な術中合併症	出血
特殊な手術器具	なし

　人工肛門造設術は疾患によって作製する腸管の部位，形態が異なる．また，一時的なのか永久なのか，単孔式か双孔式か，結腸ストーマか小腸ストーマかなど，それぞれの患者の全身状態や症状の把握をしっかりしたうえで患者にとって最も適した術式の選択が重要である．人工肛門は例え一時的であっても術後の生活に多大な影響を与えるものであり，患者の **QOL** がこれで決まるといっても過言ではなく，慎重に人工肛門を造設しなければならない．そのため，個々の患者が自分で管理できる最適な場所に作製することが重要であり，術前の**ストーマサイトマーキング**を忘れてはいけない（図1）．

> **コツ**　ストーマサイトマーキングのポイント
> ①患者が見ることができる
> ②しわにかからない
> ③手術創・肋骨弓・腸骨から離れている
> ④腹直筋内
> ⑤ベルトラインをさける

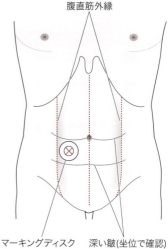

図1 ◆ ストーマサイトマーキング

手術手順 ▶▶▶

本稿では回腸人工肛門造設術（双孔式）について紹介する．

❶ 下腹部正中切開（ストーマサイトによっては上腹部），あるいは腹腔鏡のカメラポート挿入後，作製する回腸の部位を決め，予定のストーマサイトに無理なく挙上できることを確認する

❷ ストーマサイトで皮膚を縦切開し，皮下脂肪を切離する

❸ 腹直筋鞘前葉に到達し，これを縦切開する．腹直筋を筋鉤などで慎重に左右に分け腹直筋鞘後葉を露出させる．腹腔内臓器を損傷しないように鞘後葉，腹膜を縦切開しストーマ孔を貫通させる

> **コツ** ストーマ孔は直径が2.5～3 cm程度とする．大きすぎると傍ストーマヘルニアの原因となる．

❹ 作製予定部の回腸にネラトンチューブを通し，ストーマ開口部を通して体外へ導出する．ストーマの高さは出来上がりが3～4 cmとなるよう設定する

❺ 閉腹する

> **重要** 回腸を切開した後は不潔手術となるので，閉腹創は皮膚表面接着剤や創傷被覆材を用い創部への腸液の暴露を防ぐ．

❻ 肛門側腸管を皮膚のレベルで半周切開する（図2）

❼ ストーマを固定するために真皮，漿膜筋層，腸管断端漿膜筋層の順にモノフィラメントの吸収糸（4-0など）をかける．口側腸管は7針，肛門側腸管は3針程度かける（図2）

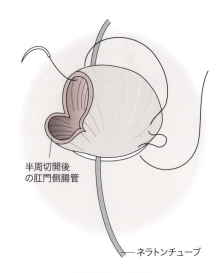

半周切開後の肛門側腸管

ネラトンチューブ

図2 ◆ 真皮－漿膜筋層－断端と糸をかける

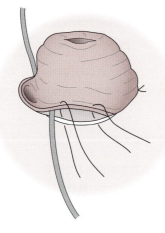
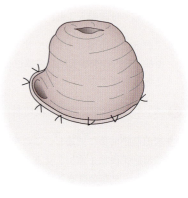

図3 ◆ 翻転し固定　　　　**図4 ◆ 完成**

❽ 腸管を翻転し糸を締める（図3, 4）

術後の注意点

- 経口摂取は術翌日より可能である
- 術翌日よりセルフケアの指導を行う

● 文献

1）「新版 ストーマ手術アトラス」（塚田邦夫, 渡辺　成/編）, へるす出版, 2012

第3章 各科の手術手順と操作のポイント

§1 一般外科

難易度 ★☆☆

4 胃十二指腸潰瘍穿孔手術

谷　昌樹

● ● ● 手術をイメージしよう ● ● ●

適応疾患	胃穿孔，十二指腸潰瘍穿孔
手術体位	仰臥位
予想手術時間	1～1.5時間
出血量	少量～20ｇ
主な術中合併症	なし
特殊な使用器具	なし

　胃十二指腸潰瘍穿孔手術では，まず穿孔部を確認し，次に穿孔部を閉鎖または大網充填を行う．膿瘍の遺残が生じないように，十分に腹腔内洗浄を行い，必要に応じてドレーンを留置する．

手術手順 ▶▶▶

❶ 開腹し，穿孔部位を確認する．また，汚染腹水の培養を提出する．胃潰瘍の場合は癌が原因であることもあり，確認する（癌の場合は，胃癌に準じた治療が必要となる）

> **コツ** 穿孔した腸管に周辺臓器が癒着している．鈍的剥離が可能であり，愛護的に剥離し穿孔部位を確認する．

❷ 穿孔部の大きさを確認し，縫合閉鎖が可能かどうかを判断する

> **コツ** 穿孔部腸管壁は炎症により硬くなっている．目安として，穿孔の大きさが１cm未満であれば縫合閉鎖可能であり，１cm以上であれば，縫合閉鎖は困難なことが多い．

❸-A **縫合閉鎖が可能な場合（穿孔部閉鎖＋大網被覆術）**（図１）

　腸管の長軸方向に直角になるように，全層１層で縫合する．さらに閉鎖部に大網を被覆する

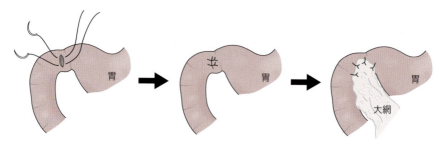

図1 ◆ 吻合部閉鎖＋大網被覆術

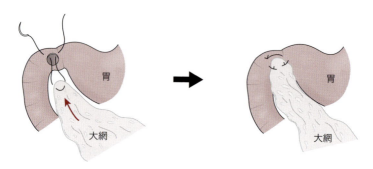

図2 ◆ 大網充填術

> **重要** 大網は血管やリンパ管が豊富で，血管新生作用・免疫作用があり，炎症抑制効果・治癒促進作用があるとされる．そのため，大網を被覆することで再発のない治癒が可能となる．

> **重要** 穿孔した腸管は，腸管壁が肥厚し，かつ脆弱になっている．確実に全層1層でかけ縫合閉鎖する．また，締めすぎないように注意する．確実に全層1層で縫合することは重要であるが，腹腔鏡で行う際には腸管後壁をかけないよう注意が必要である．

❸-B 縫合閉鎖が困難な場合（大網充填術）（図2）

有茎の大網を穿孔部に入れ込む方法である．入れ込んだ大網を穿孔部周囲の腸管に固定する

❹ 生理食塩水で腹腔内全体を洗浄する（左右の横隔膜下，左右の結腸窩，肝下面，ダグラス窩など．小腸腸間膜の間にも注意）．洗浄が不完全な場合，術後の遺残膿瘍の原因となる

❺ ドレーンを留置する（肝下面，左右横隔膜下，ダグラス窩など）（図3）

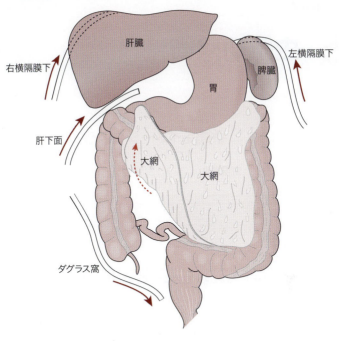

図3 ◆ 終了図〜ドレーンの留置箇所
→：ドレーン挿入方向

> **コツ** ドレーンは仰臥位で最も低くなる場所である左右の横隔膜下とダグラス窩，さらに穿孔部近傍の肝下面に留置する（汚染状況により減らすことは可能である）．

> **コツ** ドレーンはスペースを左手でつくり，右手で留置する．ダグラス窩へのドレーンは小腸を骨盤外からひきあげてから，膀胱or子宮を腹側にあげ，直腸を左手で感じながら留置する．左右の横隔膜下へのドレーンは左手で肝右葉全体or脾臓全体を尾側へ引き出しスペースをつくり，留置する．その際生理食塩水をいれることで，周囲の臓器が浮き，手を入れる際の抵抗が減るので，確実に臓器を左手で確保できる．

術後の注意点

- 通常，1週間ほど絶食が必要である

- 膿瘍の遺残と漏出に注意する

- 穿孔の原因としては，ピロリ菌やNSAIDsの長期内服によるものが多い．また，癌が原因であることもある．退院後には，上部消化管内視鏡検査が必要である

第3章 各科の手術手順と操作のポイント

§1 一般外科

難易度 ★☆☆

5 虫垂切除術

畑 啓昭

● ● ● ● **手術をイメージしよう** ● ● ● ●

適応疾患	虫垂炎，虫垂腫瘍
手術体位	仰臥位
予想手術時間	1時間
出血量	少量
主な術中合併症	出血
特殊な使用器具	腹腔鏡下であれば，自動縫合器，超音波凝固切開・シーリング装置など

　腹腔鏡あるいは開腹手術で図1のような創で行う．

　虫垂動脈を処理し，炎症の主座である虫垂を切離・摘出する．穿孔している場合は，洗浄・ドレナージを行う（図2）．

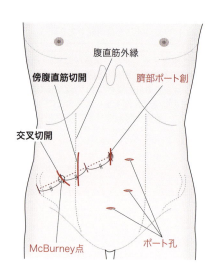

図1 ◆ 虫垂切除術の皮切位置
開腹手術の創：**太字**，腹腔鏡手術の場合：赤字

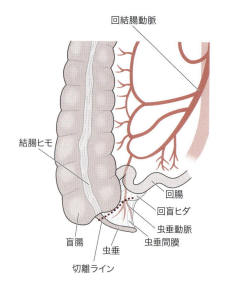

図2 ◆ 虫垂切除術の概要

手術手順 ▶▶▶

❶ 開腹手術の場合，交叉切開か傍腹直筋切開（穿孔時には創を延長しやすい）を選択する．腹腔鏡下切除術の場合はポートを留置する（図1）

> **コツ** 交叉切開は，皮膚・皮下脂肪を切離した後，外腹斜筋と内腹斜筋の筋束を筋線維方向に沿って分けることで，できるだけ筋肉を切離せず開腹する方法．外腹斜筋と内腹斜筋の線維は交叉する方向に走行しているため，交叉切開と呼ばれる（図3）

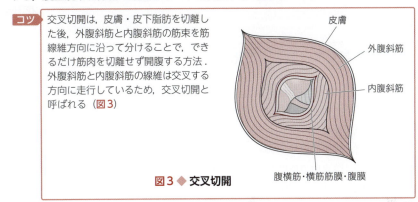

図3 ◆ 交叉切開

❷ 腹腔内を観察し，虫垂を確認する．次に，虫垂の根部と虫垂間膜および虫垂動静脈を確認し，切離ラインを想定する（図2）

> **コツ** 小切開創から行う開腹術では，意外に虫垂を探しにくい．①3本ある**結腸ヒモ**（自由ヒモ，間膜ヒモ，大網ヒモ）の収束点に虫垂根部がある，②回腸に**回盲ヒダ**を確認できれば，そこが回盲部であり，その尾側に虫垂根部がある，③回結腸動脈の1番末梢に虫垂間膜が認められる，などが，虫垂を探すコツである．

❸ 虫垂動静脈を切離した後，虫垂根部を結紮切離する（自動縫合器を用いることもある）

❹ 虫垂断端の埋没は，必須ではない

❺ 穿孔症例では，洗浄やドレーンの留置を行う

❻ 閉創して終了

> **重要** 虫垂炎以外の鑑別疾患の有無を確認すること．腸間膜リンパ節炎，腸炎，憩室炎や卵巣・婦人科疾患などがあげられる．

術後の注意点

- 虫垂穿孔の術後は，創部感染や遺残膿瘍の有無に注意する
- 排ガスの有無に関係なく，患者の状態に応じて経口摂取再開は可能である

第3章 各科の手術手順と操作のポイント

§1 一般外科

6-1 ヘルニア手術
解剖レクチャー〜鼠径部ヘルニア

花田圭太

押さえておくべき解剖学的構造

　鼠径部の解剖は複雑であるが，体表側と腹腔側の両方からの解剖を理解することで，理解が深まる．男性における鼠径部の解剖でまず重要となるのが，鼠径管と精索についてである．

　精管，精巣動静脈，リンパ管，またそれらを覆う膜構造をまとめて精索と呼び，その先端は陰嚢内の精巣である．精巣は胎生時，腎下部にあるが，胎齢を増すにつれて下降し，ついには腹壁を押し下げて腹腔の外に出てくる．したがって精索と精巣は腹壁を構成する何層かの構造物をかぶっている．

　精索の通路は鼠径管と呼ばれる．鼠径管には精索の入口と出口があり，おのおの，内鼠径輪，外鼠径輪と呼ぶ．また鼠径管は後述する筋・筋膜・腱膜・靱帯などの構造物で構成されている．

　なお，鼠径ヘルニアは男性に多い疾患であるため，男性の場合として解説する．

体表側からの解剖

● 皮膚・および体表からの解剖学的指標

　上前腸骨棘と恥骨結節を結ぶライン上に鼠径靱帯があり，そのラインのほぼ中央に内鼠径輪が存在する．恥骨結節の上外側が外鼠径輪の位置である（図1）．

● 皮下組織

　浅筋膜間に浅腹壁動静脈を認める．

● 筋層

　鼠径部の筋層は，皮膚側から外腹斜筋，内腹斜筋，腹横筋の3層で構成されている．まず外腹斜筋は鼠径部では腱膜となり，薄いが強固で，その外側は肥厚し，上前腸骨棘と恥骨の間に存在する．これが鼠径靱帯である．また，外腹斜筋腱膜は恥骨の外側で分岐して裂孔をつくる．これが外鼠径輪である．内腹斜筋は，内側では深層の腹横筋と癒合して腹直筋の前鞘を形成するとともに，鼠径管内に伸びて精索の前面を覆う挙睾筋となる．腹横筋は，内腹斜筋の深層にあり，鼠径部では腱膜となり，下縁は腹横筋腱膜弓を形成する（図2）．

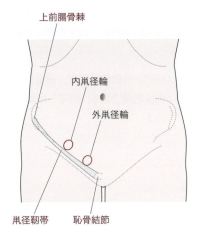

図1 ◆ 内鼠径輪および外鼠径輪の位置

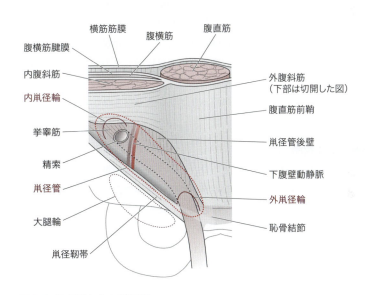

図2 ◆ 体表側からの鼠径部

● 横筋筋膜と腹膜前腔

　横筋筋膜は，腹横筋のさらに腹腔側に存在する薄い膜で，鼠径管の後壁を構成し，頭側では腹横筋腱膜弓と癒合する．横筋筋膜は内鼠径輪で精管・精巣動静脈を覆いながら鼠径管内に伸び，これを内精筋膜と呼ぶ．横筋筋膜の鼠径靱帯に接するとこ

ろには索状に肥厚した構造があり，これをiliopubic tractと呼ぶ．横筋筋膜と腹膜の間は腹膜前腔と呼ばれ，腹膜前脂肪が存在する部位である．

● 鼠径管

　鼠径管を構成するのは前壁が外腹斜筋腱膜，後壁は横筋筋膜と腹横筋腱膜，上縁が内腹斜筋下縁，下縁は鼠径靭帯である．前述したように鼠径管の入口が内鼠径輪，出口が外鼠径輪となる（図2）．

腹腔側からの解剖

● 3つのヒダと陥凹部

　鼠径部を腹腔内から観察した場合，まず認識できるのは3つのヒダとその陥凹部である．

　まず，正中臍ヒダは臍と膀胱を結ぶ正中線上にあり，正中臍索（尿膜管の退行組織）によるヒダである．内側臍ヒダは臍動脈の退行組織である臍動脈索によるヒダであり，左右両側に1対認める．外側臍ヒダは内側臍ヒダの外側に存在し，左右両側に1対認め，内部を下腹壁動静脈が走行する．正中臍ヒダと内側臍ヒダの間にできた陥凹を膀胱上窩という．内側臍ヒダと外側臍ヒダの間の陥凹を内側鼠径窩といい，内鼠径ヘルニアの入り口となる．外側臍ヒダの外側の陥凹で精索が貫いている部位を外側鼠径窩といい，外鼠径ヘルニアの入り口となり，鼠径管内の内鼠径輪につながる（図3）．

● 腹膜から体表側

　以下は腹膜から体表側の解剖について述べる．壁側腹膜の体表側にある腹膜前脂肪を剥がすと筋膜が現れる．この筋膜が横筋筋膜である．横筋筋膜は尾側で細長く肥厚し，腸骨稜から腸腰筋の上縁を内下方に走行し，大腿動静脈の前面を乗り越えて，大腿輪の上縁を形成，鼠径靭帯に沿ってさらに内下方に走行，恥骨に付着する．これが体表からの解剖でも述べた，iliopubic tractである．また，図3のように恥骨からのびるCooper靭帯という構造とiliopubic tract，大腿静脈内縁で形成される大腿輪から脱出するヘルニアが大腿ヘルニアである．

　横筋筋膜の体表側には正中寄りでは後鞘を欠いた腹直筋が，その外側には腹横筋がある．

鼠径部ヘルニアの分類

　鼠径部のヘルニアにはヘルニア門の部位により以下のように分けられる．
①外腸骨動静脈から分岐する下腹壁動静脈のすぐ外側で精索が貫いている部位で

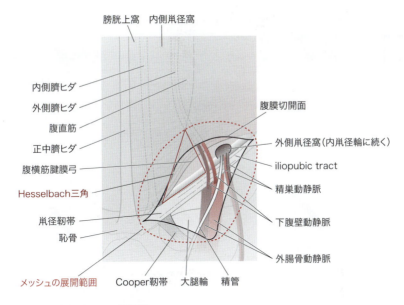

図3 ◆ 腹腔側からの鼠径部

ある外側鼠径窩（体表から見た内鼠径輪）から脱出するヘルニアである外鼠径ヘルニア（間接鼠径ヘルニア：indirect hernia），②内側鼠径窩の下方において下腹壁動静脈，腹直筋外縁，iliopubic tract とが成す三角（Hesselbach 三角）で横筋筋膜が脆弱化して脱出するヘルニアである内鼠径ヘルニア（直接鼠径ヘルニア：direct hernia），③鼠径靭帯の下方の大腿輪から脱出する大腿ヘルニアの3種類である．

また，日本ヘルニア学会により，ヘルニア門の大きさなどにより，鼠径部ヘルニアは5つの型に分類されている（図4）．

手術の際に知っておくべきポイント

手術の際に知っておくべきポイントとして前述の解剖以外に，鼠径部を走行する3本の神経があげられる（図5）．近年，鼠径ヘルニア術後の慢性疼痛の報告が増えており，原因として神経の損傷などがあげられている．

①腸骨鼠径神経：Th12，L1 から出る知覚神経である．鼠径管内で精索の前面を走行し，外鼠径輪から皮下に出現し，陰嚢，恥骨，大腿の皮膚に分布する．外腹斜筋腱膜の切開時の損傷や，外腹斜筋腱膜の縫合閉鎖の際に縫い込まないように注意する

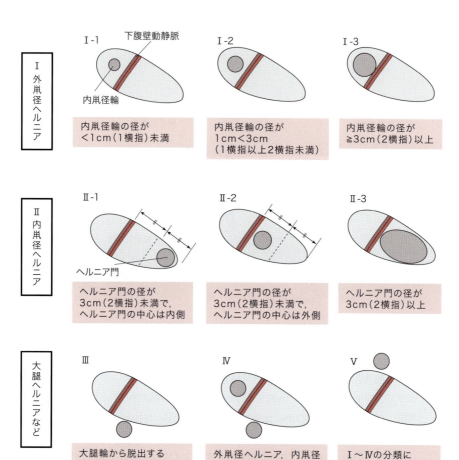

図4 ◆ 日本ヘルニア学会による鼠径部ヘルニアの分類
文献1を参考に作成

②腸骨下腹神経：同じくTh12, L1から出る知覚神経である．内腹斜筋の上を走行し下腹部の前腹壁に分布する．Onlayメッシュを内腹斜筋に固定する際に縫い込まないように注意する

③陰部大腿神経の陰部枝：L2-3から出る神経で前2者と異なり，運動枝も有している．内鼠径輪から鼠径管内に入り精索後面で外精巣静脈に併走し精巣挙筋に運動枝を分布した後，陰嚢の皮膚に知覚枝が分布する

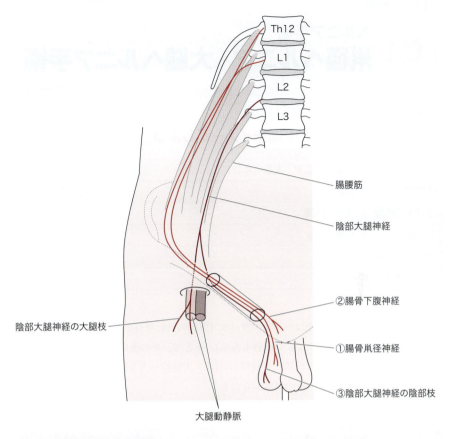

図5 ◆ 鼠径部を走行する神経

● 文献

1)「ヘルニア学会分類（改訂版）」: http://jhs.mas-sys.com/classification/index.html

解剖小話

　横筋筋膜と腹膜の間が腹膜前腔と呼ばれ，腹膜前脂肪が存在する部位ではあるが，その横筋筋膜と腹膜の間には2葉の筋膜が存在することが重要視されている．それぞれ腹膜下筋膜浅葉と腹膜下筋膜深葉と呼ばれている（**p119図3**断面模式図）．
　後に述べるInlayメッシュを留置するスペースを剥離する上で重要である．

第3章 各科の手術手順と操作のポイント
§1 一般外科

難易度 ★☆☆

6-2 ヘルニア手術
鼠径ヘルニア・大腿ヘルニア手術

花田圭太

● ● ● **手術をイメージしよう** ● ● ●

適応疾患	鼠径ヘルニア，大腿ヘルニア
手術体位	仰臥位
予想手術時間	1〜2時間
出血量	少量〜5 g
主な術中合併症	なし
特殊な使用器具	なし

　鼠径ヘルニアの手術はヘルニアサック（腹腔の外に飛び出している腹膜）の同定，剥離，切離（行わなくてよい場合もある），そして，その後の補強からなる．
　大腿ヘルニアの手術は鼠径管後壁の切開，大腿輪へ入り込むヘルニアサックの同定，剥離，そしてその後の補強からなる．

手術手順 ▶▶▶

　前方アプローチでは，onlayメッシュで補強を行う方法とinlayメッシュで補強を行う方法がある．
　onlayメッシュでの補強は鼠径管後壁上にメッシュを留置する方法で，代表的な術式としてLichtenstein法があり，鼠径ヘルニアに対して行われる（図1Ⓐ）．
　inlayメッシュでの補強は鼠径管後壁よりも腹腔側にある腹膜前腔にメッシュを留置する方法で，代表的な術式としてdirect Kugel法があり，鼠径ヘルニアだけでなく，大腿ヘルニアに対しても行われる（図1Ⓑ）．
　皮膚切開からヘルニアサックの同定・剥離までは上記の方法に共通の手術手技である．

❶ **皮膚切開**：鼠径靭帯の2横指頭側で鼠径靭帯に沿った斜切開，内鼠径輪の位置から皮膚割線に沿った横切開の2つの方法がある

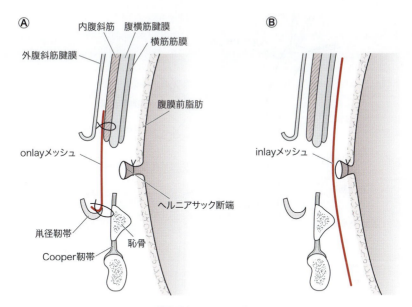

図1 ◆ onlayメッシュとinlayメッシュの留置位置
A：Lichtenstein法，B：direct Kugel法

❷ **皮下組織の切開**：皮下脂肪組織・浅筋膜を切開し，浅筋膜間を走行する浅腹壁動静脈は結紮切離する

❸ **鼠径管の開放**：外腹斜筋腱膜を露出，切開し，鼠径管を開放し，外鼠径輪も開放する．切開した外腹斜筋腱膜は鉗子で把持しておく（図2）

> コツ　外腹斜筋腱膜を切開するときに，そのすぐ裏側を走行する腸骨鼠径神経を損傷しないよう気をつける．

次に外腹斜筋腱膜の外側片を把持している鉗子を引き上げ，その内側に沿って，これに付着している内腹斜筋・疎性結合組織を鼠径靭帯から恥骨を触知できるまで剥離しておく．頭側でも外腹斜筋腱膜の内側片を把持している鉗子を引き上げ，その内側に沿ってこれに付着している内腹斜筋・疎性結合組織を剥離しておく

❹ **精索のテーピング・鼠径管後壁との剥離**：精索を確認し，恥骨上にて精索をテーピングする．この際，鼠径管後壁を損傷しないよう，恥骨上でテーピングを行う．テーピングした精索を牽引し，恥骨から内鼠径輪方向へ精索と後壁の癒着を剥離する（図2）

❺ **ヘルニアサックの同定**：挙睾筋を切離し，内精筋膜を確認し精索の長軸方向に切開，

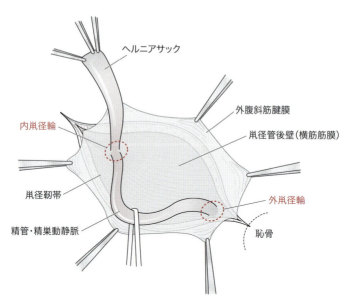

図2 ◆ 鼠径管の開放からヘルニアサックの剥離

ヘルニアサックを同定する（実際には内精筋膜とヘルニアサックの間には腹膜下筋膜浅葉・深葉という2つの筋膜がある，**p115解剖小話**参照）．

❻ **ヘルニアサックの剥離**：ヘルニアサックをモスキート鉗子で数カ所把持し，精管・精巣動静脈との間を剥離する．陰嚢付近まで達するヘルニアサックの場合はきりのよいところで末梢側と中枢側に分ける．術者は左手にヘルニアサックを，右手にガーゼもしくは電気メスを持ち，鈍的，鋭的に剥離を行う（**図2**）．

> **コツ** 局所麻酔薬をヘルニアサックと精管・精巣動静脈との間に注入することにより，組織間のスペースが広がるので，剥離すべき層が明らかになり，剥離も容易となる．

❼ **メッシュの留置**：

- **onlayメッシュで補強を行うLichtenstein法**：ヘルニアサックと精管・精巣動静脈の剥離を腹膜前脂肪が確認できる位置まで行った後，その部位でヘルニアサックを結紮する．末梢側のヘルニアサックを切除し，その後，鼠径管後壁上にメッシュを留置する

> **重要** メッシュは恥骨，鼠径靭帯，内腹斜筋に固定するが，恥骨への固定が再発予防に非常に重要である（**図1Ⓐ**）．

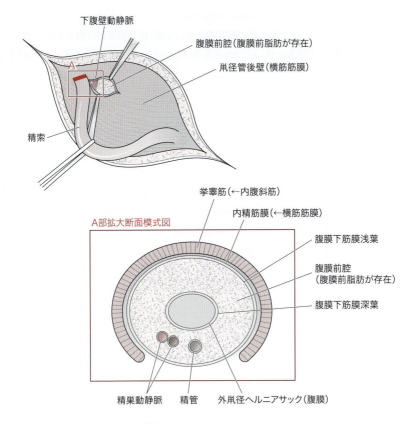

図3 ◆ 腹膜前腔の露出と精索断面図

- **inlayメッシュでの補強を行うdirect Kugel法：**
  1) 腹膜前腔の剥離

   　　ヘルニアサックと精管・精巣動静脈の剥離を内鼠径輪付近まで行った後，内鼠径輪内側で横筋筋膜から内精筋膜への移行部を切開して，腹膜前脂肪を露出し内鼠径輪の内側を走行する下腹壁動静脈を同定する（図3）．下腹壁動静脈の背側にある腹膜前腔に筋鉤を挿入し上方に牽引，そのスペースを広げるように鈍的に剥離を行っていく．用指的に剥離を行っていくと，尾側にてCooper靱帯が触知される．Cooper靱帯と大腿静脈の内側縁まで剥離すると大腿輪まで剥離されたこととなる．そのまま反時計回りの方向に進み，恥骨後面を触知したら，内腹斜筋の後面を内側から外側に剥離していく．外側は大腿静脈の内側縁まで剥離を行う．

頭外側では腹膜が内腹斜筋後面の膜と癒合していることが多く，腹膜損傷に注意する．ヘルニアサックと精管・精巣動静脈の剥離層と用指的な腹膜前腔の剥離層は実際に層が1層異なり，2つの剥離層の間には，解剖小話でも述べた（**p115**参照）腹膜下筋膜深葉が存在するので，これを切離することにより剥離層がつながる（**図3**断面模式図）

2) ヘルニアサックの切離

内鼠径輪より同心円状に剥離操作が終わった時点でヘルニアサックを刺通結紮，切離する

3) 内鼠径ヘルニアの場合

外鼠径ヘルニアの場合と同様に腹膜前腔の剥離を行うが，内鼠径ヘルニアの場合でも精管・精巣動静脈と腹膜の剥離をしっかり行い，外鼠径ヘルニアの合併を見逃すことがないようにする．また内鼠径ヘルニアの場合，ヘルニアサックの切離は必要に応じて行う．必ず切離しなければならない理由はない（**図4**）

> **コツ** まず，尾側でCooper靱帯を露出することにより正しい剥離層に入ったことが確認できる．

4) メッシュの挿入

剥離したスペースにdirect Kugelメッシュを挿入する（**図1**Ⓑ）

> **コツ** ヘラを用い，腹膜を頭側方向に圧排した状態でメッシュを挿入する．まず，恥骨後面までメッシュを挿入，次に頭側，尾側にメッシュを広げる．尾側ではCooper靱帯より背側までメッシュを広げることにより大腿ヘルニアを予防する．その後外側にメッシュを広げる．

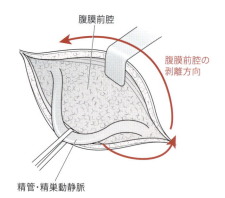

図4 ◆ 腹膜前腔の剥離

❽ **閉創**：onlayメッシュでの補強であるLichtenstein法，inlayメッシュでの補強であるdirect Kugel法ともに外腹斜筋腱膜を縫合閉鎖した後，浅筋膜，表皮を縫合閉鎖し終了する

第3章 各科の手術手順と操作のポイント

§1 一般外科

6-3 ヘルニア手術 腹腔鏡下鼠径ヘルニア手術

難易度 ★★☆

花田圭太

手術をイメージしよう

適応疾患	鼠径ヘルニア，大腿ヘルニア
手術体位	仰臥位
予想手術時間	2～3時間
出血量	少量～5g
主な術中合併症	なし
特殊な使用器具	タッカー

　腹腔内よりヘルニア門を確認し，ヘルニア門周囲の腹膜を切開，ヘルニアサックを牽引し，ヘルニアサックと精管・精巣動静脈の間を剥離する．剥離後，メッシュを腹膜前腔に挿入し広げて固定，外側鼠径窩（内鼠径輪），Hesselbach三角，大腿輪を覆い，腹膜を縫合閉鎖して終了する．

　腹腔鏡下手術は，前方アプローチでの手術（**p116**参照）と違い疼痛が少ないなどのメリットがあり（**表1**），回復が早いとヘルニアガイドラインでも記載されている．現時点では前方アプローチでの手術が主流であるが，年々腹腔鏡下の鼠径ヘルニア手術は増えている．

表1 ◆ 腹腔鏡下の鼠径ヘルニア手術のメリット・デメリット

メリット	デメリット
・術後早期の疼痛の軽減 ・創が小さく美容的 ・慢性疼痛の減少 ・両側ヘルニアでも同一創での手術が可能 ・再発ヘルニアや複雑なヘルニアでもヘルニアの同定が容易	・必ず全身麻酔が必要 ・前方アプローチより手術時間が長い

手術手順 ▶▶▶

本稿では右鼠径ヘルニアでの腹腔鏡下手術について述べる．

❶ ポート留置：全身麻酔下，仰臥位で手術を行う．図1のようにポートを留置し腹腔内操作を開始する．

> **コツ** 頭低位にして小腸，結腸が鼠径部の視野の妨げにならないようにする．

❷ 腹膜切開，剥離：ヘルニア門を確認し，腹膜は外側鼠径窩の外側から内側臍ヒダの外側までヘルニア門の頭側を回って切開する．腹膜切開は腹膜剥離範囲よりやや少なめにすることで，剥離範囲がポケット状となりメッシュの展開，固定が容易となる．腹膜の剥離はヘルニア門の外側から内側は Cooper 靱帯，iliopubic tract，恥骨が確認できる位置まで剥離する（**p113図3**参照）

❸ ヘルニアサックの剥離：外鼠径ヘルニアの場合，ヘルニアサックを鼠径管から引き出し，反転させ，ヘルニアサックと精管，精巣動静脈との間を剥離する．ヘルニアサックを反転させて鼠径管より完全に引き出せない場合は，途中で全周性に離断して末梢のヘルニアサックはそのまま鼠径管内に放置する．内鼠径ヘルニアの場合は，通常，腹壁からヘルニアサックを容易に引き出すことができ，ヘルニア門は横筋筋膜の脆弱部もしくは欠損部の空洞として確認できる（**p113図3**参照）

❹ メッシュの挿入・固定：メッシュを腹腔内に挿入し，腹膜前腔ポケットにメッシュを広げ，Cooper 靱帯，iliopubic tract，腹横筋腱膜にタッカーで固定し，外側鼠径窩（内鼠径輪），Hesselbach 三角，大腿輪を覆う（**p113図3**参照）

❺ 腹膜閉鎖・閉創：腹膜を吸収糸による連続縫合で閉鎖した後，ポート創部を閉鎖し終了する

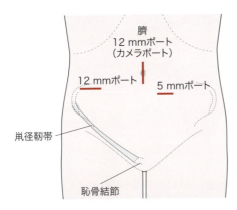

図1 ◆ ポート位置

第3章 各科の手術手順と操作のポイント

§1 一般外科

7-1 結腸手術
解剖レクチャー 〜結腸

西川 元，長谷川 傑

押さえておくべき解剖学的構造

- 結腸とは，大腸のうち直腸，肛門管以外の部分で，口側から盲腸，上行結腸，横行結腸，下行結腸，そしてS状結腸からなる（図1）

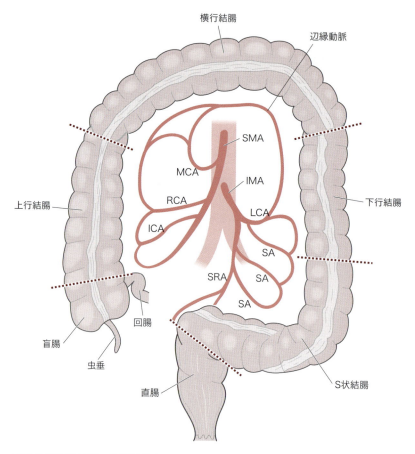

図1 ◆ 結腸の区分，動脈の分布
SMA：上腸間膜動脈，MCA：中結腸動脈，IMA：下腸間膜動脈，RCA：右結腸動脈，
ICA：回結腸動脈，LCA：左結腸動脈，SA：S状結腸動脈，SRA：上直腸動脈

- 結腸は大動脈から分岐する上腸間膜動脈（SMA），下腸間膜動脈（IMA）からの血流をうけている．SMAは盲腸から右側横行結腸までを，IMAは左側横行結腸からS状結腸および直腸までを栄養している．SMAは小腸枝を出しながら，中結腸動脈（MCA），右結腸動脈（RCA）および回結腸動脈（ICA）を分岐し結腸へ分布している．IMAは，左結腸動脈（LCA）を分枝した後に，上直腸動脈（SRA）となり複数のS状結腸動脈（SA）を分枝しながら直腸へ分布していく．それぞれの結腸動脈は，原則として辺縁動脈でお互いに交通している（図1）．

- 結腸の静脈はそれぞれの動脈に伴走するが，最終的に門脈（PV）に合流する．そのため，SMA領域の結腸からの静脈は上腸間膜静脈（SMV）に合流し，脾静脈（SPV）と合流し門脈として肝臓に流入する（図2）．

- 通常SMVはSMAの右側を走行し，膵頭部背側に向かいSPVと合流する（図2①）．下腸間膜静脈（IMV）は途中からIMAと離れLCAと交差し一部伴走し上行し，膵下縁から背側にもぐりこみSPVに合流する（ときにIMVはSMV，PVに合流することもある）（図2②）．

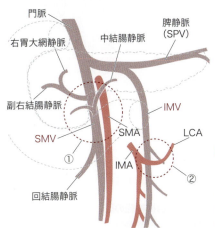

図2 ◆ 結腸の静脈の走行
①SMVはSMAの右側を走行し脾静脈と合流する
②IMVはLCAと交差し一部伴走する
SMV：上腸間膜静脈，SMA：上腸間膜動脈，
IMV：下腸間膜静脈，IMA：下腸間膜動脈，
LCA：左結腸動脈

手術の際に知っておくべきポイント

- 発生の段階で結腸は後腹膜に癒合し，上行結腸と下行結腸が固定されている状態となっている．したがって結腸間膜の背側には，後腹膜臓器である腎臓，尿管，性腺動静脈があり，手術の際には適切な層で剥離し，原則としてこれらを温存しなければならない

- 結腸右半切除術中に遭遇する**副右結腸静脈（Acc. RCV）**は，右胃大網静脈と前上膵十二指腸静脈が合流する**胃結腸静脈幹（GCT）**に流入する．術野展開などで結腸を引っ張ることで容易に裂け出血をきたすことがあり，その存在を認識することが安全に手術を行うためのポイントである（図3）

- それぞれの動脈周囲には自律神経がまとわりつき，SMA，IMAの根部で神経叢を形成している．IMAの根部では左右の交感神経幹から枝（腰内臓神経）を受け神経叢を形成している．それらが大動脈前面で収束し骨盤へ向かう神経束を形成しており，**下腹神経**と呼ばれている．下腹神経は仙骨から出る副交感神経（**骨盤内臓神経**）と合流して**骨盤神経叢**を形成しさらに尾側にある前立腺，尿道，直腸に分布し，排尿および性機能を司っている．S状結腸の剥離を行うときには，正確な剥離層を維持するためにも下腹神経を認識し温存することが非常に重要なポイントとなる（図4）

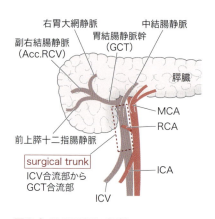

図3 ◆ SMV周囲の解剖
SMV：上腸間膜静脈，Acc.RCV：副右結腸静脈，GCT：胃結腸静脈幹，MCA：中結腸動脈，RCA：右結腸動脈，ICA：回結腸動脈，ICV：回結腸静脈

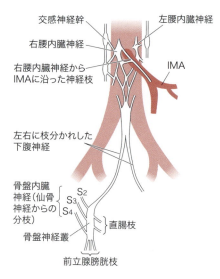

図4 ◆ 自律神経の図
IMA：下腸間膜動脈

- 標準的な結腸癌手術ではリンパ節郭清が必須で，進行癌では第3群とよばれる中枢リンパ節郭清が必要になってくる．リンパの基本的な流れは，血管に沿って中枢の動脈周囲のリンパ管に合流し，最終的には大動脈周囲のリンパ管網（乳糜槽）に収束する．右半結腸ではSMV前面に主なリンパ流が存在し，最終的にSMA基部（膵下縁）に合流する．回結腸静脈（ICV）合流部からGCT合流部までのSMVは **surgical trunk** と呼ばれ，その前面にあるリンパ節の郭清が重要となってくる（図3）．一方，S状結腸，左半結腸のリンパ流はIMA基部に合流するため，IMA根部周囲のリンパ節郭清が重要である

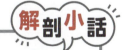

- 結腸間膜と後腹膜の間は発生の段階で癒合してできていることは前述のとおりだが，手術の際，剥離を進めると"アブクの層"と呼ばれる疎性結合組織であることが認識される．実際に剥離することでブラブラの胎生期の腸管の状態に戻して手術しているということがよくわかる
- 術中，視野に現れる構造物を認識するために，"動く"という情報も重要である．例えば尿管は蠕動していることで確認されることもある．また，動脈の拍動や，神経へ電気メスが伝導し体の一部が動くことなどからその存在を認識することもある

第3章 各科の手術手順と操作のポイント

§1 一般外科

7-2 結腸手術 S状結腸切除術

難易度 ★★☆

西川 元，長谷川 傑

● ● ● 手術をイメージしよう ● ● ●

適応疾患	S状結腸癌
手術体位	載石位（切石位）
予想手術時間	2〜3.5時間
出血量	少量〜200 g
主な術中合併症	出血，他臓器損傷（尿管，自律神経）
特殊な使用器具	自動縫合器・吻合器，超音波凝固切開装置

　結腸癌に対する手術は，腫瘍への栄養血管周囲のリンパ節を郭清しつつ血管を切離する（図1①）．その後，結腸およびその間膜の剥離，授動を行い（図1②），口側および肛門側結腸を切離（図1③），吻合（再建という）するのが手術の流れである．

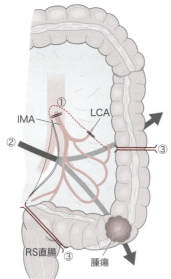

図1 ◆ 手術概要
①血管切離，リンパ節郭清
②結腸間膜剥離，授動
③腸管切離
⋈：自動縫合器の切除ライン
＝：クリッピングによる切離ライン

S状結腸癌の主な栄養血管は**下腸間膜動脈（IMA）**でありこの周囲のリンパ節を郭清しながらIMAを根部で切離する．吻合は体腔内で自動吻合器を用いてダブルステープリングテクニック（DST）で吻合する．

以下，腹腔鏡下S状結腸切除術について説明する．

手術手順 ▶▶▶

❶ 臍を縦切開し12 mmのカメラ用ポートを挿入し，腹腔内を観察し肝転移，腹膜播種の有無，主病変の位置と進行度の確認を行う．下腹壁動静脈に注意しながら右下腹部に12 mmポート，左下腹部に5 mmポートを挿入し，右上腹部，左上腹部に5 mmポートを挿入する（図2）．
術者は患者右側に立ち，右上腹部5 mmポート・下腹部12 mmポートを用いて操作する．助手は左側5 mmポート2つを用いる．12 mmポートはステープラー，血管クリップなどのデバイスを挿入する際に用いる

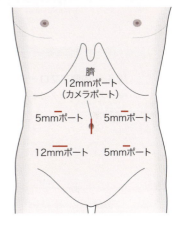

図2 ◆ ポート挿入位置

❷ IMA，上直腸動脈（SRA）を含む血管茎を助手が把持・挙上し，S状結腸間膜内側から腹膜を切開し，後腹膜（尿管下腹神経筋膜）の間を剥離していく（図3･･･）．頭側へ剥離を進めIMA根部まで腹膜を切開し，IMA周囲のリンパ節を郭清しながら，IMA根部を剥離同定しクリップ切離する（図3）．IMAに沿って周囲のリンパ節だけを郭清しつつ，左結腸動脈（LCA）分枝後のSRAで処理することもある

> **コツ** 下腹神経，尿管，性腺動静脈を含む脂肪組織（後腹膜側として考えられ，尿管下腹神経筋膜と呼ばれることもある）と結腸間膜の間には境界が認識できるので，これらの構造を確実に背側に落とすようにして剥離を進めていく．

❸ S状結腸間膜，下行結腸間膜と後腹膜との間の剥離をさらに頭外側へ進める．IMAを切離した部分から下行結腸間膜の切開を外側へ進め，下腸間膜静脈（IMV）とLCAが並走しているのでそれぞれをクリップし切離する（図4①）

> **重要** IMV，LCAを切離する際，背側に尿管，性腺動静脈が走行する．それらを損傷しないためにも，腸間膜背側を十分に剥離した後にIMV，LCAを切離する．

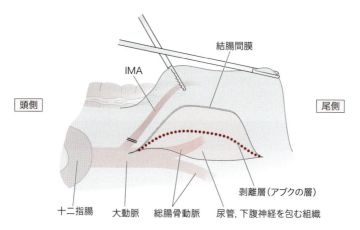

図3 ◆ 内側アプローチ（患者右側から見た図）
　：クリッピングによる切離ライン

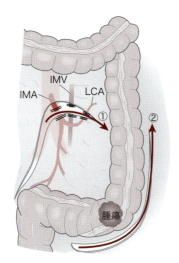

図4 ◆ 経過図1
①IMV，LCAの切離
②S状結腸，下行結腸外側の剥離
　：クリッピングによる切離ライン

❹ 十分に背側の剥離を進めた後，S状結腸外側と腹壁の間の腹膜を切開し，内側からの剥離層につなげ，切開を頭側へ進める（図4②）

❺ ❸の内側から行った剥離を尾側へ進め，S状結腸間膜から直腸S状結腸移行部の直腸固有間膜の背側の剥離を骨盤へ向けて進める（図5①）

❻ 腫瘍から適切な距離を離した位置で肛門側の切離ラインを決め，超音波凝固切開装置を用いて，肛門側切離ラインの腸間膜を切離（図5②）．腸管クリップで口側結腸

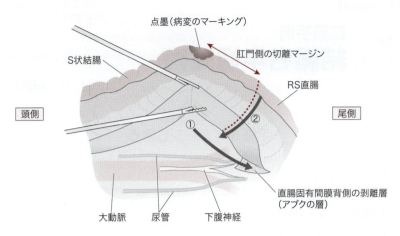

図5 ◆ 経過図2
①S状結腸間膜，直腸固有間膜背側の剥離
②直腸固有間膜の切離

をクランプし，腸管洗浄を行った後，自動縫合器でS状結腸（RS直腸）を切離する

> **コツ** 腫瘍からの距離に関しては議論の余地があるが，7cm以上の切離マージンは必須である．術中は，7cm長に切離した結紮糸を体腔内へ挿入し腫瘍との距離を計測している．

> **コツ** S状結腸の切離の前に，吻合部への腫瘍細胞のインプランテーションの防止（局所再発の予防）のために残存する直腸側の洗浄を行っている．

❼ カメラポートの創を延長し小開腹し，S状結腸を体外へ導出する

❽ 口側結腸を腫瘍から十分に距離をとって切離する．口側腸管にタバコ縫合をかけ，腸管切離し標本摘出する．口側腸管にアンビルヘッド縫着する

❾ 再気腹し，肛門より自動縫合器本体を挿入し，口側の結腸のアンビルヘッドと合体させDSTで吻合（**p79**参照）

術後の患者さんの注意点

頻度は低いが，縫合不全が起こると重篤になる．食事開始後や排便を認めはじめる時期などに，急な腹痛，発熱など認めないかを注意して経過を見ていく．

第3章 各科の手術手順と操作のポイント

§1 一般外科

難易度 ★★☆

7-3 結腸手術 結腸右半切除術

西川 元, 長谷川 傑

● ● ● 手術をイメージしよう ● ● ●

適応疾患	上行結腸癌
手術体位	仰臥位（開腹手術），載石位（腹腔鏡手術）
予想手術時間	3〜4時間
出血量	少量〜200 g
主な術中合併症	出血，他臓器損傷（十二指腸，胆嚢）
特殊な使用器具	自動縫合器，超音波凝固切開装置

　上行結腸癌では回結腸動脈（ICA）もしくは右結腸動脈（RCA）が栄養血管となり，その周囲のリンパ節郭清を行うが，先に述べた **surgical trunk**（p126図3参照）が郭清のポイントとなる（図1）．

　右側結腸の脱転操作では，背側にある十二指腸，膵頭部，尿管，腎臓，肝彎曲部に近接する胆嚢などに注意を要する．腸管切離後，自動縫合器を用いた側々吻合（機能的端々吻合）を行う．以下，腹腔鏡下結腸右半切除術について説明する．

手術手順 ▶▶▶

❶ S状結腸切除術（p128参照）と同様の配置で右下腹部の代わりに左下腹部を12 mmポートとし，5ポートで手術を行う．術者は患者の左側に立ち，左側の5 mmポートと12 mmポートを用いて操作を行う．まず横行結腸間膜と小腸間膜を広げ，結腸間膜背側に透見される十二指腸，上腸間膜静脈（SMV），上腸間膜動脈（SMA）の走行を確認し解剖学的な位置関係を把握する（図1）．

❷ 助手が回結腸動静脈を含んだ血管茎を把持・挙上し，その尾側で間膜を切離し結腸間膜と後腹膜の間の剥離を行う．十二指腸下行脚を確認し，損傷せぬように背側へ剥離していく（図2①）．

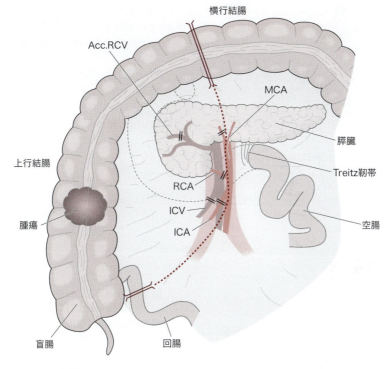

図1 ◆ 手術概要
MCA：中結腸動脈
⋈：自動縫合器の切除ライン，＝：クリッピングによる切離ライン

❸ 間膜切離をICA，回結腸静脈（ICV）の中枢へ向けて進めSMVを確認し，その中枢へ剥離を進めICAとICVの分岐部を確認する．ICAをダブルクリップし切離する．ICVも根部でクリップし切離する（図2②）．

> **重要** ICA，ICVを切離する際，十二指腸，膵頭部が剥離され背側に離れていることを確認してから血管処理を行う．血管切離時に誤って背側の十二指腸を損傷してしまう恐れがあるためである．

❹ SMVの中枢へ向けて，SMV前面（surgical trunk）のリンパ節を剥離し郭清していく．その際，右結腸動静脈を認めればクリップし切離する（図3のように動脈のみ，あるいは両方認められない場合もある）

❺ 結腸間膜と十二指腸，膵頭部との間の剥離を尾側から頭側へ向けて進める

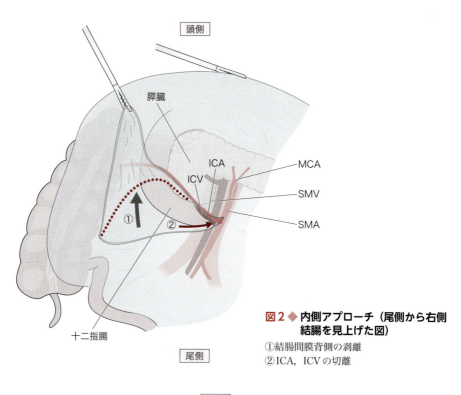

図2 ◆ 内側アプローチ（尾側から右側結腸を見上げた図）
①結腸間膜背側の剥離
②ICA，ICV の切離

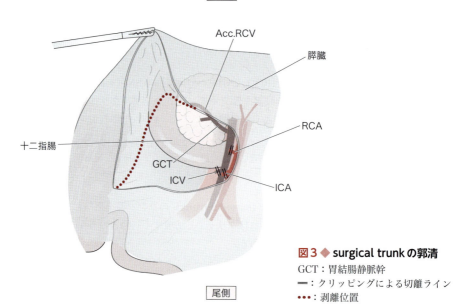

図3 ◆ surgical trunk の郭清
GCT：胃結腸静脈幹
＝：クリッピングによる切離ライン
●●●：剥離位置

❻ 結腸間膜の剝離・授動を進めると，副右結腸静脈（Acc. RCV）が確認される．損傷せぬように，Acc. RCVをクリップし切離する．さらに腸間膜背側の剝離を頭側へ向けてできるだけ行っておく

> **コツ** Acc. RCVは，小開腹操作で肛門側の横行結腸を引き出すときに裂け大出血をきたすことがあるため，結腸を牽引するときに血管に緊張がかかることが予想される場合には切離しておく方が安全である．

❼ 間膜切離を小腸側へ向けて進め，回腸壁まで間膜を辺縁動脈とともに超音波凝固切開装置で切離していく．その後，回腸を自動縫合器で切離する（図4①）

❽ 上行結腸外側の腹膜を切開し，右側結腸および間膜を尾側から頭側に向けて後腹膜より剝離し，肝彎曲部に至る（図4②）

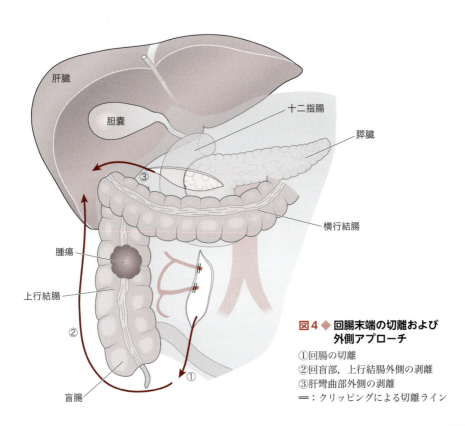

図4 ◆ 回腸末端の切離および外側アプローチ
①回腸の切離
②回盲部，上行結腸外側の剝離
③肝彎曲部外側の剝離
━：クリッピングによる切離ライン

❾ 頭高位とし横行結腸を尾側へ広げ，助手は胃大網動静脈の血管茎近くを把持・挙上する．大網を切離し網嚢内に入り，胃大網動静脈を損傷せぬように大網の切離を右側へ広げる．これにより，先ほど行った内側からの剥離層とつながるので，最後に大網および肝結腸靭帯を切離すると結腸肝彎曲部が外れ，右側結腸が完全に授動される（図4③）

❿ 臍の創を延長し，wound protectorで創縁保護を行い開腹操作に移る．把持していた口側回腸末端を引き出し，結紮糸をかけ確保しておく

⓫ 肛門側腸管を自動縫合器で切離し標本を摘出する．回腸末端と横行結腸で自動縫合器を用いて，機能的端々吻合を行う．腸管が捻れないように注意する

術後の注意点

　術後合併症としては，剥離操作に伴う十二指腸の運動低下がときどき認められる．術翌日の胃泡，小腸ガスなど確認し，消化管の動きを確認しながら食事を開始していくことが重要である．

§1 一般外科

7-4 結腸手術 結腸左半切除術

難易度 ★★★

西川 元, 長谷川 傑

● ● ● 手術をイメージしよう ● ● ●

適応疾患	下行結腸癌
手術体位	載石位（切石位）
予想手術時間	3〜3.5時間
出血量	少量〜200 g
主な術中合併症	出血, 他臓器損傷（尿管, 膵臓, 脾臓）
特殊な使用器具	自動縫合器・吻合器, 超音波凝固切開装置

　下行結腸への栄養血管は, 左結腸動脈（LCA）とその中枢の下腸間膜動脈（IMA）である. 下行結腸癌に対する手術では, IMA周囲のリンパ節を郭清しつつIMAおよび上直腸動脈（SRA）を温存し, LCAを根部で切離する. 剥離授動は, S状結腸から横行結腸まで行う必要があり, 脾臓と結腸脾彎曲部の間の剥離が必要となる（図1）. 吻合は機能的端々吻合を行う.

手術手順 ▶▶▶

❶ ポート挿入はS状結腸切除とほぼ同様の配置で行う（**p129図2参照**）. まず小腸を右腹部へ移動させ, 下行結腸からS状結腸間膜を展開する. Treitz靱帯周囲を十分確認できるようにし, IMA, LCAの走行を確認する

❷ 助手に下腸間膜静脈（IMV）の血管茎を把持・挙上してもらい, IMAの頭側, IMVの右側にて腹膜を切開し腎臓, 性腺動静脈を包む脂肪組織（いわゆる腎筋膜）と下行結腸間膜の間を剥離する（図2）

❸ 剥離を頭側, 外側に進めると膵下縁が確認される（図3①）

❹ このまま結腸間膜背側での剥離を進めると膵体部の背側へと剥離が進んでしまうため, IMVを膵下縁でクリップ切離し, 横行結腸間膜へ腹膜切開を進め, 可能なら網

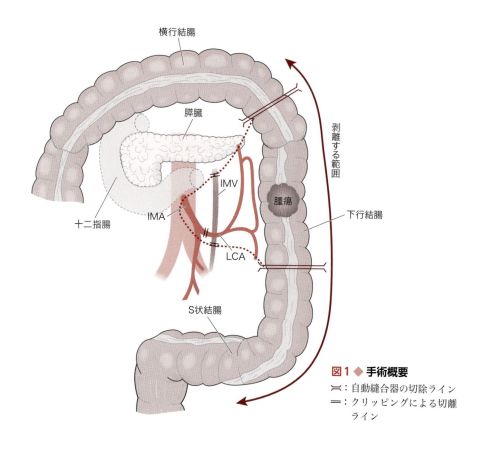

図1 ◆ 手術概要
⋈：自動縫合器の切除ライン
＝：クリッピングによる切離ライン

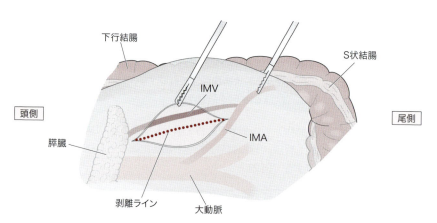

図2 ◆ 内側アプローチ1（下行結腸間膜右側から見た図）

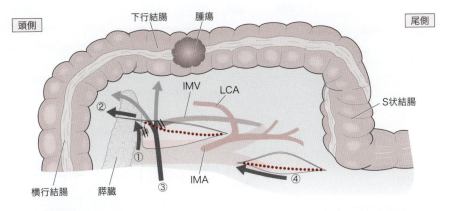

図3 ◆ 内側アプローチ2
①膵下縁の剥離，IMV中枢の切離
②横行結腸間膜の切離
③結腸間膜背側の剥離
④S状結腸間膜背側の剥離
═：クリッピングによる切離ライン

嚢に入ってしまう．すると，膵および周囲の脂肪組織と結腸間膜の間の剥離層の認識が容易になるので外側に向けて剥離授動を進める（図3②）．

❺ そのまま結腸間膜と背側の組織（膵および腎筋膜）との間の剥離をできるだけ外側に進めておく（図3③）．

❻ ついでIMAを含む血管茎を頭側へ引き上げ，IMAの血管茎背側の剥離をある程度行っておきIMA根部のリンパ節郭清の目安とする（図3④）．

❼ IMA周囲のリンパ節をIMAに沿って根部から剥離していく．LCAの分岐を確認したら，これをクリップの後切離する（図4①）．

❽ 腫瘍から距離をとり下行結腸の切離ラインを決め，間膜を超音波凝固切開装置で切離していく．途中，IMVを末梢でクリップし切離する（図4②）．

> **コツ** 腫瘍からの距離は少なくとも7cmは必須であるが，可能ならば10cmは確保する．切離ラインの目安は，7cmに切った結紮糸を用いてピオクタニンなどのマーカーで目印をつけておく．

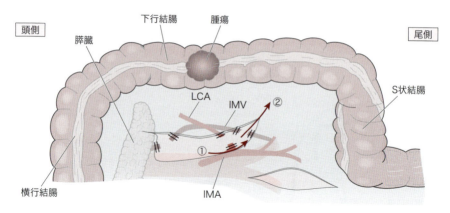

図4 ◆ 内側アプローチ3
①IMA周囲リンパ節の郭清，LCAの切離
②下行結腸間膜の切離，IMV末梢の切離
＝：クリッピングによる切離ライン

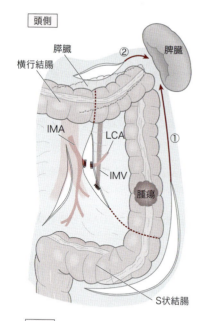

図5 ◆ 外側アプローチ，大網切離，脾彎曲授動
①S状結腸，下行結腸外側の剥離
②大網の切離，脾彎曲部の剥離
＝：クリッピングによる切離ライン

❾ 十分に内側から授動を進めたのち，S状結腸，下行結腸と外側の腹壁とをつなぐ腹膜を切開していく（図5①）．

> **重要** 脾彎曲部近くでは誤って膵体尾部に切り込まないように注意する．また結腸を尾側へ牽引する場合には，脾臓と癒着した部分で牽引され脾被膜が裂け出血をきたす場合があるので注意が必要である．

❿ 横行結腸側から脾彎曲部へ向けて大網の切離を進め，脾彎曲部を完全に授動する（図5②）．

⓫ 臍のポートで小開腹を行い，結腸を体外へ引き出し，結腸右半切除術（**p132**参照）と同様に，自動縫合器で結腸の口側，肛門側を切離し，機能的端々吻合を行う

術後の注意点

術後イレウスには注意が必要で，食事摂取をゆっくりよく噛んで行ってもらうことが重要．

§1 一般外科

8-1 直腸手術 解剖レクチャー 〜直腸

松末 亮

押さえておくべき解剖学的構造

直腸・肛門の血管系（図1）

　直腸，肛門を支配する動脈は以下のとおりである．

①**上直腸動脈**：下腸間膜動脈の最終枝であり尾側に進み左右に別れ，右枝はさらに上下に別れて直腸に分布する

②**中直腸動脈**：内腸骨動脈系から分岐し，いわゆる側方靱帯を構成するといわれるが，バリエーションが多くはっきりと認識できないこともある

③**下直腸動脈**：内腸骨動脈の最終枝である内陰部動脈から分岐し外肛門括約筋を貫き肛門管上皮に分布する

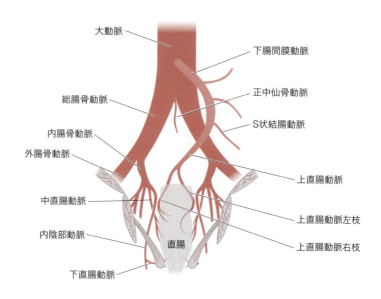

図1 ◆ 直腸・肛門管の動脈

直腸・肛門のリンパ系（図2）

　直腸・肛門管のリンパ経路は，主に3経路に区別される．

①**上方向リンパ流**：上直腸動脈から下腸間膜動脈根部に向かう上方向路

②**側方向リンパ流**：中直腸動脈に沿う側方向路

③**下方向リンパ流**：肛門管から会陰部皮下，坐骨直腸窩を通って浅鼠径リンパ節に向かう下方向路

直腸・肛門の自律神経系（図3）

　骨盤内交感神経系の主経路は，腰内臓神経，上下腹神経叢，下腹神経，骨盤神経叢と連なる経路であり，副経路は腰仙部交感神経幹，仙骨内臓神経，骨盤神経叢の経路である．神経血管束（NVB）は骨盤神経叢からの臓側枝である前立腺枝が前立腺へ枝を出した後，血管とともに前立腺背側部を通り陰茎海綿体に分布するものであり，前立腺背側部の剥離の際に損傷しないよう注意を要する．

　いずれの神経も損傷すればさまざまな障害が起こりうる．主な障害としては排尿障害，勃起障害，射精障害があげられる．

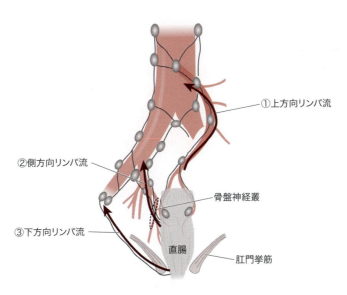

図2 ◆ 直腸・肛門管のリンパ系

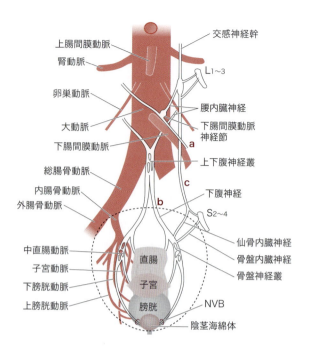

図3 ◆ 直腸・肛門管の自立神経系
a：下腸間膜動脈に沿う経路（消化管のみ），b：下腹神経経路（主経路），c：交感神経幹を介する経路（副経路）

● 排尿

　排尿機能をコントロールする神経は腰内臓神経〜下腹神経，骨盤内臓神経，陰部神経である．これらを損傷すると，自律神経を温存したとしても術直後に排尿機能障害をきたす場合がある．ただ片側が温存されていれば，徐々に回復してくることが多い．

● 勃起

　勃起は陰部神経，骨盤内臓神経による性的興奮の伴わない反射性勃起と，骨盤内臓神経—骨盤神経叢と陰茎海綿体神経による性的興奮を伴う性的勃起がある．骨盤内臓神経は勃起神経とも呼び，損傷すると勃起障害が起こりうる．

● 射精

　射精は，①下腹神経による精漏，②下腹神経や腰内臓神経による内尿道口の閉鎖，③骨盤内臓神経や陰部神経による精液の射出という段階を経て起こる現象である．骨盤手術後の射精障害では精漏障害より内尿道口の閉鎖不全による逆行性射精が比較

的多いとされている．一方，女性の場合は男性のように性機能障害が明確に現れない．膣分泌物の減少や性交痛などの症状が認められることもあるが，不明瞭なことも多く自律神経損傷との関連は検討の余地がある．

手術の際に知っておくべきポイント

- 下部直腸癌の場合，リンパ系学の考えから側方郭清が必要になる．『大腸癌治療ガイドライン（2014年版）』では，側方郭清の適応は「腫瘍下縁が腹膜反転部より肛門側にあり，かつ固有筋層を越えて浸潤する症例である」と定められている

- 骨盤内自律神経は機能温存の観点から，明らかな浸潤のある症例を除き，確実に温存する必要がある．神経温存は下腹神経前筋膜やDenonvilliers筋膜などメルクマールとなる膜構造を意識すればさほど難しくはない（**p147図3**参照）．ただし神経温存に注力するあまり直腸間膜に切り込んではTME（直腸間膜全切除）が達成できないため，癌の手術としては不十分であることを忘れてはいけない

● 文献

1) 「解剖学カラーアトラス 第7版」（J.W.Rohen, 他/著），医学書院，2012
2) 「大腸・肛門外科の要点と盲点 第3版」（幕内雅敏/監，杉原健一/編），文光堂，2014
3) 「新 癌の外科-手術手技シリーズ4 大腸癌」（森谷宜皓/編），メジカルビュー，2002
4) 「実地医家のための肛門疾患診療プラクティス 改訂第2版」（岩垂純一/編），永井書店，2007
5) 野澤慶次郎，渡邉聡明：知っておくべき外科手術の神経系合併症 その診断と対策 骨盤手術後の性機能不全．「臨床外科」，66：330-333，2011

第3章 各科の手術手順と操作のポイント

§1 一般外科

難易度 ★★★

8-2 直腸手術
低位前方切除術

松末 亮

● ● ● 手術をイメージしよう ● ● ●

適応疾患	直腸癌
手術体位	開脚位
予想手術時間	3.5〜4.5時間
出血量	少量〜300 g
主な術中合併症	出血，尿管損傷，神経損傷，精管・精囊・NVB損傷など
特殊な使用器具	自動縫合器・吻合器，超音波凝固切開装置，腹腔ドレーンなど

　低位前方切除術では，中枢側D3郭清のために**下腸間膜動脈**を根部で処理し直腸の領域リンパ節を確実に切除する必要がある（図1）．また直腸間膜を尾側まで破綻なくすべて切除する（**TME：直腸間膜全切除**）ことが重要だが，**下腹神経，骨盤神経叢，NVB（神経血管束）**などの神経は原則温存する．吻合部に不安がある場合はカバーリングストーマとして双孔式回腸人工肛門を造設し，後日人工肛門閉鎖術を行う．なお**側方郭清**については，適応基準として「腫瘍下縁が腹膜反転部より肛門側にあり，かつ固有筋層を超えて浸潤する症例である」と『大腸癌治療ガイドライン（2014年版）』で定められていることから，症例によってはD3郭清のためには側方郭清が必要となる．本稿でも側方郭清を含めた手順を解説する．

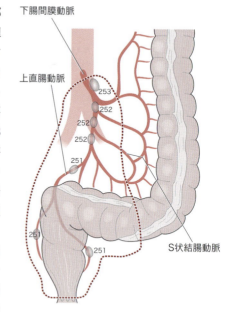

図1 ◆ 血管，リンパ節，切除範囲
------- : 切除範囲

手術手順 ▶▶▶

1. 下腹部正中切開後（または，腹腔鏡のカメラポート挿入後），腹膜播種や肝転移の有無などを確認し，腹水があれば採取し細胞診を行う

2. 開腹手術であればS状結腸外側の腹膜付着部から，腹腔鏡であれば岬角レベルの直腸間膜根から授動を開始する

   重要 授動の際に腸間膜に入り込むとTMEが達成できない．一方，授動の層が深いと尿管や性腺動静脈，下腹神経を損傷する可能性がある．

3. 下腸間膜動脈周囲のリンパ節（No.253）を郭清し，下腸間膜動脈を根部で結紮切離する．この際左右の腰内臓神経は温存する（図2）

   重要 神経は白い線維性の組織として認識できる．電気メスなどで周囲を剥離する際には熱伝導により神経を損傷しないよう細心の注意を払う必要がある．

4. 授動に関しては，頭側は下行結腸間膜まで広く行う．脾彎曲の授動は必ずしも必要ないが，吻合部に過度な緊張がかかる場合は躊躇なく脾彎曲授動を行う

5. **下腹神経前筋膜**を温存しつつ直腸を授動する．背側，右側，左側と順次剥離を進める．**骨盤神経叢**の損傷に注意が必要だが，下腹神経前筋膜を温存する層で進めば通常損傷することはない．前方では前立腺やNVBの損傷を防止するため**Denonvilliers筋膜**を温存する層で剥離する（図3）

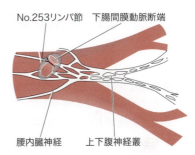

図2 ◆ No.253リンパ節と神経

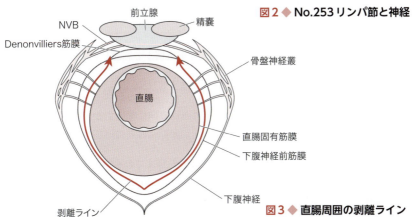

図3 ◆ 直腸周囲の剥離ライン

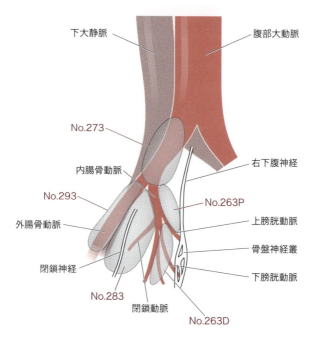

図4 ◆ 側方郭清の概略

❻ 直腸を十分尾側まで剥離した後，リニアステープラーで直腸を切離する．必要に応じて直腸間膜を切離ラインで処理する．口側腸管切離は腹腔鏡であれば体外操作にて，開腹であれば肛門側切離に先立って行う

> **コツ** 直腸間膜を処理する場合は，直腸壁と固有間膜の間をケリー鉗子などで慎重に剥離する．直腸壁に近づきすぎず，脂肪にも切り込まない隙間があり，抵抗なく侵入できる．

❼ 側方郭清を行う（図4）．まず尿管，下腹神経を末梢まで剥離しテーピングする

❽ 腹膜を外腸骨血管にそって末梢へ向かって剥離する（No.273，293郭清）

❾ 外腸骨血管内側から坐骨神経の前面で内腸骨血管方向に郭清する（No283）．閉鎖神経は温存しつつ周囲脂肪組織を切除する．閉鎖動脈は必要に応じて切離する

❿ 内腸骨血管の内側から下腹神経・骨盤神経叢の外側までの範囲を総腸骨血管側から尾側はAlcock管まで剥離し脂肪織を摘出する（No.263D，263P）．左右とも行い，側方郭清を終了する

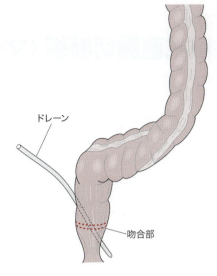

図5 ◆ 吻合後

⑪ 口側腸管断端にサーキュラーステープラー（自動吻合器）のアンビルを装着する

⑫ 肛門よりサーキュラーステープラーを挿入し吻合する

⑬ 洗浄してドレーンを挿入し手術を終了する（図5）

術後の注意点

　　外科医が最も避けたい合併症の1つは縫合不全である．ドレーンが留置されている場合は，ドレーン排液の色や臭い，性状に注意する．

● 文献

1）「解剖学カラーアトラス 第7版」（J.W.Rohen, 他/著），医学書院，2012
2）「大腸・肛門外科の要点と盲点 第3版」（幕内雅敏/監，杉原健一/編），文光堂，2014
3）「大腸癌取扱い規約 第8版」（大腸癌研究会/編），金原出版，2013

第3章 各科の手術手順と操作のポイント
§1 一般外科

8-3 直腸手術
腹会陰式直腸切断術（マイルズ術）

難易度 ★★★

松末 亮

● ● ● 手術をイメージしよう ● ● ●

適応疾患	下部直腸癌，肛門管癌，肛門癌
手術体位	開脚位
予想手術時間	4～5時間
出血量	少量～300 g
主な術中合併症	出血，尿管損傷，神経損傷，精管・精嚢・NVB損傷など
特殊な使用器具	自動縫合器・吻合器，超音波凝固切開装置，腹腔ドレーンなど

　腹会陰式直腸切断術（マイルズ術）は過去には直腸癌の根治手術として多く行われていたが，現在では手術技術の向上と吻合器の開発・進歩により，多くの症例でマイルズ術ではなく，括約筋温存術が選択されるようになった．しかし，下部直腸癌で**肛門側断端が確保できない症例**や，**周囲への浸潤が明らかな症例**など括約筋温存術が適応外の症例においては現在でも選択される．リンパ節郭清やS状結腸，直腸周囲の切離・剥離は低位前方切除術と同じ手技であり，TME（直腸間膜全切除）を意識することや下腹神経，骨盤神経叢，NVB（神経血管束）など自律神経を極力温存することも同様である（**p146**参照）．肛門挙筋から尾側の切離については会陰より操作を行う．吻合はなくS状結腸の単孔式人工肛門を造設する（**図1～3**）．

手術手順 ▶▶▶

❶ 中枢側リンパ節，側方リンパ節の郭清，下腸間膜動脈の処理，直腸周囲の切離・剥離は低位前方切除と同様である．S状結腸は先に切離しておく

❷ 腹側からの手技で，背側，側方とも肛門挙筋が確認できるまで直腸周囲の剥離を進めておく．前方は直腸膀胱靭帯を切離し，直腸前壁と前立腺（あるいは膣後壁）の剥離は会陰側から行う

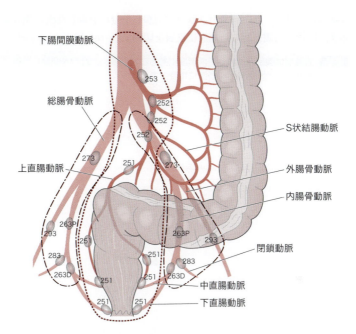

図1 ◆ 血管，リンパ節，切除範囲
·······，—·—：切除範囲

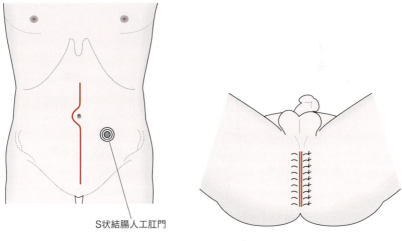

図2 ◆ 切除後
S状結腸人工肛門

図3 ◆ 切除後，会陰創

❸ 会陰操作に移る．肛門をタバコ縫合で閉鎖し十分に消毒した後，坐骨結節，球海綿体筋，尾骨の内側を通る紡錘形に皮膚を切開する（図4）

> **重要** 会陰部は腹部と比較して清潔度に劣ることが多い．肛門を閉鎖した後，しっかり消毒することが術後感染予防に重要である．

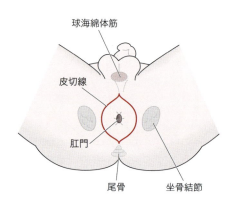

図4 ◆ 会陰操作皮切

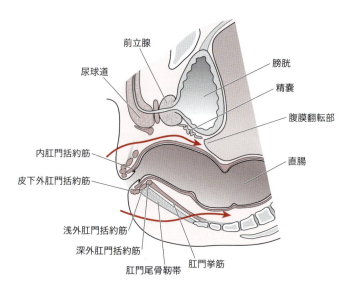

図5 ◆ 会陰側からの切離ライン（→）

❹ 皮下脂肪を切開し，尾骨先端前縁から左右の大殿筋前縁を露出する層で剥離を奥へ進める（図5）

❺ 坐骨直腸窩脂肪が確認されたら奥へ剥離を進め，側方で**下直腸動静脈**を確認しこれを結紮切離する．さらに奥へと脂肪切離を進めると**肛門挙筋**に到達するので，肛門挙筋を広く露出する．後正中には**肛門尾骨靱帯**が確認される

❻ 肛門尾骨靱帯，肛門挙筋後正中部を切開すると腹腔側からの剥離層につながる

❼ 肛門挙筋を背側より左右に切り上げ，直腸後腔より直腸を脱転する．さらに肛門挙筋付着部を前方に向かって切離する

❽ 前方には**会陰腱中心**が残るので慎重に切離し，最後に残った前立腺（あるいは膣後壁）と直腸前面の付着部を切離すると直腸が切除される

> **コツ** 直腸を脱転した後は，直腸を手前にしっかり牽引し切離すべき部分に緊張をかけて切離する．特に前立腺や膣後壁との付着部は切離線が見えづらく，時に膣壁を損傷することもあり注意が必要である．

❾ 腹腔側より骨盤底，会陰部を洗浄し会陰部を閉創する（図3）

❿ 腹腔操作に戻り，ドレーンを骨盤底に留置し閉腹する

⓫ S状結腸断端で単孔式人工肛門を左下腹部に造設し手術を終了する（図2）

術後の注意点

- 吻合部がないので腸管蠕動に問題なければすぐに食事摂取が可能となる

- 会陰創は，腹部創と比較して浸出液の貯留や創感染などのため難治創になりやすい．抜糸のタイミングは，感染徴候がなければやや遅めの方が無難

● 文献
1)「解剖学カラーアトラス 第7版」(J.W.Rohen, 他／著)，医学書院，2012
2)「新 癌の外科－手術手技シリーズ 4 大腸癌」（森谷宜皓／編），メジカルビュー，2002
3)「大腸癌取り扱い規約 第8版」（大腸癌研究会／編），金原出版，2013

第3章 各科の手術手順と操作のポイント
§1 一般外科

9-1 胃手術
解剖レクチャー 〜胃

畑 啓昭

押さえておくべき解剖学的構造

正常解剖

- 胃の主要な支配血管は，右胃・左胃動脈，右胃大網・左胃大網動脈の4本である（図1）．その他，短胃動脈，後胃動脈などの位置，切離の有無を理解する
- 迷走神経前幹は肝枝や胃枝を分岐，後幹は胃枝や腹腔枝を分岐する
- 幽門保存胃切除では幽門下動脈の認識が重要となる

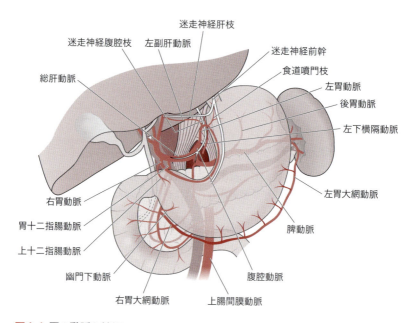

図1 ◆ 胃の動脈と神経

胃の部位名

- 内視鏡所見などでは，図2，3の名称を使用し，"胃体下部前壁の病変"などと記載することが多い
- 切除した胃では，胃角や胃体部の大きさがわからないため，「胃癌取扱い規約」[1]では，図4の3等分した名称を使用する

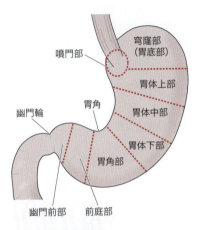

図2 ◆ 胃の区分名称

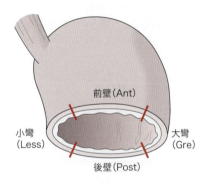

図3 ◆ 胃壁の断面区分

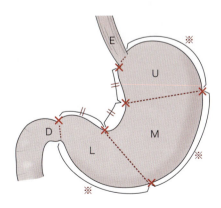

図4 ◆ 胃の3領域区分
E：食道，U：上部，M：中部，L：下部，
D：十二指腸

手術の際に知っておくべきポイント

胃の静脈

- 通常，同名の動静脈は併走することが多いが，**左胃静脈は変異が多く**，手術の際には注意を要する．左胃動脈の右側か左側か，動脈の腹側か背側かなど，リンパ節郭清の最中に処理が必要なため，術前から画像で確認をしておくこと（図5）

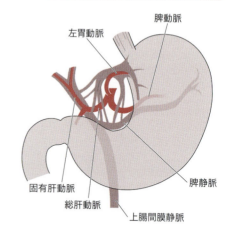

図5 ◆ 左胃静脈の位置

胃壁の層構造

- 胃癌の治療では，深達度が粘膜層内か否かで，治療方針が外科切除と内視鏡治療とにわかれるため，胃壁の構造・深達度診断が重要である（図6）

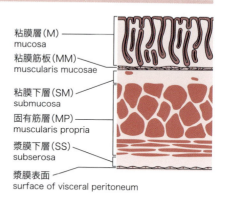

図6 ◆ 胃壁の層構造

● 文献

1) 「胃癌取扱い規約 第14版」（日本胃癌学会/編），金原出版，2010

第3章 各科の手術手順と操作のポイント

§1 一般外科

難易度 ★★☆

9-2 胃手術 幽門側胃切除術

畑 啓昭

手術をイメージしよう

適応疾患	胃癌
手術体位	仰臥位，開脚位（腹腔鏡）
予想手術時間	3～4.5時間
出血量	少量～300g
主な術中合併症	出血，切離断端腫瘍陽性
特殊な使用器具	自動縫合器・吻合器，超音波凝固切開・シーリング装置など

　幽門側胃切除では病変およびリンパ節の適切な切除が重要となる．リンパ節は胃を支配する血管に沿って存在するので，左胃大網，右胃大網，右胃，左胃の各血管をリンパ節ごとにしっかり郭清して切除する（図1～3）．

手術手順 ▶▶▶

❶ 上腹部正中切開後（または，腹腔鏡のカメラポート挿入後），腹膜播種の有無や腹水細胞診を確認する

> **コツ** 術中に脾臓と癒着した大網を牽引することで脾臓からの出血が生じることがある．脾臓の裏にガーゼを挿入して脾臓との緊張を緩めたり，あらかじめ脾臓と大網の癒着を剥がすなどしておく．

❷ 大網を切離して網嚢に入る．①大網動脈より約3cm離れたところで大網を切離する場合（大網温存），②大網を横行結腸の付着部で切離する場合（大網切除），③網嚢を破らずに袋状のまま切除する場合（網嚢切除）がある（図4）

❸ 左側に大網の切離を進め，脾動静脈から分岐する**左胃大網動静脈を結紮切離**し，No.4sbリンパ節を郭清．脾彎曲付近では結腸を損傷しないように注意する（図5）

❹ 右側に大網の切離を進め，網嚢の右縁を切開し，結腸間膜と癒合している大網の切離を十二指腸まで進める

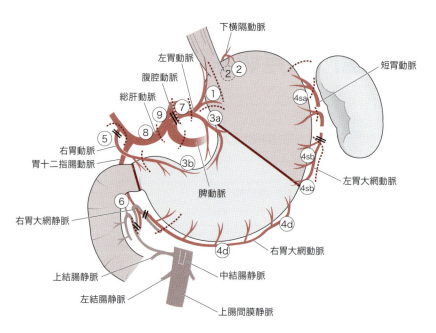

図1 ◆ 胃の血管と切除範囲
⚌：結紮切離位置，╌╌：切除ライン

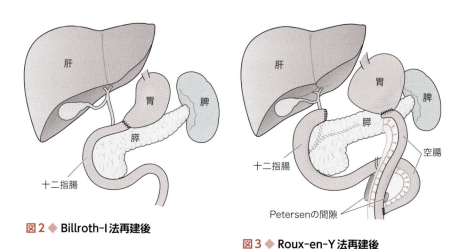

図2 ◆ Billroth-I 法再建後

図3 ◆ Roux-en-Y 法再建後

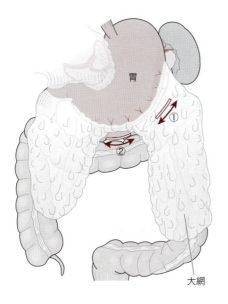

図4 ◆ 大網の切除方法
①大網温存，②大網切除

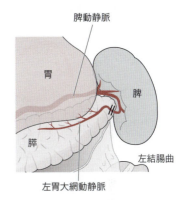

図5 ◆ 左胃大網動静脈の結紮切離
＝：結紮切離箇所

> **重要** 大網の右側1/3は，背側にある横行結腸間膜と癒合している．この癒合により網嚢の右縁ができている．

> **コツ** 大網と横行結腸間膜が癒合した部分を早く見つけて，癒合を剥離するように大網を切除していく．

❺ 上前膵十二指腸静脈（ASPDV）の分岐を確認し**右胃大網静脈（RGEV）を結紮切離**，胃十二指腸動脈（GD）から分岐する**右胃大網動脈（RGEA）を結紮切離**し，No.6リンパ節を郭清．さらに幽門下動静脈を切離（図6）

❻ 上十二指腸動静脈を切離した後，**十二指腸を切離**する

> **コツ** 幽門下動静脈・上十二指腸動静脈は出血すると止血しにくく，郭清も甘くなりやすいのでしっかり認識して切離をする．

❼ 固有肝動脈（PHA）に沿ったNo.12aリンパ節を郭清した後，**右胃動静脈（RGA&V）を結紮切離**しNo.5リンパ節を郭清．次に小網を肝臓に沿って噴門まで切離，途中で左副肝動脈（存在すれば）・迷走神経肝枝を結紮切離（温存する場合もある）

> **重要** 左副肝動脈は約2割の患者で認められる動脈の変異である．

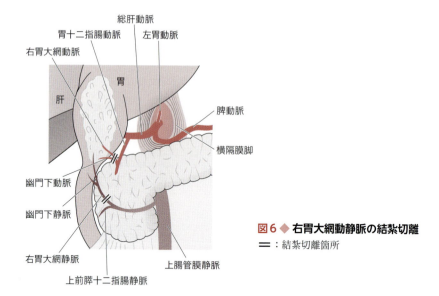

図6 ◆ 右胃大網動静脈の結紮切離
＝：結紮切離箇所

> **コツ** 小網を噴門まで切離すると横隔膜右脚が見えるので，これに沿って剥離を行っておくと，後のNo.9, No.11p郭清の際に郭清範囲がわかりやすくなる．

❽ 膵上縁・総肝動脈（**CHA**）に沿ったNo.8aリンパ節を郭清した後，**左胃動脈（LGA）を根部で結紮切離**しNo.7リンパ節を郭清，膵上縁・脾動脈（**SpA**）に沿ったNo.11pリンパ節を後胃動脈まで郭清．途中で**左胃静脈（LGV）を結紮切離**（図7）

> **コツ** No.8aリンパ節には，膵臓から細い血管が流入しているため，注意して止血しながら郭清を行う．またリンパ節は薄い膜で包まれた状態で一塊に切除する．

> **コツ** LGVの走行にはかなりのバリエーションがあるため，術前のCTで位置・走行を確認し，損傷しないように注意をする．

❾ 腹腔動脈の両脇にあるNo.9リンパ節を郭清し，横隔膜脚に沿って噴門まで剥離

❿ 小彎の噴門側No.1リンパ節を胃壁より剥離し郭清

⓫ **胃を自動縫合器で切断**し，幽門側胃を摘出

⓬-A Billroth-I法再建：残胃の大彎側断端と十二指腸を吻合（図2）

> **重要** 残胃が大きすぎてたるんだ形にならないように，また吻合部に緊張がかかりすぎないようにする．

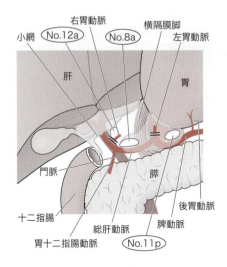

図7 ◆ 左胃動脈の結紮切離
＝：結紮切離箇所

⑫-B Roux-en-Y法再建．Treitz靱帯から約25 cmの空腸を切離．その後，肛門側の空腸を持ち上げ（結腸の腹側で持ち上げる結腸前再建，結腸間膜に開けた小孔を通して持ち上げる結腸後再建がある），残胃と吻合．口側の空腸は挙上した空腸の側壁に吻合（図3）．

> **重要** 切離した空腸の断端の血流が保たれていることを確認する．

> **重要** 挙上した肛門側空腸の間膜と，口側空腸の間膜との間に隙間ができるので，腸管が入ることがないように隙間を数針縫合閉鎖する．（Petersenの間隙と総称される）

術後の注意点

- 術後の合併症では，膵液瘻に注意が必要．ドレーンが留置されている場合はドレーン排液中のアミラーゼ値を検査する
- 食事は少量ずつよく噛んで食べるように指導する

第3章 各科の手術手順と操作のポイント

§1 一般外科

9-3 胃手術 胃全摘術

難易度 ★★★

畑 啓昭

● ● ● 手術をイメージしよう ● ● ●

適応疾患	胃癌
手術体位	仰臥位，開脚位（腹腔鏡）
予想手術時間	3.5〜5時間
出血量	少量〜300g
主な術中合併症	出血，切離断端腫瘍陽性
特殊な使用器具	自動縫合器・吻合器，超音波凝固切開・シーリング装置など

　胃全摘術では病変およびリンパ節の適切な切除が重要となる．リンパ節は胃を支配する血管に沿って存在するので，幽門側胃切除術で切離郭清した範囲（左胃大網，右胃大網，右胃，左胃の各血管とリンパ節）に加えて，短胃，下横隔動脈の噴門枝の各血管とリンパ節を切離郭清する（図1，2）．上部の進行癌では脾摘とともに脾門部のリンパ節（No.10）を郭清するのが標準であるが，早期癌や大彎にかからない胃癌では脾温存も行われる．

手術手順 ▶▶▶

脾臓を温存する場合

❶ 上腹部正中切開後（または，腹腔鏡のカメラポート挿入後），腹膜播種の有無や腹水細胞診を確認する

> **コツ** 術中に脾臓と癒着した大網を牽引することで脾臓からの出血が生じることがある．脾臓の裏にガーゼを挿入して脾臓との緊張を緩めたり，あらかじめ脾臓と大網の癒着を剥がすなどしておく．

❷ 大網を切離して網嚢に入る．①大網動脈より約3 cm離れたところで大網を切離する場合（大網温存），②大網を横行結腸の付着部で切離する場合（大網切除），③網嚢を破らずに袋状のまま切除する場合（網嚢切除）がある（**p159 図4参照**）

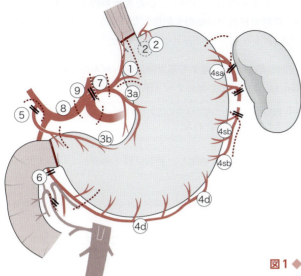

図1 ◆ 血管・胃の切除範囲
⚌：結紮切離位置，----：切除ライン

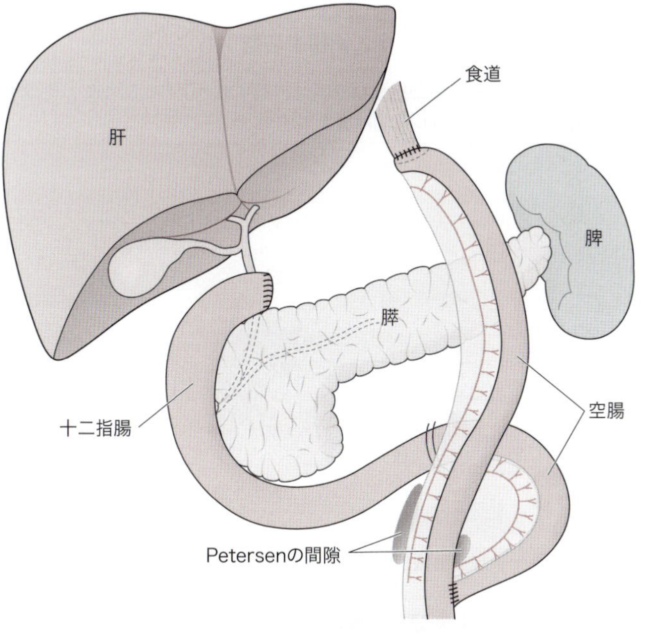

図2 ◆ 終了図（Roux-en-Y法）

❸ 左側に大網の切離を進め，脾動静脈から分岐する**左胃大網動静脈を結紮切離**し，No.4sbリンパ節を郭清．脾彎曲付近では結腸を損傷しないように注意する（**p159 図5参照**）

❹ さらに頭側に向かって，脾動静脈より分岐する短胃動静脈（何本か存在する）を可及的に根部で切離し，No.4saリンパ節を郭清する（**図3**）

> **コツ** 頭側1/3程度の短胃動静脈の切離は胃膵間膜の背側を剥離した後にNo.11dリンパ節と一緒に切離郭清する方がわかりやすい．

❺ 右側に大網の切離を進め，網囊の右縁を切開し，結腸間膜と癒合している大網の切離を十二指腸まで進める

> **重要** 大網の右側1/3は，背側にある横行結腸間膜と癒合している．この癒合により網囊の右縁ができている．

> **コツ** 大網と横行結腸間膜が癒合した部分を早く見つけて，癒合を剥離するように大網を切除していく．

❻ 上前膵十二指腸静脈（ASPDV）の分岐を確認し**右胃大網静脈（RGEV）を結紮切離**，胃十二指腸動脈（GD）から分岐する**右胃大網動脈（RGEA）を結紮切離**し，No.6リンパ節を郭清．さらに幽門下動静脈を切離（**p160 図6参照**）

❼ 上十二指腸動静脈を切離し，**十二指腸を切離**

> **コツ** 幽門下動静脈・上十二指腸動静脈は出血すると止血しにくく，郭清も甘くなりやすいのでしっかり認識して切離をする．

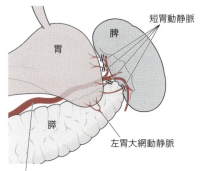

図3 ◆ 短胃動静脈の切離
＝：結紮切離位置

❽ 固有肝動脈（PHA）に沿ったNo.12aリンパ節を郭清した後，**右胃動静脈（RGA&V）を結紮切離**しNo.5リンパ節を郭清．次に小網を肝臓に沿って噴門まで切離．途中で左副肝動脈（存在すれば）・迷走神経肝枝を結紮切離（**p161 図7参照**）

> **重要** 左副肝動脈は約2割の患者で認められる動脈の変異である．

> **コツ** 小網を噴門まで切離すると横隔膜右脚が見えるので，これに沿って剥離を行っておくと，後のNo.9，No.11p郭清の際に郭清範囲がわかりやすくなる．

❾ 膵上縁・総肝動脈（CHA）に沿ったNo.8aリンパ節を郭清した後，**左胃動脈（LGA）を根部で結紮切離**しNo.7リンパ節を郭清，途中で左胃静脈（LGV）を結紮切離する．その後腹腔動脈の両脇にあるNo.9リンパ節を郭清し，横隔膜脚に沿って噴門まで剥離

> **コツ** No.8aリンパ節には，膵臓から細い血管が流入しているため，注意して止血しながら郭清を行う．またリンパ節は薄い膜で包まれた状態で一塊に切除する．

> **コツ** LGVの走行にはかなりのバリエーションがあるため，術前のCTで位置・走行を確認し，損傷しないように注意をする．

❿ 脾動脈（SpA）に沿って脾門部までのNo.11dリンパ節を郭清する．また，処理が残っている短胃動静脈も切離しNo.4saもすべて郭清する（**図4**）

> **コツ** LGA切離後，胃底部背側部分は疎なスペースとなっており脾上極方向に剥離した後にNo.11dを郭清すると郭清が行いやすい（**図4★**）．

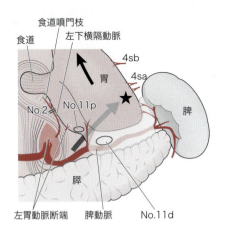

図4 ◆ 脾動脈周辺のリンパ節郭清
＝：結紮切離位置，→：剥離ライン

⑪ 横隔膜脚上に左下横隔動脈が認められるので，噴門の左側に向かって確認していくと食道噴門枝が認められる（欠損，あるいは非常に細いこともある）．その分岐部で切離し，No.2リンパ節を郭清する（図4）

⑫ 腫瘍からの距離を確認し，腹部食道で左右の迷走神経を切離して郭清と切離の上縁を決めて，食道を切断

脾摘を伴う場合

❶「脾臓を温存する場合」の手順❶，❷および❺〜❾を行った後，左側脾門の処理を行う

❷ 脾臓と結腸脾彎曲の間（脾結腸間膜）を切離した後，横行結腸間膜と膵臓の間に容易に剥離が可能な層があるので，この層を剥離して広げることで，膵尾部・脾・胃底部が授動される（図5）

❸ 横隔膜脚上に左下横隔動脈が認められるので，噴門の左側に向かって確認していくと食道噴門枝が認められる（欠損，あるいは非常に細いこともある）ので，分岐部で切離し，No.2リンパ節を郭清する

❹ 腫瘍からの距離を確認し，腹部食道で左右の迷走神経を切離して郭清と切離の上縁を決めて，食道を切断

❺ 食道切離後，胃・脾臓・膵臓を足側に反転し，脾動静脈を結紮切離し，血管周囲および脾門部のリンパ節を郭清する

> **重要** 膵組織を損傷しないように細心の注意を払う．また，膵臓に分岐する血管は可及的に温存した後で切離する方が術後膵関連合併症が少ない．

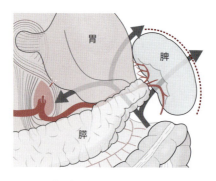

図5 ◆ 膵尾部脾の授動
- - - : 切除ライン，➡：剥離ライン

再建（脾臓温存・摘出時に共通）

❶ Roux-en-Y法再建を行う．Treitz靱帯から約25 cmの部分で空腸を切離．肛門側の空腸を持ち上げ（結腸の腹側で持ち上げる結腸前再建，結腸間膜に開けた小孔を通して持ち上げる結腸後再建がある），食道と吻合．口側の空腸は挙上した空腸の側壁に吻合（図2）

> **重要** 切離した空腸の断端の血流が保たれていることを確認する．

> **重要** 挙上した肛門側空腸の間膜と口側空腸の間膜との間や（Petersenの間隙と総称される），結腸後経路のときの結腸と挙上空腸の間に隙間ができるので，腸管が入ったりずれたりすることがないように間隙を数針縫合閉鎖する．

術後の注意点

- 術後の合併症では，膵液瘻に注意が必要．ドレーンが留置されている場合はドレーン排液中のアミラーゼ値を検査する
- 食事は少量ずつよく噛んで食べるように指導する
- **脾摘後の感染症に注意が必要**．術前あるいは術後のワクチン接種や，発熱時の対応などを考える

第3章 各科の手術手順と操作のポイント

§1 一般外科

難易度 ★★★

9-4 胃手術 噴門側胃切除術

畑 啓昭

● ● ● ● 手術をイメージしよう ● ● ● ●

適応疾患	胃癌（深達度T1の胃上部の癌で，残胃が1/2以上となるもの）
手術体位	仰臥位，開脚位（腹腔鏡）
予想手術時間	3.5～5時間
出血量	少量～100 g
主な術中合併症	出血，切離断端腫瘍陽性
特殊な使用器具	自動縫合器・吻合器，超音波凝固切開・シーリング装置など

　噴門側胃切除術では，左胃大網，左胃，短胃，下横隔動脈の食道噴門枝の各血管を切離し，リンパ節を郭清する（図1）．また，迷走神経肝枝・腹腔枝は温存する．**食道残胃吻合だけでは，逆流症状が非常に強くなる**ため，空腸間置術（図2）や，噴門形成術（図3）・観音開き法（図4）などの逆流防止の工夫を加えた手術が行われる．

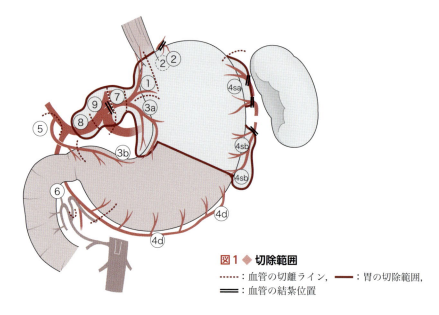

図1 ◆ 切除範囲
・・・・：血管の切離ライン，――：胃の切除範囲，
＝＝：血管の結紮位置

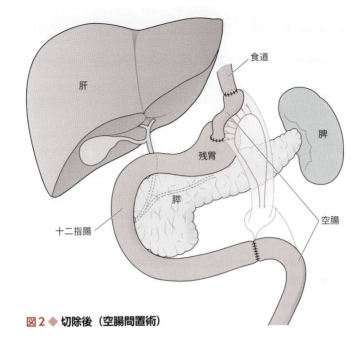

図2 ◆ 切除後（空腸間置術）

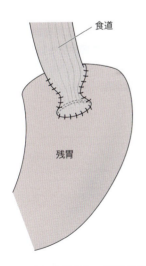

図3 ◆ 残胃食道吻合の噴門形成術
残胃を食道のまわりに巻き付けて縫合
固定し，逆流防止機構とする

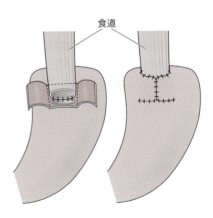

残胃筋層を剥離
粘膜と食道を吻合

筋層フラップを
まきつける

図4 ◆ 観音開き法
1）残胃の筋層を剥離し，フラップを作成
2）粘膜と食道を吻合後，フラップを縫合し，
　逆流防止機構とする

手術手順 ▶▶▶

❶ 上腹部正中切開後（または，腹腔鏡のカメラポート挿入後），腹腔内を観察する

> **コツ** 術中に脾臓と癒着した大網を牽引することで脾臓からの出血が生じることがある．脾臓の裏にガーゼを挿入して脾臓との緊張を緩めたり，あらかじめ脾臓と大網の癒着を剥がすなどしておく．

❷ 大網を切離して網嚢に入る．大網動脈より約3cm離れたところで大網を切離する（**p159 図4①参照**）

❸ 左側に大網の切離を進め，脾動静脈から分岐する**左胃大網動静脈を結紮切離**し，No.4sbリンパ節を郭清．脾彎曲付近では結腸を損傷しないように注意する（**p159 図5参照**）

❹ さらに頭側に向かって，脾動静脈より分岐する短胃動静脈（何本か存在する）を可及的に根部で切離し，No.4saリンパ節を郭清する（**p164 図3参照**）

> **コツ** 頭側1/3程度の短胃動静脈の切離は胃膵間膜の背側を剥離した後にNo.11dリンパ節と一緒に切離郭清する方がわかりやすい．

❺ 大彎は左胃大網動脈と右大網動脈の境を目安とし，小彎はNo.3aとNo.3bのリンパ節の境を目安として，病変からの距離を確認し，胃を切離する

❻ 膵上縁・総肝動脈（CHA）に沿ったNo.8aリンパ節を郭清した後，**左胃動脈（LGA）の根部で，迷走神経腹腔枝を確認し，これを温存しながら，左胃動脈を結紮切離**しNo.7リンパ節を郭清する．その後膵上縁・脾動脈（SpA）に沿ったNo.11pリンパ節を後胃動脈まで郭清．途中で**左胃静脈（LGV）を結紮切離**（**図5**）

> **コツ** 迷走神経腹腔枝は，LGAの左側頭側部位で同定しやすい．また食道裂孔で食道背側にある神経を同定し，LGAの根部まで追っていってもよい．

> **コツ** No.8aリンパ節には，膵臓から細い血管が流入しているため，注意して止血しながら郭清を行う．またリンパ節は薄い膜で包まれた状態で一塊に切除する．

> **コツ** LGVの走行にはかなりのバリエーションがあるため，術前のCTで位置・走行を確認し，損傷しないように注意をする．

❼ LGA切離後，胃底部背側部分は疎なスペースとなっており脾上極方向に剥離が可能である（**図5★**）．早期癌ではNo.11dの郭清にはこだわらず，**図5**のライン（……）で脾上極と胃の間を切離

❽ 横隔膜脚上に左下横隔動脈が認められるので，噴門の左側に向かって確認していく

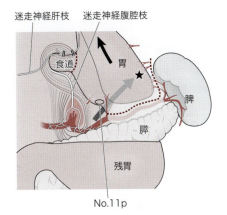

図5 ◆ No.11pリンパ節の郭清
------：切離ライン

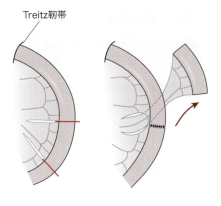

図6 ◆ 空腸間置術

と食道噴門枝が認められる（欠損，あるいは非常に細いこともある）．その分岐部で切離し，No.2リンパ節を郭清し，食道を切断．その後標本を摘出

再建：空腸間置術

❶ Treitz靱帯から空腸を観察し，第2 or 3空腸動静脈を血管茎として，挙上する空腸を作成する（約10 cm）．
血管茎として，挙上する空腸を切離・作成する．作成した空腸は，結腸間膜に小孔を開け，頭側に挙上する．残った空腸断端同士を吻合する（図6）

❷ 食道と挙上空腸の吻合を自動吻合器を用いて行う．その後，挙上空腸と残胃を吻合する（図2）

再建：噴門形成術

❶ 食道を残胃の前壁に吻合した後，周囲の胃壁を食道の周りに巻き付けて縫合固定する（図3）

> **コツ** 巻き付ける強さが緩いと逆流が多くなり，強すぎると狭窄気味になるので，適度な強さにすること．

再建：観音開き法

❶ 残胃前壁の筋層を切開剥離し，フラップをつくる．食道と残胃の剥離した部分とで吻合を行ったのち，フラップを巻き付けて閉じる（図4）

> **コツ** 食道がある程度腹腔内に引き出せることが必要であり，余分に食道を切除しすぎないこと．

術後の注意点

- 術後の合併症では，膵液瘻に注意が必要．ドレーンが留置されている場合はドレーン排液中のアミラーゼ値を検査する

- 食事は少量ずつよく噛んで食べるように指導する

- 逆流症状の程度によっては，制酸剤などが必要なことがある

第3章 各科の手術手順と操作のポイント

§1 一般外科

9-5 胃手術
幽門保存胃切除術

難易度 ★★☆

畑 啓昭

手術をイメージしよう

適応疾患	胃癌（深達度T1で幽門から腫瘍縁まで4 cm以上ある場合）
手術体位	仰臥位，開脚位（腹腔鏡）
予想手術時間	3〜4.5時間
出血量	少量〜100 g
主な術中合併症	出血，切離断端腫瘍陽性
特殊な使用器具	自動縫合器・吻合器，超音波凝固切開・シーリング装置など

　幽門保存胃切除術では病変およびリンパ節の適切な切除とともに，機能温存のために，幽門部の血流温存や，迷走神経肝枝・腹腔枝の温存が重要となる（図1，2）．

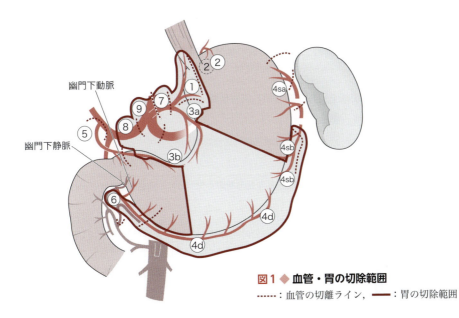

図1 ◆ 血管・胃の切除範囲
┈┈：血管の切離ライン，━━：胃の切除範囲

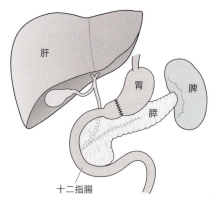

図2 ◆ 再建後

手術手順 ▶▶▶

❶ 上腹部正中切開後（または，腹腔鏡のカメラポート挿入後），腹腔内を観察する

> **コツ** 術中に脾臓と癒着した大網を牽引することで脾臓からの出血が生じることがある．脾臓の裏にガーゼを挿入して脾臓との緊張を緩めたり，あらかじめ脾臓と大網の癒着を剥がすなどしておく．

❷ 大網を切離して網嚢に入る．大網動脈より約3cm離れたところで大網を切離する（p159 図4①参照）

❸ 左側に大網の切離を進め，脾動静脈から分岐する**左胃大網動静脈を結紮切離**し，No.4sbリンパ節を郭清．脾彎曲付近では結腸を損傷しないように注意する（p159 図5参照）

❹ 右側に大網の切離を進め，網嚢の右縁を切開し，結腸間膜と癒着している大網の切離を十二指腸まで進める

> **重要** 大網の右側1/3は，背側にある横行結腸間膜と癒着している．この癒着により網嚢の右縁ができている．

> **コツ** 大網と横行結腸間膜が癒着した部分を早く見つけて，癒着を剥離するように大網を切除していく．

❺ 上前膵十二指腸静脈（ASPDV）の分岐を確認し，**右胃大網静脈（RGEV）に沿って**No.6リンパ節を郭清しながら，幽門下静脈の分岐を確認して温存するところで**RGEVを結紮切離**する．また，**右胃大網動脈（RGEA）**も，幽門下動脈を温存するところで**結紮切離**し，No.6リンパ節の郭清を終える（図3）

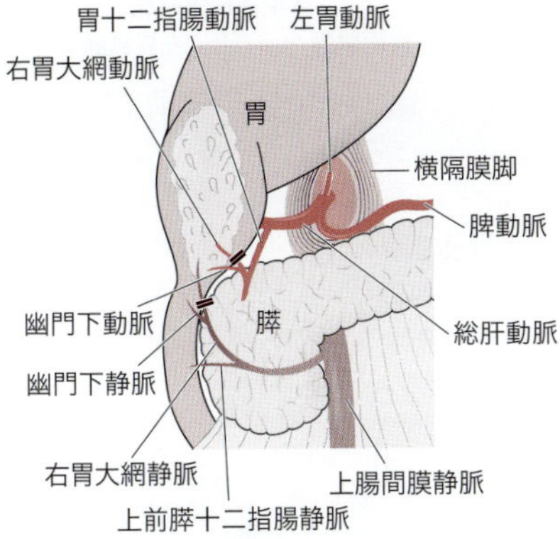

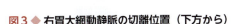

図3 ◆ **右胃大網動静脈の切離位置（下方から）**
═══：結紮切離位置

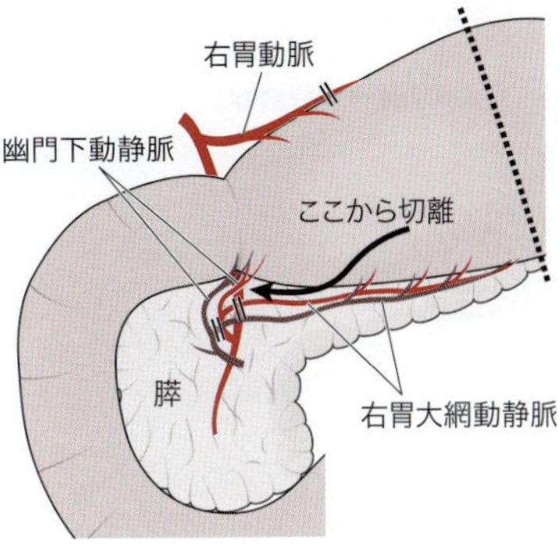

図4 ◆ **右胃大網動静脈の切離位置（上方から）**
═══：結紮切離位置

> **コツ** 右胃大網動静脈と幽門下動脈の間を剥離し，幽門下動脈沿いのリンパ節を郭清しながら中枢に追っていくと，上記の血管切離点に至る．上方，下方の両方から攻めるとよい（図4）．

❻ 右胃動脈の分岐を数本残して，結紮切離（図4）．病変からの距離を確認して，肛門側の胃切離を行う

❼ 小網を肝臓に沿って噴門まで切離．途中で左副肝動脈（存在すれば）・**迷走神経肝枝を確認し，温存**（図5）

> **重要** 左副肝動脈は約2割の患者で認められる動脈の変異である．

> **コツ** 小網を噴門まで切離すると横隔膜脚右脚が見えるので，これに沿って剥離を行っておくと，後のNo.9，No.11p郭清の際に郭清範囲がわかりやすくなる．

❽ 膵上縁・総肝動脈（CHA）に沿ったNo.8aリンパ節を郭清した後，**左胃動脈（LGA）の根部で迷走神経腹腔枝を確認し，これを温存しながら，LGAを結紮切離**しNo.7リンパ節を郭清する．その後膵上縁・脾動脈（SpA）に沿ったNo.11pリンパ節を後胃動脈まで郭清．途中で**左胃静脈（LGV）を結紮切離**（図6）

> **コツ** 迷走神経腹腔枝は，左胃動脈の左側頭側部位で同定しやすい．また食道裂孔で食道背側にある神経を同定し，左胃動脈の根部まで追っていってもよい．

> **コツ** No.8aリンパ節には，膵臓から細い血管が流入しているため，注意して止血しながら郭清を行う．またリンパ節は薄い膜で包まれた状態で一塊に切除する．

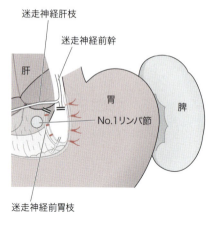

図5 ◆ 小網の切離
＝：結紮切離位置

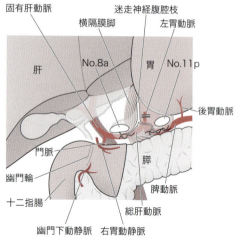

図6 ◆ 左胃動脈周辺のリンパ節郭清
＝：結紮切離位置

> **コツ** LGVの走行にはかなりのバリエーションがあるため，術前のCTで位置・走行を確認し，損傷しないように注意をする．

⑨ 腹腔動脈の両脇にあるNo.9リンパ節を郭清し，横隔膜脚に沿って噴門まで剥離

⑩ 小彎の噴門側No.1リンパ節を胃壁より剥離し郭清

⑪ **胃を自動縫合器で切断**し，摘出

⑫ 噴門側胃と幽門部胃を吻合する（図2）．
口径差が大きければ，噴門側胃の小彎を自動縫合器で切離して吻合口の大きさを合わせる

術後の注意点

- 術後，幽門機能の回復に時間がかかることがあるので，食事開始後は胃の拡張がないか注意する
- 術後の合併症では，膵液瘻に注意が必要．ドレーンが留置されている場合はドレーン排液中のアミラーゼ値を検査する
- 食事は少量ずつよく噛んで食べるように指導する

第3章 各科の手術手順と操作のポイント

§1 一般外科

10-1 食道手術
解剖レクチャー ～食道

畑 啓昭

押さえておくべき解剖学的構造

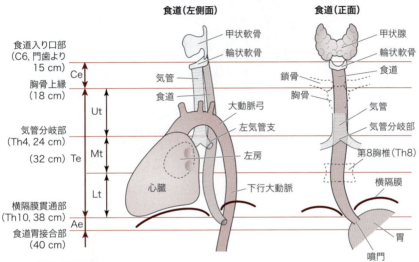

図1 ◆ 食道の模式図
Ce：頸部食道，Te：胸部食道，Ae：腹部食道，Ut：胸部上部食道，Mt：胸部中部食道，Lt：胸部下部食道

- 門歯からの距離が，15 cmで食道の入口部となる生理的第1狭窄部，約24 cmで気管分岐部と大動脈弓の圧排部位となる第2狭窄部，約40 cmで噴門となる（図1）

- 食道の前方は，気管と心臓があり，背側は，椎体と大動脈がある．左右は胸膜で覆われている

- 食道壁には漿膜はないため，食道固有筋層の外は外膜のみである（図2）

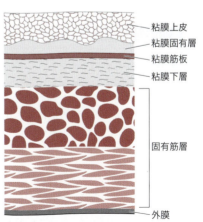

図2 ◆ 食道壁の構造

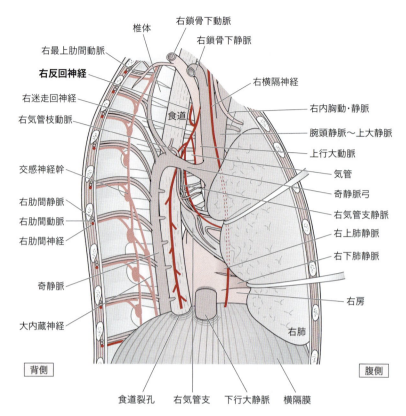

図3 ◆ 右胸腔内の解剖図

手術の際に知っておくべきポイント

- 右胸腔から食道手術を行うことが多いため，図3，4に右胸腔内の解剖図を提示する
- 反回神経周囲のリンパ節郭清が重要であるが，声帯・発声にかかわる神経であり損傷しないように，位置走行を十分理解しておくことが必要である
- 損傷すると乳び胸となるため胸管の走行にも注意すること（図4）

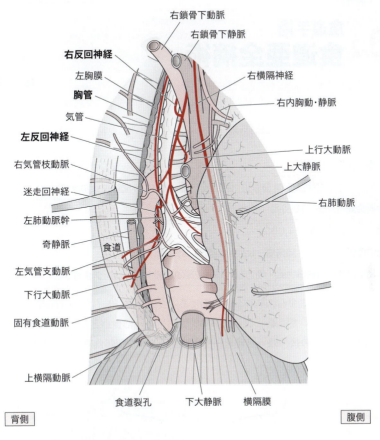

図4 ◆ 右胸腔内の解剖図（食道剥離後）

● 文献

1) 「Knack & Pitfalls 食道外科の要点と盲点」（幕内博康/編），文光堂，2003
2) 「消化器外科手術のための解剖学−食道，胃・十二指腸，腹壁・ヘルニア」（松野正紀/監，畠山勝義，他/編），メジカルビュー，1999

第3章 各科の手術手順と操作のポイント

§1 一般外科

難易度 ★★★

10-2 食道手術
食道亜全摘術

畑　啓昭

● ● ● 手術をイメージしよう ● ● ●

適応疾患	食道癌
手術体位	左側臥位 or 腹臥位（胸部操作），仰臥位 or 開脚位（腹腔鏡）
予想手術時間	6〜10時間
出血量	少量〜1,000g
主な術中合併症	出血，肺損傷，反回神経損傷，不整脈など
特殊な使用器具	自動縫合器・吻合器，超音波凝固切開・シーリング装置など

　この手術は，まず右の胸腔から縦隔にある食道を剥離し，口側は頸部（胸腔の上縁のこともある）で切離，腹腔側は噴門側の胃を一部食道とともに切離して，標本を摘出する．その後，残った胃を頸部まで引き上げて頸部食道と吻合する（図1）．

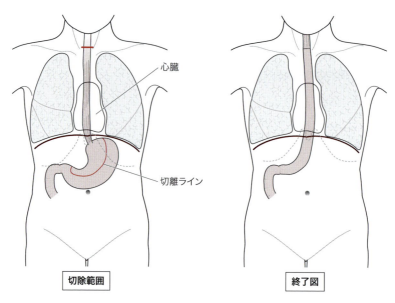

図1 ◆ 食道亜全摘術の概要

手術時間の長い大きな手術であるが，近年は胸腔鏡の使用もあって，侵襲も少なくなってきている．

手術手順 ▶▶▶

❶ 通常の開胸で行う場合，小開胸併用の胸腔鏡で行う場合（左側臥位），人工気胸を用いて胸腔鏡で行う場合（腹臥位・左側臥位）などのアプローチがある．術野の上下左右や操作順序は多少異なるが，いずれも切除するライン・郭清の範囲に変わりはない

❷ 右胸腔内で肺をよけて後縦隔を観察すると，胸膜の向こうに椎体と気管・心臓とで挟まれた食道が確認できる

❸ 奇静脈の頭側と足側それぞれの部分で，食道の腹側・背側の胸膜を切離する（図2）

❹ 奇静脈を切離した後，上縦隔と中下縦隔に分けて考える．まず，上縦隔の郭清・剥離を行う．
上縦隔では，食道は，腹側に気管，背側に椎体・大動脈弓があるので，食道周囲の郭清すべき組織を食道につけながら，それらの間を剥離する（図3）

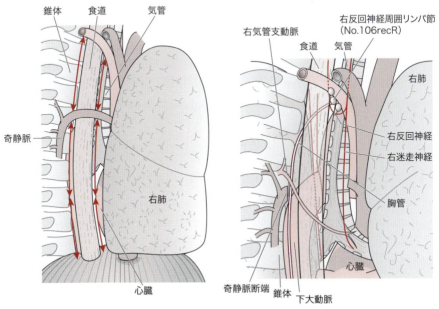

図2 ◆ 胸膜の切離
⟷：切離ライン

図3 ◆ 上縦隔の構造

- **腹側**では，迷走神経から**右反回神経が鎖骨下動脈の背側にUターンしていく**ので，これを確認，温存し，周囲リンパ節（No.106recR）を郭清する
- **背側**では，**胸管が椎体と大動脈の間を上行**してくるので，必要なら切除の層に含め，温存するなら傷つけないようにして剥離をする

> **重要** 気管膜様部と食道を剥離する場合は，膜様部は弱いのでやさしく扱い，傷つけないようにする．

> **コツ** 奇静脈の裏には，右気管支動脈が走行している．手術に邪魔になるようなら切離してよいが，放射線治療後の手術では血流障害による気管壊死なども合併しやすいため温存する．

❺ 中下縦隔では，腹側の心臓，背側の椎体・大動脈で挟まれた食道を剥離する（図4）．

- 食道と心臓の間は，血管などもなく，簡単に剥離が可能
- 背側の椎体・大動脈の間は，**食道固有動脈が大動脈から食道に走っており**，確実に結紮切離するか，あるいはデバイスで凝固切離する
- 剥離，郭清を進めると，反対側（左側）の胸膜が見える

> **重要** 胸管を温存する場合は傷つけないように注意する．

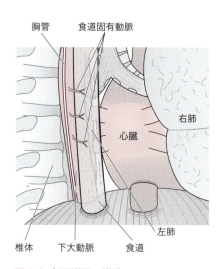

図4 ◆ 中下縦隔の構造

❻ 最後に上縦隔の背側の剥離郭清を進めると，**反対側（左側）の反回神経が大動脈を回って上行している部分**が見えてくるので（図5），この神経周囲のリンパ節を郭清する（No.106recL）．

> **重要** 左の反回神経は細く，長い範囲で郭清操作を行うため，術後麻痺が生じやすい．機械的な損傷以外にも，デバイスの熱損傷にも十分に注意する．

> **コツ** 食道を切離して牽引することで，郭清しやすくなることがある．

❼ 食道の病変を切らないよう注意して，食道を切離する．口側は頸部の創部から引き出す．肛門側は，腹部の操作で胃とともに取り出す．

❽ 腹部の操作に移る．噴門側胃切除（p168参照）と同じ操作で，大網を切開し，左胃大網動静脈・短胃動静脈・左胃動静脈を切離すると，胃が授動される．右胃動脈と右胃大網動静脈を傷つけないように注意しながら，自動縫合器で胃を切離し，胃管を作成する（図6）．

> **重要** **右胃大網動静脈を損傷すると胃管が使えなくなる**．細心の注意を払って，右大網動静脈の血流を温存するように．

> **重要** 右胃大網動静脈と左胃大網動静脈が十分に交通していない場合は，大網の迂回血流を残せるようなラインで大網を切離する．

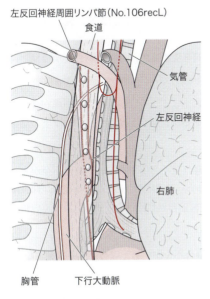

図5 ◆ 上縦隔（背側）の構造

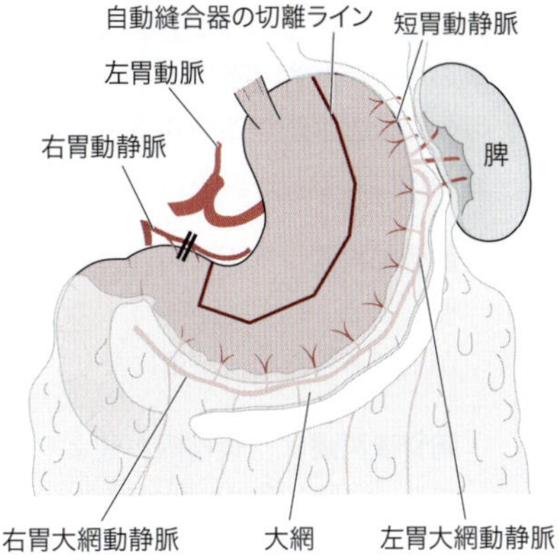

図6 ◆ 胃の切離

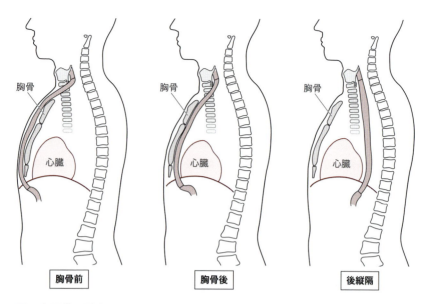

図7 ◆ 胃管の再建経路

❾ 頸部を切開し，必要であれば頸部食道周囲のリンパ節を郭清し，胃管の引き上げに備える

❿ 作製した胃管を頸部に引き上げる．引き上げる経路として，胸骨前，胸骨後，後縦隔の3つがある（図7）．
おのおのの再建経路の利点・欠点を考え術式を決めるが，近年は胸骨後か後縦隔再建が選ばれることが多い

- **胸骨前再建**は皮下に再建胃管があり，美容上よくない．再建胃管の距離が長く必要，縫合不全が起きやすいなどの欠点があるが，縫合不全が生じても皮下の感染が主であるため，重篤になりにくい

- **胸骨後再建**は，後縦隔再建より胃管の距離は長く必要であるが，縫合不全が生じても，胸骨と縦隔の間の感染が主となるため，重篤になりにくい．術後は，仰臥位になると少し逆流が起きやすいことと，後縦隔再建に比べると飲み込みにくい傾向がある

- **後縦隔再建**は，生理的な経路であるが，縫合不全が生じた場合に，縦隔炎となり，重篤化しやすい

⓫ 頸部で，食道と引き上げた胃管を吻合する（図8）

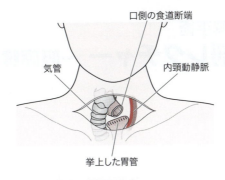

図8 ◆ 食道と胃管の吻合

術後の注意点

- 胃管の再建経路によっては，縫合不全が重篤な病態になりえるので，頸部の創やドレーンの性状をよく観察する

- 肺合併症の頻度も高いため，呼吸リハビリ，早期からの離床を進める．安易に喀痰の吸引チューブを深く入れると，吻合に影響を与える可能性があるため，注意する

- 反回神経麻痺が生じた場合は，術後の嗄声だけでなく，誤嚥もしやすくなるため，食事形態などに注意する

第3章 各科の手術手順と操作のポイント

§1 一般外科

11-1 胆膵脾手術 解剖レクチャー ～胆膵脾

畑 啓昭

胆嚢

押さえておくべき解剖学的構造

胆嚢の正常解剖（図1）

- 胆嚢壁には，粘膜筋板・粘膜下層がない．つまり，粘膜層・固有筋層・漿膜下層・漿膜という構造になる

- 図2以外にも，胆嚢管・胆管には変異があり，誤認したまま手術を行うと重大な合併症を起こすため，術前の画像を確認し，変異の有無に注意する

- Rouviere溝には後区域の胆管・血管が入っているため，**胆嚢摘出術では，この溝より腹側で手術操作を行う**

- 胆嚢頸部にはセンチネルリンパ節と呼ばれる大きめのリンパ節が認められるので（図1），このリンパ節が胆嚢頸部のランドマークになる．また胆嚢動脈がすぐ横を走ることが多い

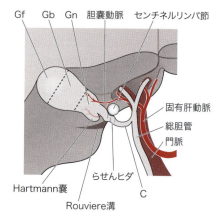

図1 ◆ 胆嚢の解剖
Gf：底部，Gb：体部，Gn：頸部，C：胆嚢管

手術の際に知っておくべきポイント

胆嚢管・胆管の変異

- どの変異であれ，切離する胆嚢管と，温存すべき胆管を誤認しないように注意する（図2）

胆嚢動脈の変異

- **胆嚢動脈はCalot三角内を走行することが多いが**，副右肝動脈などから分岐し，背側下方から走行してくることもある（図3）

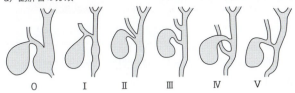

図2 ◆ 副肝管と胆嚢管の分類
文献1より引用

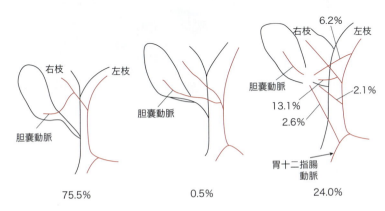

図3 ◆ 胆嚢動脈の変異
文献2より引用

胆嚢の肝付着部位

- 胆嚢癌の場合などでは，病変が肝臓側か腹腔側かで切離断端への癌の露出や，浸潤を考える必要があるため確認しておくことが重要になる

膵臓・脾臓

押さえておくべき解剖学的構造

正常解剖

- 膵臓・十二指腸と腸間膜の付着部との位置関係，特に十二指腸水平脚からTreitz靱帯の位置関係を理解する（図4）

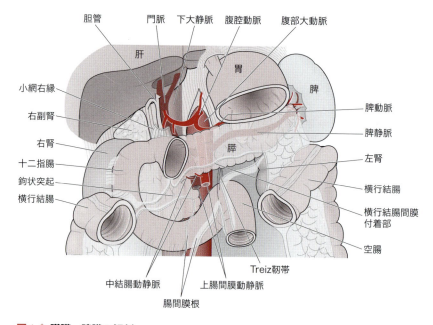

図4 ◆ 膵臓・脾臓の解剖

手術の際に知っておくべきポイント

膵脾の動脈

- 第1空腸動脈と下膵十二指腸動脈は共通幹を形成することが多い（図5）

- 副右肝動脈が上腸間膜動脈から分岐していて，膵頭十二指腸切除術の際に，温存か切除かを判断しないといけないことがある

- 膵頭十二指腸切除術で膵臓を切離する際に，切離面で横行膵動脈の枝から出血することがあり，前もって結紮をしておくとよい

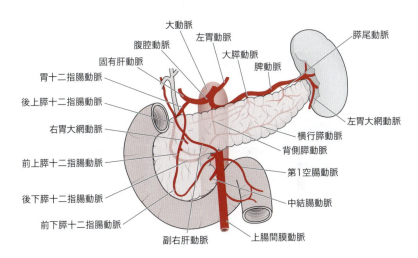

図5 ◆ 膵脾付近の動脈

膵脾の静脈

- 膵体尾部の手術では，下腸間膜静脈・左胃静脈が，比較的太くて処理が必要になるため注意する（図6）

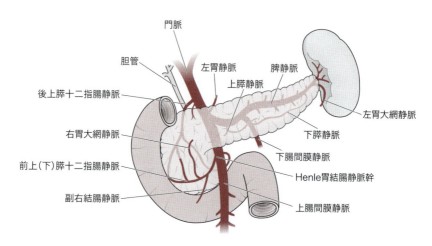

図6 ◆ 膵脾付近の静脈

● 文献
1) 髙橋　祐，他：肝内・肝外胆管の解剖と変異．手術，67：1-9，2013
2) 北城秀司，他：肝・胆・膵・脾の鏡視下手術 腹腔鏡下胆嚢摘出術．消化器外科，36：762-769，2013
3) 「臨床・病理 胆道癌取扱い規約 第6版」（日本肝胆膵外科学会／編），金原出版，2013
4) 「消化器外科手術のための解剖学－小腸・大腸，肛門部疾患，肝臓・胆嚢・胆道系，膵臓・脾臓 改訂版」（松野正紀，他／編），メジカルビュー，2007

第3章 各科の手術手順と操作のポイント

§1 一般外科

11-2 胆膵脾手術
胆嚢摘出術

難易度 ★☆☆

畑 啓昭

手術をイメージしよう

適応疾患	胆石，胆嚢炎，胆嚢ポリープ，胆嚢癌
手術体位	仰臥位，開脚位
予想手術時間	1〜2時間
出血量	少量〜200g
主な術中合併症	出血，胆管損傷
特殊な使用器具	術中に胆管造影を行う場合にはX線透視装置

　胆嚢摘出術は，胆嚢動脈と胆嚢管を切離し，胆嚢を肝臓からはがして摘出する．比較的簡単な手術とされるが，胆嚢管・肝管の異常などに注意して，合併症を起こさず安全に手術を終えることが重要である（図1）．

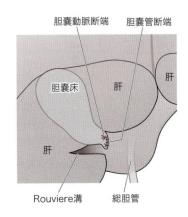

図1 ◆ 切除後

手術手順 ▶▶▶

❶ 可能であれば腹腔鏡下に行う．まず，胆嚢の炎症の状態，周囲組織との癒着の程度，解剖の確認をする

> **重要** 総胆管の走行と，Rouviere溝，Calot三角の位置を確認する（p187 図2a 参照）．

> **コツ** 早期の胆嚢炎であれば，大網など周囲との癒着は鈍的に剥離が可能なことが多い．

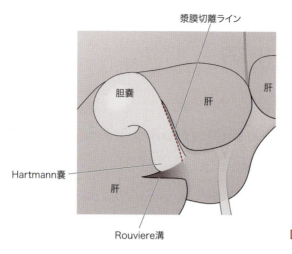

図2 ◆ 腹側の漿膜切離

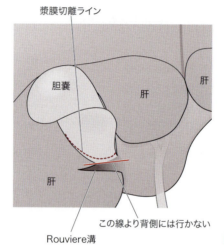

図3 ◆ 背側の漿膜切離

❷ 胆嚢頸部から胆嚢の腹側・背側の漿膜を切離する（図2，3）

> **重要** Rouviere溝より背側には右肝管が走行しているため，**手術操作はRouviere溝より腹側で行う**こと．

❸ 胆嚢頸部周囲を剥離し，胆嚢管・総肝管・肝臓下縁で形成されるCalot三角内で胆嚢動脈を同定する（図4）

> **コツ** 胆嚢頸部をある程度胆嚢床から剥離しておく方がCalot三角の展開がよくなる．

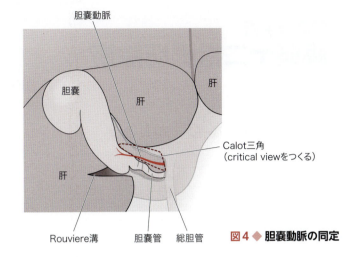

図4 ◆ 胆嚢動脈の同定

❹ Critical view of safetyを確認することで胆嚢管・胆嚢動脈の誤認をなくした後, それぞれ結紮切離する

> **重要** Calot三角内で, 胆嚢床から十分に剝離された胆嚢管・胆嚢動脈を確認できる術野 (critical view) をつくる. 胆管損傷を起こさないために重要なポイントであり必ず確認する.

❺ 胆嚢を胆嚢床から剝離し, 胆嚢を摘出する（図1）

> **コツ** 炎症が強い場合は, 胆嚢底部側から胆嚢床との剝離を開始し, 最後に胆嚢頸部を処理することもある. また開腹手術では通常胆嚢底部から行うことが多い

❻ 胆嚢炎の手術で感染胆汁が漏出した場合は, 十分に洗浄を行う. またドレーンを留置することがある

術後の注意点

- 術中に胆嚢内の結石が総胆管内に落下し, 術後総胆管結石による胆管炎を起こすことがある
- 切除した胆嚢の病理検査で胆嚢癌が見つかることがある

第3章 各科の手術手順と操作のポイント

§1 一般外科

11-3 胆膵脾手術
膵頭十二指腸切除術

難易度 ★★★

畑 啓昭

● ● ● **手術をイメージしよう** ● ● ●

適応疾患	膵癌，胆管癌
手術体位	仰臥位
予想手術時間	6〜8時間
出血量	500〜1,500g
主な術中合併症	出血，切離断端腫瘍陽性
特殊な使用器具	超音波凝固切開・シーリング装置，自動縫合器など

　消化器外科の手術のなかでは，術後の合併症の危険度も含めて，大きなリスクのある手術である．ここでは，リンパ節郭清の詳細は省き，切除再建のイメージ（図1）を中心に記す．

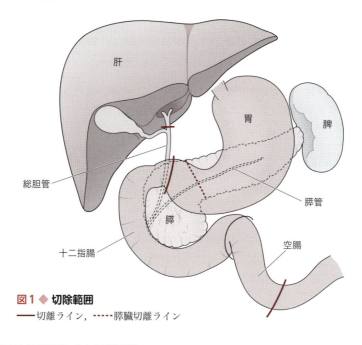

図1 ◆ 切除範囲
ーー切離ライン，……膵臓切離ライン

また，膵頭部と十二指腸を摘出するために，①胃・十二指腸の間と空腸で消化管を切離する，②膵臓を切離する，③胆管を切離する，④動脈・静脈を切離する，の大きく4つの段階が必要となる（図1〜4）．

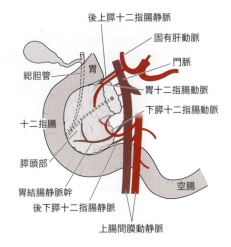

図2 ◆ 切除する部分の解剖図
本図は血管以外が切離されている状態である

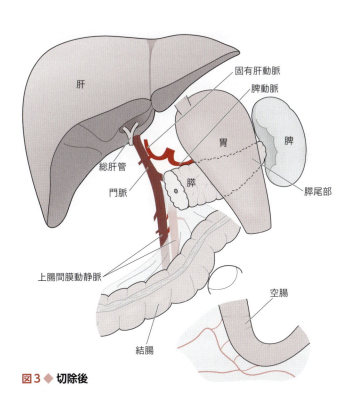

図3 ◆ 切除後

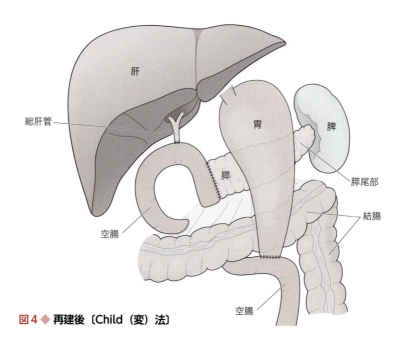

図4 ◆ 再建後〔Child（変）法〕

手術手順 ▶▶▶

❶ 上腹部正中切開の後，腹腔内を検索し，腹膜播種や非切除因子がないか確認する

❷ 十二指腸外側の腹膜を切開し，十二指腸膵頭部を背側の下大静脈・腹部大動脈の層から持ち上げる．Kocherの授動という操作である（図5）

> **コツ** 十二指腸を腹側真上（左側に倒すのではない）に緊張をかけると剥離層がわかりやすい．

> **重要** 腫瘍が背側に浸潤している場合は，剥離面に露出しないように，深い層で剥離すること．

❸ この授動の層を十二指腸に沿って左側に進め，結腸間膜との間も剥離を進めると，Treitz靱帯に到達し，結腸間膜の反対側とつなげることができる

❹ 膵頭部全面で，副右結腸静脈を切離，続けて胃結腸静脈幹が上腸間膜静脈（SMV）に流入するところで切離する．この操作でSMV前面が広がる．次に膵臓とSMVの間を頭側に可及的に剥離する（膵臓のトンネリング）

> **重要** トンネリングの操作で腫瘍がどの程度門脈に浸潤しているか判断し，切除の可否を決める．

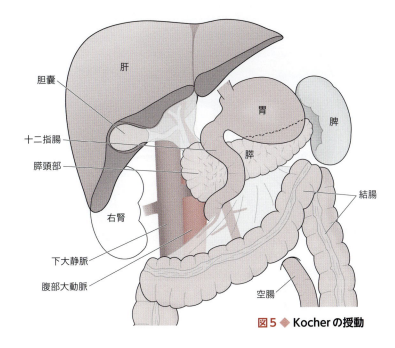

図5 ◆ Kocherの授動

> コツ　SMVがツルツルに剥げた血管ギリギリの層で剥離する．怖がって血管から離れない．

❺ 切除できそうと判断したら，胆嚢・胆管，胃または十二指腸間，胃十二指腸動脈を順に切離する．これにより膵上縁からも門脈と膵臓との間の剥離が広げられ，膵臓のトンネリングが完成する（図6）．

> 重要　胃十二指腸動脈の切離断端は，しっかり結紮をすること．術後膵液瘻の合併症が生じた際に破綻する危険が高い血管である．

❻ 膵臓を切離する．切離後は，膵臓から門脈に入る枝が何本か残っているので，尾側より順に切離していく．また，空腸を切離し，Treitz 靱帯付着部から膵頭部側に引き抜いておく（図7）．

> コツ　膵臓切離の際に，足側の端と頭側に横行膵動脈の枝があることが多いため，切離前に縫合結紮してから膵臓切離をすると出血しにくい．

> コツ　（腫瘍細胞の流出などを危惧して）先に切離する必要がなければ，後上膵十二指腸静脈はできるだけ後に切離する方が，膵頭部のうっ血を防ぐことができる．

❼ 膵頭部と門脈の間を剥離した後，門脈を左側に牽引すると，その下に**膵頭神経叢**と上腸間膜動脈（SMA）の拍動が認められる．SMA右縁に沿って神経叢を切除側につ

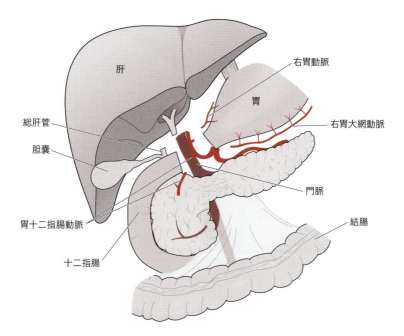

図6 ◆ 膵臓のトンネリング

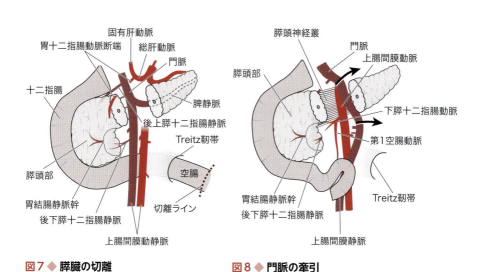

図7 ◆ 膵臓の切離

図8 ◆ 門脈の牽引

けて郭清していく（図8）．途中，下膵十二指腸動脈を確認して切離する．以上で標本が切除される（図3）

> **コツ** 下膵十二指腸動脈は第1空腸動脈と共通幹をつくっていることがあるため，空腸側への分岐にも注意する．

❽ 残った空腸の断端を結腸間膜に小孔をあけて頭側に引き出し，膵臓，胆管，胃と吻合する．
膵空腸吻合にはいろいろな種類の吻合が行われている．図9は，膵管空腸全層縫合と空腸膵実質縫合を行う方法である．
膵空腸吻合以外にも胃膵吻合も行われている

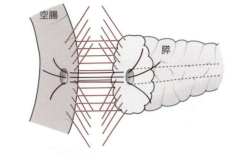

図9 ◆ 膵空腸吻合
——膵管空腸全層吻合，——膵実質空腸吻合

❾ 図4は空腸の端から，膵臓・胆管・胃の順に吻合するChild（変）法の終了図である．その他，胆管，膵臓，胃の順に吻合するWhipple法，胃，膵臓，胆管の順に吻合するCattle法などがある

術後の注意点

- 膵空腸吻合の縫合不全には十分注意する．**縫合不全が起きた場合は，ドレナージを十分に行う**．またドレナージ不良が残った場合などは，**動脈瘤が形成されていないか注意する**

- 動脈瘤が破綻して大出血する前に，ドレーンからわずかに出血の徴候がみられることがあり，その際には急いで処置を考える

- 幽門輪を温存している場合などでは，胃の排泄遅延が起きることがあるため，食事開始後には胃の拡張がないか注意する

11-4 胆膵脾手術 膵体尾部切除術

畑　啓昭

手術をイメージしよう

適応疾患	膵腫瘍
手術体位	仰臥位，開脚位（腹腔鏡）
予想手術時間	3〜5時間
出血量	少量〜100g
主な術中合併症	出血，切離断端腫瘍陽性
特殊な使用器具	自動縫合器，超音波凝固切開・シーリング装置など

　膵体尾部切除を行う際には，通常，脾臓も同時に切除される．胃を膵・脾臓から外した後は，脾動脈・脾静脈・下腸間膜静脈（IMV）を切離し，最後に膵臓を切離して摘出ができる（図1）．

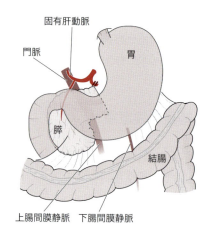

図1 ◆ 膵体尾部切除後

手術手順 ▶▶▶

❶ 大網を切離し，網嚢内に入り，右胃大網動静脈を温存しながら，脾門部へ切離を進める．脾門から，短胃動静脈を切離し，胃を脾からはずす．さらに膵尾部と胃の間の胃膵ヒダの部分を切離して，完全に胃と膵尾部脾をはずす（図2）

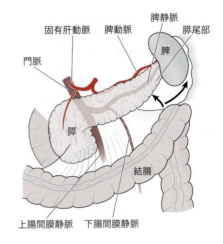

図2 ◆ 胃膵ヒダの切離　　**図3 ◆ 膵尾部脾の授動**

❷ 横行結腸の前面で，膵下縁の腹膜を切離し，膵臓の背側へ剥離を進める．この層は，容易に剥離が可能である

> **重要** 腫瘍の背側への浸潤が疑われる場合は，腎臓前面の脂肪を切除側に付けながら，一層深い層で剥離する．

❸ この層の剥離を右側・左側に進め，脾臓外側の腹膜を切離していくと，徐々に膵尾部・脾臓が脱転されてくる（図3）

❹ 腫瘍からの距離を考え，膵臓の切離ラインを決める．その後，脾動脈を結紮切離する

> **重要** 脾動脈断端は，膵液瘻発生時に動脈破綻のリスクが高い場所であり，しっかり結紮を行う．

なお，膵の切離ラインが，IMVの流入部よりも頭側になる場合は，IMVの切離が必要となる．また，左胃静脈も必要であれば切離する

❺ 膵臓は自動縫合器でゆっくり圧挫しながら切離を行う（図4）．脾静脈は膵実質ごと切離が可能．メスで切離する場合は，切離断端の膵管をしっかりと結紮する

> **コツ** 自動縫合器で切離する場合は，ファイヤーの前に十分時間をかけて膵臓組織を圧迫してから切離し，膵皮膜が裂けない状態で断端が閉じるようにする．

❻ 切離した膵臓を摘出し終了（図1）

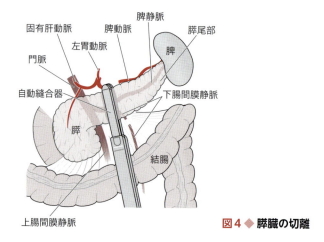

図4 ◆ 膵臓の切離

術後の注意点

- 術後の合併症では，膵液瘻に注意が必要．ドレーンが留置されている場合はドレーン排液中のアミラーゼ値を検査する
- 膵液瘻が生じた場合など，胃内容の排泄遅延が起こることがある

11-5 胆膵脾手術 脾臓摘出術

§1 一般外科

難易度 ★☆☆

畑 啓昭

手術をイメージしよう

適応疾患	特発性血小板減少性紫斑病（ITP），自己免疫性溶血性貧血（AIHA），肝炎インターフェロン治療目的，門脈圧亢進による脾機能亢進症など
手術体位	仰臥位，右半側臥位（腹腔鏡）
予想手術時間	2時間
出血量	少量〜300g
主な術中合併症	出血，膵損傷
特殊な使用器具	自動縫合器，超音波凝固切開・シーリング装置

　脾臓を摘出するには，胃と脾臓の間（胃脾間膜：短胃動静脈）の切離，脾臓と結腸の間（脾結腸間膜：大網の続き）の切離後，膵尾部・脾臓を後腹膜から剥離授動する．最後に脾動脈・脾静脈を結紮切離し，膵臓から外して摘出する．

　脾臓摘出術の適応となる患者は，門脈圧亢進状態や，巨脾の状態であることが多いため，適切な術野の確保と出血に注意する（図1）．

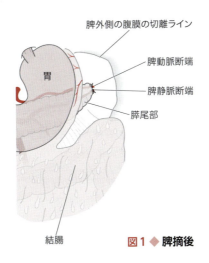

図1 ◆ 脾摘後

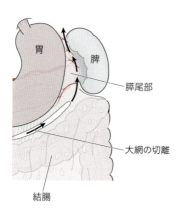

図2 ◆ 胃脾間膜の切離
→：切離方向

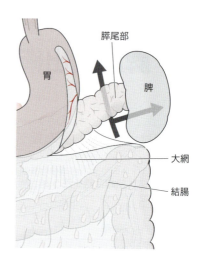

図3 ◆ 膵尾部と脾臓の授動
→：剥離方向

手術手順 ▶▶▶

❶ 可能であれば腹腔鏡下に行う．腹腔内を観察し，副脾の有無や，側副血行路の状態などを観察する

   重要 ITPなど，副脾を残すと脾摘の効果が減弱することがあるので注意する．

❷ 脾下極より少し離れたところで大網を切離して網嚢を解放する

❸ 結腸を損傷しないように注意しながら，大網の切開を脾門部に進め，左胃大網動静脈・短胃動静脈を切離し，胃と脾臓の間（胃脾間膜）を切離する（図2）

   コツ 側副血行路が発達している場合は，切離血管のシーリング・結紮切離は慎重に行う．

❹ 膵臓の下縁で腹膜を切開し，膵臓の背側の層を剥離する．この剥離層を広げることで膵尾部・脾臓が後腹膜から授動される（図3）

❺ 膵尾部・脾臓の授動を進めながら，脾臓外側の腹膜を切離する．脾臓上極まで腹膜を切離すると，膵尾部・脾臓が完全に授動される

   コツ 視野の確保が困難な場合は，脾臓の上極側からも腹膜の切開を行う．

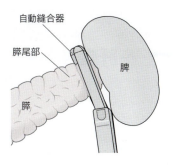

図4 ◆ **自動縫合器を使うとき**

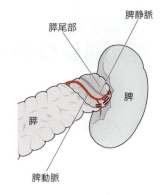

図5 ◆ **結紮切離するとき**
＝：結紮切離箇所

❻ 脾門部の血管処理では，自動縫合器を使用する場合や（図4），動静脈をそれぞれ結紮切離する場合（図5）がある

> **重要** いずれの場合も，膵組織を損傷することがないように十分注意をする．

> **コツ** 脾動脈を処理後に，脾静脈を処理する方が，脾臓のうっ血を防ぐことができる．また，出血予防のために，脾尾部・脾臓を授動する前に，脾動脈を中枢寄りでクリップでクランプして血流を一時的に遮断しておいて，手術を進める方法もある．

❼ 切除した脾臓を摘出する．腹腔鏡下手術の場合は小開腹創から摘出する必要があるため，標本回収バッグに入れた脾臓を小さく破砕して創部から摘出することがある

> **重要** バッグが破損して，破砕した脾組織が腹腔内に残ることがないように注意する．

術後の注意点

- 膵損傷・膵液瘻がないか注意する
- **一過性に血小板増加**がみられることがあるので，血栓性合併症に注意する
- **脾摘後の感染症に注意が必要**．術前からのワクチン接種，術後発熱時の対応を忘れないようにする

第3章　各科の手術手順と操作のポイント

§1　一般外科

12-1 肝臓手術 解剖レクチャー　〜肝臓

成田匡大

押さえておくべき解剖学的構造

解剖学的呼称

　　肝臓の解剖学的呼称にはいろいろな報告がなされているが，「The Brisbane 2000 system」[1]では，Couinaud分類による解剖学的呼称を推奨しているため，これに従って解説する（図1）．

- 肝臓は大きく分けて右肝（right liver，右葉）と左肝（left liver，左葉）に分けられる．左右肝臓の境界となるのは，**胆嚢床と下大静脈（IVC）を結ぶ線（Rex-Cantlie line，レックス・カントリー線）**である

- 右肝は前区域と後区域に，左肝は内側区域と外側区域に分けられる

- さらに門脈の分岐に従って1〜8までのsegmentに分けられる

- 肝臓の血流をドレナージする血管は3本の主幹静脈（右・中・左肝静脈），短肝静脈，下右肝静脈である

- 前区域と後区域の間に右肝静脈が，前区域と内側区域の間に中肝静脈が，segment 2と3の間に左肝静脈が走行する

- 肝静脈の走行部位には**静脈以外の脈管はみられない**ため，血管の分水嶺（vascular watershed）と表現される

肝臓を支持する間膜・靱帯

　　肝臓は以下の間膜・靱帯により固定されている（図2）

- 右肝：右三角靱帯（right triangular ligament）・肝冠状間膜（coronary ligament）・肝腎間膜（hepatorenal ligament）

- 左肝：肝冠状間膜・肝鎌状間膜（falciform ligament）・左三角靱帯（left triangular ligament）

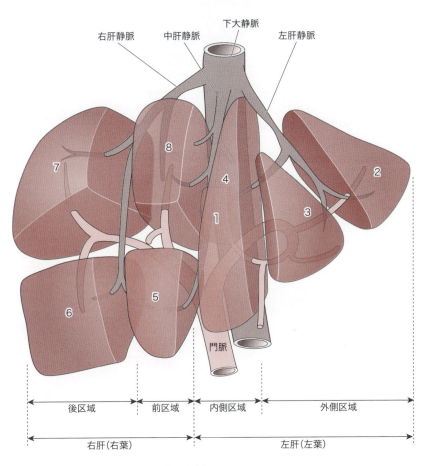

図1 ◆ Couinaud分類による肝臓の解剖

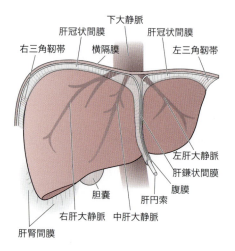

図2 ◆ 肝臓を支持する間膜・靭帯

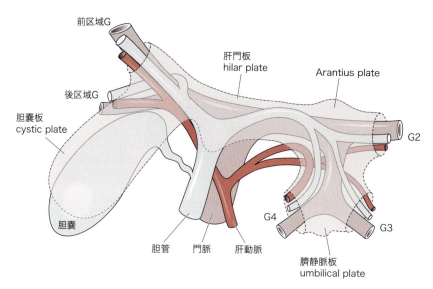

図3 ◆ plate system の各名称
G：グリソン枝

plate system

- 肝臓への流入血管は，plate systemと呼ばれる厚い結合組織に覆われて存在する（図3）[2]

- plate systemは肝外では肝被膜と肝十二指腸靭帯に，肝内ではグリソン鞘に連続する

- **主要な脈管や肝門部胆管合流形態の変異はほとんどがこのplate system内でみられる**

- plate systemは図3のごとく以下の4つに大別される

    1）肝門板（hilar plate）
    2）胆嚢板（cystic plate）
    3）臍静脈板（umbilical plate）
    4）Arantius板（Arantius plate）

- plate system内には左右肝動脈の交通枝が存在する．胆管を取り巻きながら蛇行しつつ走行するため胆管の血流に関与していると考えられている

手術の際に知っておくべきポイント

- 解剖学的切除の場合，摘出領域（区域）の流入血流を遮断した状態で手術を行うことが望ましい
  →手術前に必ずシミュレーション画像を確認する！血管の走行は門脈の3D再構築画像で，胆管の走行は磁気共鳴胆道膵管造影（MRCP）でおおよその予測をしておく

- 外側区域切除・内側区域切除の左側肝切離を除いた解剖学的切除の場合，**切離ライン上に肝静脈以外の脈管が出ることがない**

- 肝切離面となる領域のドレナージ血管は極力温存し，血管処理は摘出直前に行う！
  →肝切離面領域の静脈還流が途絶えると，鬱血し，切離面からの静脈出血のコントロールが難しくなる！

- plate system内にはリンパ管や神経が入り組んで存在する．肝門部領域胆管癌では肝門板に容易に浸潤するため，手術の際には担癌領域のplate systemを一括で摘出する必要がある

- 門脈分岐や肝門部胆管合流形態に変異があった場合でも，前述のごとくそれらがすべて plate system 内でみられるため，グリソンを一括処理する限りは大きな問題にはならない．

  ただし，後区域グリソン枝が左肝管に合流するタイプで個別処理による左葉切除を施行する場合は，後区域グリソン枝の合流より右側で胆管を切離してしまうことがあるため十分に注意する！

● 文献

1) Strasberg SM：Nomenclature of hepatic anatomy and resections: a review of the Brisbane 2000 system. J Hepatobiliary Pancreat Surg, 12：351-355, 2005
2) 「肝臓の外科解剖 第2版」（竜　崇正/編著），pp103-118，医学書院，2011
3) Healey JE Jr：Clinical anatomic aspects of radical hepatic surgery. J Int Coll Surg, 22：542-550, 1954
4) 「Surgical anatomy of the liver revisited」（Couinaud C, ed），pp130-132, Acheve Dimprimer Sur Les Presses, 1989
5) Narita M, et al：Liver parenchymal sparing surgery for locally advanced gallbladder cancer with extracapsular lymph node invasion. World J Surg Oncol, 12：183, 2014

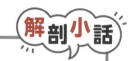

カントリー線？ レックス・カントリー線？

　日本の古い教科書には，左右肝臓の境界である胆嚢床と IVC を結ぶ線を"カントリー線"と記載しているが，これは1898年に Cantlie が最初に記述した，と Healey が紹介したためである[3]．しかし，1989年に Couinaud が，この境界を最初に記述したのは1888年の Hugo Rex の文献である，と報告したため[4]，現在の日本の「原発性肝癌取り扱い規約」では"レックス・カントリー線"と記載されるようになった．

右（左）肝動脈が温存されていれば左（右）肝動脈を切ってもよい？

　答えは Yes．

　前述のごとく plate system 内には左右肝動脈の交通枝が存在するため，原則的にどちらかが温存されていればよいことになっている[5]．かといって剥離操作をおろそかにしないように！

§1 一般外科

難易度 ★☆☆

12-2 肝臓手術 肝部分切除術

成田匡大

手術をイメージしよう

適応疾患	転移性肝癌・肝細胞癌・肝良性疾患など
手術体位	仰臥位
予想手術時間	3～5時間
出血量	50～300 g
主な合併症	後出血，胆汁漏，切除断端腫瘍陽性
特殊な使用器具	Kent式開創器，超音波吸引破砕装置，止血器具（水流滴下式バイポーラ，IO電極など），術中超音波および造影剤

　肝部分切除術は大きく分けて**切り離し切除**（図1）と**くりぬき切除**（図2）に分けられる．"切り離し切除"の方が簡単であるため，残肝容量に問題がなければ"切り離し切除"を術式として選択するようにプランニングする．

　肝部分切除は，切除部位により難易度が大きく異なってくる．解剖学的にアクセスが容易な領域（外側区域・S4・S5・S6）の難易度は比較的低いが，S7・S8といった肋骨に囲まれた領域の肝部分切除の難易度は必然的に高くなる．そのため，難易度の高い部分切除ではいかにワーキングスペースを確保するかが安全な手術施行の鍵を握る．肝切離前に肝臓を十分に脱転し，可能な限り術野を腹側に持ってきて，体表の浅い位置で肝実質切離を行うことが重要である．

手術手順 ▶▶▶

❶ 開腹：通常逆T字切開で開腹する．肝円索は結紮切離し，モスキート鉗子で把持しておく

> **コツ** S7・S8腫瘍の場合，安全な肝切離には十分な肝右葉の脱転授動が重要であり，皮切の右側縁は肋骨を意識して頭側方向に切り上げる．この操作により開胸操作を必要としないで十分な視野を確保することが可能である．

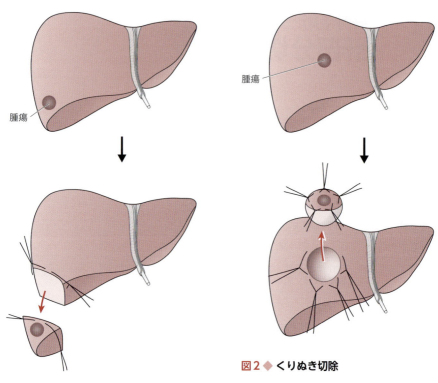

図1 ◆ 切り離し切除

図2 ◆ くりぬき切除

❷ **右葉もしくは外側区域の脱転授動**：腫瘍が手前の領域（S5・S4・S3）にある場合以外は，原則として担癌葉の脱転授動をしておく．授動の範囲・程度は腫瘍の位置によりいろいろだが，ワーキングスペースを十分に確保できるまで授動を行う．授動の詳細に関しては次稿（肝区域切除術，**p215**）を参照いただきたい

❸ **術中超音波検査**：まずはBモードで血管の走行と腫瘍の位置関係を確認しておく．その後，超音波造影剤（ソナゾイド®）を経静脈的に投与し，肝内転移もしくは他病変を検索する

❹ **胆嚢摘出術**：必要に応じて適宜行う

❺ **切離ラインのデザイン**：切り離し切除が可能かどうかを検討する．可能である場合はなるべく腹側→背側に切り離せるように場をつくる．S7腫瘍の場合だと，**図3**のように肝臓を脱転し，⬌の切離ラインで切り落とす

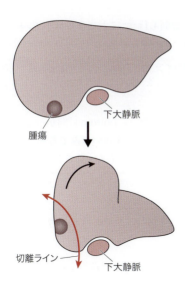

図3 ◆ S7腫瘍の切離ラインデザイン

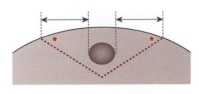

図4 ◆ 腫瘍底面のマージンをとるための切離ラインデザイン

> **コツ** 分化度の低い肝細胞癌や転移性肝癌においては切離断端のマージンを十分に確保する必要がある．マージンの確保で一番難しいのは腫瘍深部のマージンであり，腫瘍深部マージンを十分に取るためには，肝表面のマージンを大きめにとり，腫瘍のbottomのマージンと直線を描くようにまっすぐ切離するようデザインする（図4）．

❻ 肝切離〜標本摘出

切離ラインの左右にstay sutureをかけて肝切離を開始する．肝切離は術者と助手の共同作業が重要である．つまり，術者は左手に術者側の支持糸を持ち肝臓を手前に牽引，右手に超音波吸引破砕装置を持ち，肝切離を行う．第一助手は，左手に幅広の剪刀を持って肝切離断端を圧排しながら場をつくる．右手には水流滴下式バイポーラ（もしくはIO電極など）を持って術者が露出したグリソンの小分枝を適宜焼灼後，左手の剪刀で切離する．第二助手は助手側の支持糸を術者と線対称になるよう牽引し場をつくる

> **コツ** 第二助手が肝円索をしっかり牽引することにより肝臓は手前に引き出される．可能な限り術野を腹側に持ってきて，浅い位置で肝実質切離を行うことにより出血に対する対処が容易になる．

必要に応じて全葉阻血による反復流入血行遮断も行う．これによりグリソン枝からの出血はコントロールが可能となる

> **重要** 部分切除は解剖学的切除と違い，切離ライン上にグリソン分枝が露出する．術後の胆汁漏予防のため，必要に応じてグリソン枝を結紮もしくはエネルギーデバイスにてシーリングした後切離する．

くりぬき切除の場合，切離は基本的には左側と右側からbottomに向かって切離を行う．頭側と尾側の肝切離はあくまですそ野を広げる意味合いのみである．お椀型に摘出する，というよりかはスイカを切るように摘出するイメージで！

> **コツ** 切離途中で腫瘍の位置と切離ラインとの関係が不明瞭になったときは迷わずエコーで確認して切離ラインを微調整する．

bottom周囲には必ず腫瘍を栄養するグリソン枝があるため，これをきっちり同定して結紮し，標本を摘出する

❼ **止血確認・胆汁漏チェック**：胆汁の漏れは血液汚染のないガーゼを切離断端に押し当てて確認する．漏れがある場合は結紮もしくは縫合して術後の胆汁漏を予防する

術後の注意点

術後出血および胆汁漏に注意が必要．ドレーンが留置されている場合は術後1日および3日目にドレーン排液中のビリルビン値を検査する．

§1 一般外科

12-3 肝臓手術 肝区域切除術

難易度 ★★☆

成田匡大

手術をイメージしよう

適応疾患	転移性肝癌・肝細胞癌・肝良性疾患など
手術体位	仰臥位
予想手術時間	4〜7時間
出血量	200〜500g
主な合併症	後出血，胆汁漏，胆管狭窄（前区域切除の場合）
特殊な使用器具	Kent式開創器，超音波吸引破砕装置，止血器具（水流滴下式バイポーラ，IO電極など），術中超音波および造影剤

　肝区域切除術は外側区域切除・内側区域切除・前区域切除・後区域切除に分けられる．区域を摘出する，という意味では一括りに考えられるが，実際は外側・内側区域切除と前・後区域切除の2グループに分けることができる．

　外・内側区域切除に関しては，切離ライン上に（内側区域切除では左側のライン上に）グリソン枝が走行しているため，これらを適宜結紮切離しつつ頭側方向に肝切離を進める．つまり，肝切離を行いながら切離予定区域の血流遮断を行うことになる．一方，前・後区域切除は，切離前に肝門部から切離予定区域のグリソン枝を遮断することにより切離予定区域を決定し，肝切離を行う．つまり，前・後区域切除では切離ライン上にグリソン枝が露出することがない．

手術手順 ▶▶▶

❶ **開腹**：通常逆T字切開で開腹する．肝円索は結紮切離し，モスキート鉗子で把持しておく

> **コツ** 前・後区域切除の場合は十分な肝右葉の脱転授動が重要であり，皮切の右側縁は肋骨を意識して頭側方向に切り上げる．この操作により開胸操作を必要としないで十分な野を確保することが可能である．

❷ **肝臓の授動：**

【外側区域の授動（外側区域切除のみ）】
左三角靱帯を切離して左冠状間膜を左→右に向かって左肝静脈の下大静脈（IVC）流入部付近まで切離

> **コツ** 左三角靱帯を切離する際は，脾臓と肝臓の間にミクリッツガーゼを挿入して切離すると胃を損傷することなく切離が可能である．

【右葉の脱転授動（外側区域切除および一部の内側区域切除以外）】
内側区域切除でも腫瘍が大きい場合や肝硬変症例で肝臓の引き出しが不十分な場合では，右葉をある程度授動しておいた方が安全に肝切離を施行できる．
肝鎌状靱帯を肝表面に限りなく近い部位にて切離し，主幹肝静脈のIVC流入部を確認する

> **コツ** 内側区域切除の場合は中肝静脈のIVC流入部を，後区域切除の場合は右肝静脈のIVC流入部を，前区域切除の場合は両方をしっかりと同定しておく．

右冠状間膜を切離してbare area（無漿膜野）を剥離．術者は鑷子で横隔膜を把持し，助手に両手で肝臓を牽引させ，電気メスにて肝臓ぎりぎりのラインで右三角靱帯〜右冠状間膜を右肝静脈右側縁が露出するところまで切離する

> **重要** 切離ラインが肝表面から離れると横隔膜へ切り込んでしまうことがあるため注意．

さらに肝右葉を牽引挙上し，IVCの右側縁まで後腹膜との癒着を剥離する．そのまま頭側方向に剥離し，右副腎を後腹膜におとしておく．最終的にはIVCおよび右肝静脈右縁が露出するところまで十分に剥離しておく

> **コツ** 多くの症例で右副腎が肝右葉と固着しているため後腹膜との剥離の際は副腎からの出血に注意する．剥離途中で出血した場合は焼灼止血を試みず，電気メスで一気に剥離した後4-0 proleneにて縫合止血する．確実な止血には深く大きく針を通すことが重要であり，針のサイズは大きめがよい．副腎の剥離を中途半端に終わらせると，肝切離の際に副腎実質が裂けて思わぬ出血をきたすことがあるため，きっちりと後腹膜側におとしておく．

❸ **術中超音波検査：**まずはBモードで血管の走行と腫瘍の位置関係を確認しておく．その後，超音波造影剤（ソナゾイド®）を経静脈的に投与し，肝内転移もしくは他病変を検索する

❹ **胆嚢摘出術（外側区域切除以外）：**前・後区域切除では胆嚢を全層で切除し，胆嚢板を同時に摘出する胆嚢板胆摘を行うことにより，後のグリソン一括手技が容易になる．内側区域切除の場合はその限りではない．胆嚢摘出後，胆道造影用チューブを胆嚢管に挿入し，術中胆道造影の施行や，標本摘出後に色素を注入し，肝切離断端

からの胆汁漏がないかを確認するリークテストを行うこともある

❺ 切離ラインの決定：

【外側・内側区域切除の場合】

腫瘍がグリソン枝根部に近くない場合は無理に左グリソン枝を露出する必要はなく，ある程度のところで切離ラインを決め，電気メスにてマークする．

内側区域切除では左側の切離ラインのみを決めておく．右側の切離ラインはS4グリソン枝を処理することにより描出されるdemarcation lineをみてから決める

【前・後区域切除の場合】

胆嚢板胆摘後，胆嚢板・胆嚢管を切離せずに胆嚢を左尾側に牽引することにより胆嚢板の延長線上で肝門部から肝内にテント状に緊張がかかる部位が確認できる．この肝臓側に前区域グリソン枝がある（図1）

1）前区域グリソン枝の確保

左右のグリソン枝の間（図1の①と②の間）と前区域と後区域グリソン枝の間（図1の②と③の間）で鈍的に肝被膜から肝門板を剥離する

> **重要** 肝門板の剥離では肝被膜を露出するように剥離し，決して肝門板内に入らないこと！出血や後の胆汁漏の原因になる．

前区域グリソン枝根部では小グリソン枝が分枝するため，可及的に結紮・切離する．肝被膜と肝門板の間に2本の剪刀を挿入し，すきまを少しずつ開けていく．同様に前・後区域の分岐部と肝被膜との間も鈍的剥離を行い，すきまを広げる．これら左

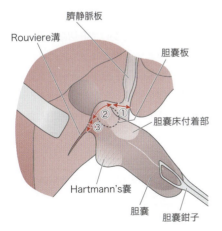

図1 ◆ グリソン枝の確保
①グリソン左枝，②前区域グリソン枝，③後区域グリソン枝

右のすきまをつなげることにより，前区域グリソン枝は安全に確保できる．その後，鉗子を挿入し前区域グリソン枝をテーピングする．

> **重要** 鉗子を通す際に少しでも抵抗がある場合は無理に鉗子を通さない．剥離が不十分であると考えられるため，再度左右からの鈍的剥離を行う．

前区域グリソン枝をクランプし，これにより描出されるdemarcation lineに沿って電気メスにて切離ラインをマークする．頭側の切離予定ラインは中肝静脈と右肝静脈のIVC流入部の間になる．クランプしたままで術中胆道造影を施行し，後区域胆管枝が描出されることを確認できたらクランプした位置で前区域グリソン枝を結紮しておく．

2）後区域グリソン枝の確保

後区域グリソン枝の確保は前区域グリソン枝を確保してから行うとよい．テーピングした前区域グリソン枝を左腹側に牽引して後区域グリソン枝頭側にすきまをつくる．次に肝十二指腸間膜を腹側に展開し尾状葉グリソン枝を確認する．このすぐ右側で肝門板を肝被膜に沿って鈍的に剥離し，後区域グリソン枝頭側のすきまと連続させ，後区域枝を確保する．

この操作が難しい場合は肝門部中央で右グリソン枝を確保し，前区域枝を引き算することにより後区域枝を確保することも可能である（この場合には尾状葉枝は後区域枝とともに確保される）．

後区域グリソン枝をクランプし，これにより描出されるdemarcation lineに沿って電気メスにて切離ラインをマークする．頭側の切離予定ラインは右肝静脈のIVC流入部背側になる．その後，クランプしたままで術中胆道造影を施行し，前区域胆管枝が描出されることを確認できたらクランプした位置で後区域グリソン枝を結紮しておく．

❻ 肝切離～標本摘出： 切離ラインの左右にstay sutureをかけて肝切離を開始する．肝切離は術者と助手の共同作業が重要である．つまり，術者は左手に術者側の支持糸を持ち肝臓を手前に牽引，右手に超音波吸引破砕装置を持ち，肝切離を行う．第一助手は，左手に幅広の剪刀を持って肝切離断端を圧排しながら場をつくる．右手には水流滴下式バイポーラ（もしくはIO電極など）を持って術者が露出したグリソンの小分枝を適宜焼灼後，左手の剪刀で切離する．第二助手は助手側の支持糸を術者と線対称になるよう牽引し場をつくる．

> **コツ** 第二助手が肝円索をしっかり牽引することにより肝臓は手前に引き出される．可能な限り術野を腹側に持ってきて，浅い位置で肝実質切離を行うことが重要．

【外側区域切除の場合】

切離ラインに沿って尾側から切離を開始する．S3 グリソン枝（G3）は比較的早期に同定できるが，すぐに結紮しにいかず，腹側の肝実質を十分に切離してから処理をする

> **コツ** グリソン枝の処理は，必ず腹側・頭側・尾側を十分に露出してから行う．頭側の剥離を怠ると，鉗子を通したときに出口と思っていた部位にグリソン分枝があることがあり，予期せぬ出血の原因となるためである．

G3 結紮切離後，頭側方向に切離を進め G2 の切離後左肝静脈を同定し，結紮切離

> **重要** 左肝静脈を末梢で処理した場合はその頭側に superficial vein が走行しているため，左肝静脈を切離した後も気を抜かない！

【内側区域切除の場合】

切離ラインに沿って尾側から切離を開始する．G4 は数本存在し，比較的早期から同定できるが，すぐに結紮しにいかず，腹側の肝実質を十分に切離してから処理をする．左グリソン枝本幹が露出した段階で切離ラインを右方向にむける

> **重要** 切離が進むと背側に切離を進めがちだが，内側区域の背側断端は左グリソン枝の腹側になるため，切り込みすぎると尾状葉に入ってしまい思わぬ出血や術後胆汁漏をきたすことがあるため注意する．

この段階で右側の demarcation line が出ているためこれに沿って尾側から肝切離をはじめる．切離のランドマークになるのは中肝静脈であるため，中肝静脈を露出するよう心がけながら切離を行う

> **重要** 切離ライン上にグリソン枝が横断する場合は切離ラインが左右どちらかに寄っているため，G4 か G5 かを見極めて切離ラインを修正する必要がある．

中肝静脈がみつかれば，S4 の drainage vein（V4）を V5 との合流部で切離後，中肝静脈の腹側と左側を露出するように肝切離を頭側方向に進める．ここまで来ると静脈からの出血が多くなる場合があるため，必要に応じて全葉阻血による反復流入血行遮断も行う

> **コツ** 静脈から出血した場合は深追いせずにガーゼを詰めて圧迫止血しながら出血点が切離面の頂上になるように周囲を切離し，出血点が頂点に達した時点で止血操作を試みる．

中肝静脈の左側が十分に露出できたら先ほどの切離ラインとつなげるべく切離ラインをすぐに左方向に向け，切離を続け標本摘出する

【前区域切除の場合】

左右肝臓の境界線であるRex-Cantlie lineに沿って切離を開始する

> **コツ** 手術台を少し左に傾けるとラインがS5寄りに入らず，まっすぐな切離ラインになりやすい．

内側区域同様，中肝静脈をみつけてこれに沿って切離を進める．V5とV4との合流部で切離後，中肝静脈腹側と右側を露出するように肝切離を頭側方向に進める．次にV8を切離して中肝静脈を全長にわたって露出．その後は切離ラインをすぐに右方向に向け，前区域グリソン枝結紮部位にむけて切離を行う

> **重要** 前区域背側の切離ラインは右・中肝静脈のIVC流入部と前区域結紮部位を結んだ線であり，後方の肝実質切離の際は，この2点を意識することが重要である．

demarcation lineに沿って前区域と後区域の間の肝実質を切離する．

切離面のランドマークである右肝静脈を露出し，これに沿って切離を頭側に進める．V8を切離後右肝静脈のIVC流入部を確認し，そのまま左側の切離ラインとつなげる．頭側から前区域グリソン枝結紮部位にむけて切離を行い，最後に前区域グリソン枝をもう一度結紮して摘出する（図2）

> **重要** 前区域グリソン枝の結紮切離は，腫瘍との切離マージンが許すのであれば，なるべく末梢で行う．術後の区域胆管狭窄を予防するためである．

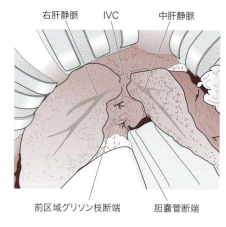

図2 ◆ 前区域切除終了時

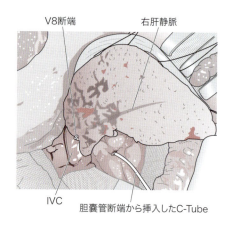

図3 ◆ 後区域切除終了時

【後区域切除の場合】

術者はstay sutureをしっかりと牽引して肝実質を手前に引き出し，demarcation lineに沿って前区域と後区域の間の肝実質を切離する．

前区域切除同様，切離面のランドマークである右肝静脈を露出し，これに沿って切離を頭側に進める．下右肝静脈がある症例では右肝静脈が確認できた時点で結紮切離しておく

> **コツ** 右肝静脈露出部位が常に切離面の頂上になるように剥離を進めていく．これは，肝切離で止血に難渋する血管が静脈であり，出血した場合でも止血操作が容易であり，肝臓を牽引挙上することにより静脈圧をコントロールできるためである．肝静脈露出部位が切離面の低い位置にあると血液がたまり，止血操作に難渋するだけでなく，切離ラインを見失う可能性もある．

頭側方向に切離を進めると，V7が同定できるため，これを結紮切離する．この操作により切離面の角度が開くため，右肝静脈後方の肝切離が容易になる．足側から切離を進め，後区域グリソン枝を同定する．その後，十分に周囲の肝実質を切離してからグリソン枝を2重結紮＋刺通結紮後切離する．この操作により術野がさらに広く展開される

> **コツ** グリソン枝切離後はポリエステルテープを残存した肝切離予定ライン背側に置き，hanging maneuverを用いて肝切離を継続する．これにより最背側の肝切離も手前側に引き出して行うことができる．

頭側方向に切離を進めて標本を摘出する（図3）

❼ 止血確認・胆汁漏チェック

十分に止血を確認する．内側区域および前区域切除のグリソン枝が露出する肝中央切除では胆汁漏のリスクが高いため，胆汁漏のチェックをしっかりと行う．胆嚢管に留置したチューブから色素を注入し，リークテストを行う．血液汚染のないガーゼを切離断端に押し当て，胆汁の漏れがないかをチェックする

> **コツ** 胆汁漏がある，もしくは疑わしい場合は胆嚢管に留置したチューブをC-tubeとして留置し直す．

術後の注意点

術後出血および胆汁漏に注意が必要．ドレーンが留置されている場合は術後1日目および3日目にドレーン排液中のビリルビン値を検査する．C-tubeを留置している症例では術後胆道造影を行い，問題なければ7日目以降に抜去する．

第3章 各科の手術手順と操作のポイント
§1 一般外科

難易度 ★★★

12-4 肝臓手術
肝葉切除術

成田匡大

● ● ● 手術をイメージしよう ● ● ●

適応疾患	転移性肝癌・肝細胞癌・腫瘤形成性肝内胆管癌・肝良性疾患など
手術体位	仰臥位
予想手術時間	6時間
出血量	250〜500g
主な合併症	後出血，胆汁漏，残肝容量不足による症状（腹水貯留・高ビリルビン血症の遷延など）
特殊な使用器具	Kent式開創器，超音波吸引破砕装置，止血器具（水流滴下式バイポーラ，IO電極など），術中超音波および造影剤

　肝葉切除術は右葉切除と左葉切除に分けられる．いずれも解剖学的切除であるため，基本的には切離ライン上にグリソン枝が露出することがない．また，支配領域の流入血流を肝切離に先行して遮断しておく必要がある．

　右葉切除は術前に適応症例か否かを十分に検討してから施行する必要がある．症例によっては残肝容量不足による諸症状（腹水貯留・高ビリルビン血症の遷延）が起こり，場合によっては致死的になることもあるためである．

手術手順 ▶▶▶

❶ **開腹**：通常逆T字切開で開腹する．肝円索は結紮切離し，モスキート鉗子で把持しておく

> **コツ**　右葉切除の場合は肝右葉の完全な脱転授動が重要であり，皮切の右側縁は肋骨を意識して頭側方向に切り上げる．この操作により開胸操作を必要としないで十分な野を確保することが可能である．

❷ 肝臓の授動：
【外側区域の授動（左葉切除の場合）】
左三角靭帯を切離した後，左冠状間膜を左→右に向かって左肝静脈の下大静脈（IVC）流入部付近まで切離

> **コツ** 左三角靭帯を切離する際は，脾臓と肝臓の間にミクリッツガーゼを挿入して切離すると胃壁を損傷することなく切離が可能である．

尾状葉を摘出しない左葉切除の場合は尾状葉と外側区域の間に付着している小網は切開せず，Arantius管（静脈管と呼ばれる胎児循環でみられた血管系の構造物で，門脈左枝臍部の起始部頭側から分岐して左肝静脈根部もしくはIVCに流入する）も通常は切離不要である

> **コツ** 外側区域を右上方に挙上して背側から左肝静脈のIVC流入部の結合組織をある程度剥離しておくと後の操作が楽になる．

【右葉の脱転授動（右葉切除の場合）】
肝鎌状靭帯を肝表面に限りなく近い部位にて切離し，右・中肝静脈のIVC流入部をしっかりと確認する

> **コツ** 右葉の巨大腫瘍で授動が難しい症例などでは，脱転授動は後回しにして肝切離を先行するanterior approachが必要な場合もある．このような症例ではIVCと肝臓の間に鉗子を通して肝臓後面をテーピングし，つり上げて肝切離を行うhanging maneuverが有効である．

右冠状間膜を切離してbare area（無漿膜野）を剥離．術者は鑷子で横隔膜を把持し，助手に両手で肝臓を牽引させ，電気メスにて肝臓ぎりぎりのラインで右三角靭帯〜右冠状間膜を右肝静脈右側縁が露出するところまで切離する

> **重要** 切離ラインが肝表面から離れると横隔膜へ切り込んでしまうことがあるため注意．

さらに肝右葉を牽引挙上し，IVCの右側縁まで後腹膜との癒着を剥離する．そのまま頭側方向に剥離し，右副腎を後腹膜におとしておく

> **コツ** 多くの症例で右副腎が肝右葉と固着しているため後腹膜との剥離の際は副腎からの出血に注意する．剥離途中で出血した場合は焼灼止血を試みず，電気メスで一気に剥離した後4-0 proleneにて縫合止血する．確実な止血には深く大きく針を通すことが重要であり，針のサイズは大きめがよい．副腎の剥離を中途半端に終わらせると，肝切離の際に副腎実質が裂けて思わぬ出血をきたすことがあるため，きっちりと後腹膜側におとしておく．

続いてIVCの真ん中より右側でIVCに流入する短肝静脈を適宜結紮切離する

> **コツ** 下右肝静脈が太い場合は結紮せずにテープをかけて置いておく．これは後区域のドレナージ血管を温存し，うっ血による肝切離中の出血を予防する，という意味合いである．

下大静脈靭帯を結紮切離し，右肝静脈を背側から露出．脱転授動はこれでいったん終了だが，可能であれば右肝静脈にテープをかけておく

❸ **術中超音波検査**：まずはBモードで血管の走行と腫瘍の位置関係を確認しておく．その後，超音波造影剤（ソナゾイド®）を経静脈的に投与し，肝内転移もしくは他病変を検索する

❹ **胆囊摘出術**：右葉切除で，前区域と後区域グリソン枝を分けて確保したい場合は胆囊を全層で切除し，胆囊板を同時に摘出する胆囊板胆摘を行うが，血管処理を個別で行う場合や右グリソン枝を一括で処理する場合は通常通りの胆摘でよい．
胆囊摘出後，胆道造影用チューブを胆囊管に挿入し，胆管走行を確認するため胆道造影を施行する

> **重要** 胆道造影は左葉切除の場合は必須である．これは，後区域胆管枝が左肝管に合流する変異が約10％強にみられるためである．その場合は，後枝の合流部より末梢側で胆管の処理を行う．

❺ **切離ラインの決定（流入血管の処理）**

流入血管への到達方法には次の3つの方法があげられる．
1) 鞘内到達法（intra-fascial access，いわゆる**個別処理**）：肝動脈，門脈を個別に処理する方法
2) 鞘外到達法（extra-fascial access，いわゆる**グリソン一括処理**）
3) 肝離断鞘外到達法（fissural access）：肝離断を先行してからグリソン一括処理を行う方法

【左葉切除の場合】
個別処理の場合は，まず肝十二指腸靭帯の左側肝臓寄りの漿膜を切開し，左肝動脈を同定．テーピングして尾側方向に剥離し，中肝動脈を同定．さらに尾側方向に剥離を進め右肝動脈の走行を確認．ここまできたら左・中肝動脈を結紮切離する．その背側頭側方向に門脈左枝があるため，これを剥離してテーピング

> **重要** 頭側で門脈を同定しないと，門脈本幹を門脈左枝と誤認することがあるため注意！テーピング後は必ずクランプテストを行い，超音波にて右肝内門脈の血流を確認する．

門脈左枝であることを確認後，結紮切離

> **重要** 門脈をテーピングする際は左側尾状葉（spiegel葉）に流入する門脈の分岐に気をつける．左葉切除では通常尾状葉を摘出しないため，この血管を温存する位置で剥離し，テーピングする．

グリソン一括処理の場合は，肝十二指腸靱帯を尾側に牽引し，肝円索をモスキート鉗子にて把持し，助手に垂直方向にしっかりと牽引してもらい場をつくる．続いて肝門部中央で鈍的に肝被膜から肝門板を剥離する．剥離方向は背側やや頭側で，出口を外側区域と尾状葉の間でArantius管腹側かつなるべく頭側寄りに設定する（図1）．

> **重要** 出口を尾側寄りに設定するとspiegel葉のグリソンを一緒に一括してしまうため，極力頭側寄りに設定すること．鉗子を入れる方向は，肝門部中央から水平よりやや腹側方向に（図1）．

流入血流を遮断するとほぼRex-Cantlie lineに沿ってdemarcation lineが描出されるため，電気メスにてマークする．頭側の切離ゴールは中肝静脈と左肝静脈の合流部に設定する

【右葉切除の場合】

個別処理の場合は，胆嚢摘出後に挿入した胆道造影用チューブを助手が垂直方向左側寄りに牽引し，総肝管後方を走行する右肝動脈を同定し，テーピングする．その背側で左側寄りに門脈の本幹が走行しているため，これもテーピングし，肝臓側に剥離を進める

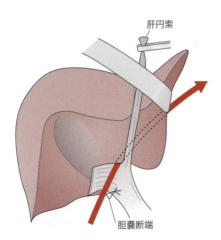

図1 ◆ 左葉切除におけるグリソン一括処理
➡：剥離方向

> **コツ** 助手は総肝管を腹側左側に圧排して視野を展開する．先の曲がったドベーキー鑷子を総肝管に引っかけて牽引するとよい．

門脈左枝の分岐を確認後，右枝をテーピングする．
門脈左枝から十分な切りしろをとって結紮もしくは血管鉗子にて把持後切離．モノフィラメント非吸収糸にて縫合閉鎖する

> **重要** 門脈右枝のテーピングの際，尾状葉枝があるため損傷しないよう注意する．温存が難しい場合や切りしろが十分にとれない場合は迷わず結紮切離する．

腫瘍が末梢に位置し，グリソン2次分枝分岐部から離れている場合はグリソン一括処理が可能である．**グリソン一括処理の場合**は，胆嚢板胆摘から前区域を確保，ついで後区域グリソン枝を確保する方法と，肝門部中央で右グリソン枝を一括で確保する方法がある．具体的な手技に関しては前稿（肝区域切除術, **p215**）を参照いただきたい．なお，胆嚢摘出後などで肝十二指腸靱帯へのアプローチが困難な症例では，**肝離断鞘外到達法**により流入血管の処理を行う場合もある

❻ 肝切離～標本摘出：

切離ラインの左右にstay sutureをかけて肝切離を開始する．肝切離は術者と助手の共同作業が重要である．つまり，術者は左手に術者側の支持糸を持ち肝臓を手前に牽引，右手に超音波吸引破砕装置を持ち，肝切離を行う．第一助手は，左手に幅広の剪刀を持って肝切離断端を圧排しながら場をつくる．右手には水流滴下式バイポーラ（もしくはIO電極など）を持って術者が露出したグリソンの小分枝を適宜焼灼後，左手の剪刀で切離する．第二助手は助手側の支持糸を術者と線対称になるよう牽引し場をつくる

> **コツ** 第二助手が肝円索をしっかり牽引することにより肝臓は手前に引き出される．可能な限り術野を腹側に持ってきて，浅い位置で肝実質切離を行うことが重要．

【左葉切除の場合】

Rex-Cantlie lineに沿って尾側から切離を開始する

> **コツ** 手術台を少し左に傾けると切離ラインがS5寄りに入らず，まっすぐな切離ラインになりやすい．

中肝静脈をみつけたらこれに沿って切離を進める．S5のdrainage vein（V5）とV4との合流部まで切離後，中肝静脈腹側と左側を露出するように肝切離を頭側方向に進める．背側の切離は中肝静脈を越えないで切離ラインをすぐに左方向に向け，グリソン・胆管切離予定部位にめがけて切離を進める．さらにV8を切離して中肝静脈を全長にわたって露出する

> **コツ** 左葉切除背側の切離ラインは中肝静脈背側と左グリソン枝根部を結んだ線であり，後方の肝実質切離の際は，この2点を意識することが重要である．この2点は意外と近いので注意．

処理するグリソン枝周囲の肝実質切離を十分に行った後，胆道造影を施行し胆管もしくはグリソン枝の切離部位を確認．可能であれば結紮が好ましいが，組織が分厚い場合は血管鉗子にて把持後モノフィラメント非吸収糸を用いたover and over sutureにて縫合閉鎖する．胆管切離後肝切離を再開し，左肝静脈を露出する．二重結紮切離でもよいが，太い場合は血管鉗子にて把持し切離．モノフィラメント非吸収糸を用いたover and over sutureにて縫合閉鎖し，標本を摘出する（図2）

> **重要** 腫瘍が左肝静脈の根部に近い場合以外は無理して左肝静脈を根部で処理する必要はない．根部での処理にこだわると中肝静脈が狭窄をきたすことがあるため注意する．

【右葉切除の場合】
Rex–Cantlie lineに沿って尾側から切離を開始する

> **コツ** 手術台を少し左に傾けるとラインがS5寄りに入らず，まっすぐな切離ラインになりやすい．

中肝静脈をみつけたらこれに沿って切離を進める．V5とV4との合流部まで切離後，中肝静脈腹側と右側を露出するように肝切離を頭側方向に進める

> **コツ** 中肝静脈露出部位が常に切離面の頂上になるように剥離を進めていく．これは，肝切離で止血に難渋する血管が静脈であり，出血した場合でも止血操作が容易であり，肝臓を牽引挙上することにより静脈圧をコントロールできるためである．肝静脈露出部位が切離面の低い位置にあると血液がたまり，止血操作に難渋するだけでなく，切離ラインを見失う可能性もある．

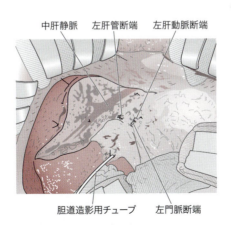

図2 ◆ 肝切離（左葉切除）

頭側方向に切離を進めると，V8が同定できるため，これを結紮切離する．この操作により切離面の角度が開くため，中肝静脈後方の肝切離が容易になる

> **コツ** 肝静脈からの出血がコントロールしにくい場合は静脈圧を下げる努力をする．麻酔科医師にお願いしてPEEPをOFFにしてもらう，ヘッドアップする，IVCのハーフクランプをする，など．

> **重要** グリソン一括もしくは個別処理した場合の右肝管の切離は胆管造影を行ってから施行することが望ましい（前・後区域グリソン枝をそれぞれで処理した場合はその限りではない）．術後に左肝管狭窄が起こらないためのリスクヘッジである．

グリソン切離により術野がさらに広く展開される

> **コツ** グリソン切離後はポリエステルテープを残存した肝切離予定ライン背側に置き，hanging maneuverを用いて肝切離を継続する．これにより最背側の肝切離も手前側に引き出して行うことができる．

頭側方向および背側の切離を進めるが，ここから先は尾状葉の領域になる場合が多いため，切離ライン上にグリソン枝が出てくる．適宜結紮切離しながら肝切離を進める．最後に右肝静脈を血管鉗子にて把持し切離．モノフィラメント非吸収糸を用いたover and over sutureにて縫合閉鎖し，標本を摘出する（図3）

❼ 止血確認・胆汁漏チェック：止血を確認後，胆嚢管に留置したチューブから色素を注入し，リークテストを行う．血液汚染のないガーゼを切離断端に押し当て，胆汁の漏れがないかをチェックする．なければチューブを抜去し，閉創する

> **コツ** 胆汁漏がある，もしくは疑わしい場合は胆嚢管に留置したチューブをC-tubeとして留置し直す．

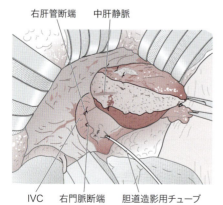

図3 ◆ 肝切離（右葉切除）

術後の注意点

- 術後出血および胆汁漏に注意が必要．ドレーンが留置されている場合は術後1日目および3日目にドレーン排液中のビリルビン値を検査する．C-tubeを留置している症例では術後に胆道造影を行い，問題なければ7日目以降に抜去する

- 残肝容量が不足している症例では感染に対して非常に脆弱になっている．感染をきたした場合重篤化しやすく，致死的になることも少なくないため，感染対策には十分に配慮する

§2 乳腺外科

1 解剖レクチャー 〜乳腺

枝園忠彦

正常乳房の基本的な組織像[1]

乳管腺葉系の構造

　乳腺には多数の乳管と小葉構造がある（図1）．1本の集合管に収束する乳管腺葉系はそれぞれ独立した管腔構造を有する．これらは，膠原線維性間質と脂肪組織（小

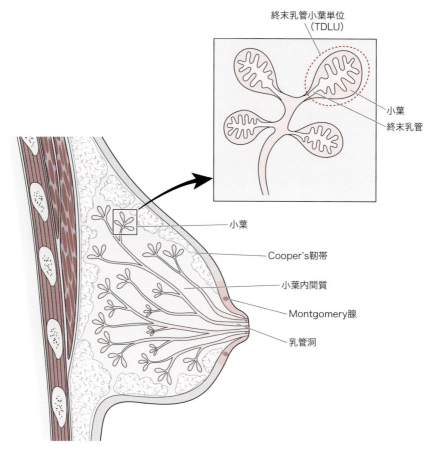

図1 ◆ 乳房断面

葉内間質）に取り囲まれて乳房を形成する．**終末乳管小葉単位（TDLU）**は末梢乳腺組織における機能単位として重要である．

乳腺の血管の解剖

　乳腺の血流はそのほとんどが内胸動脈と外側胸動脈より流れている（図2）．乳腺の60％（主に内側と中央部）は内胸動脈穿通枝から，30％（主に上外側部）は外側胸動脈から供給されている．その他，胸肩峰動脈の胸筋枝，第2～4肋間動脈の外側枝，胸背動脈からも血流がある．そして，内胸静脈・腋窩静脈・肋間静脈へ流れ込む．

乳管上皮の2層性

　乳管は，腺上皮細胞と筋上皮細胞が2層性をなす．

乳頭乳輪の構造

　乳頭には15～20本程度の乳管洞が開口する．

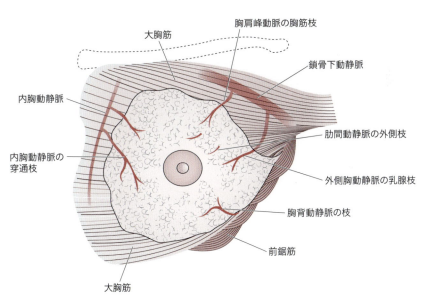

図2 ◆ 乳腺につながる血管

手術の際に知っておくべきポイント

乳腺組織像の生理的変動

- 思春期にはホルモンの影響を受けて乳管〜小葉が発達し，間質も同時に発達する
- 授乳期には分泌性変化が顕著になる
- 閉経後には，15〜20の乳管腺葉からなる乳腺実質は退縮する

● 文献
1)「乳腺腫瘍学」（日本乳癌学会/編），金原出版，2012
2)「Cancer of the Breast 5th edition」（Donegan WL and Spratt JS, eds），Saunders, 2002
3)「Diseases of the Breast 4th edition」（Harris JR, et al, eds），LWW, 2009

第3章 各科の手術手順と操作のポイント
§2 乳腺外科

難易度 ★☆☆

2 全乳房切除術

枝園忠彦

手術をイメージしよう

適応疾患	乳癌
手術体位	仰臥位
予想手術時間	1〜2時間
出血量	少量〜100 g
主な術中合併症	出血，皮弁損傷
特殊な使用器具	なし

　全乳房切除術（total mastectomy，Bt）では，広い術野で皮膚を含めて乳腺をすべて切除する（図1）．電気メスなどを使用して皮弁を作製する際，厚さを均一に保つことが重要である．

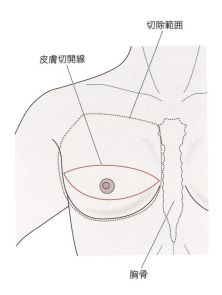

図1 ◆ 全乳房切除術の切除範囲と皮膚切開

手術手順 ▶▶▶

❶ 乳頭を中心に含む紡錘型に横切開を施行する．腫瘍が皮膚へ浸潤している場合は，腫瘍直上の皮膚を切除するように切開線の角度を調整する．皮膚切開線は乳房の大きさに合わせて切除後たるみがないようにし，創治癒の観点から内側は正中，外側は腋窩に切り込まないようにデザインすることが望ましい

❷ 第一助手に鋭鉤にて温存する皮膚を垂直に牽引させた状態で，術者は乳腺を手前に十分に牽引しながら皮弁を作製する．**切除範囲は頭側：鎖骨下縁1横指，内側：胸骨外縁，尾側：腹直筋付着部，外側：広背筋前縁を目標とする**．乳腺切除予定ラインでちょうど大胸筋面に達するように皮弁の厚みを調整する

> **コツ** 皮弁の厚みを均一に保つことを心がける．そのためには適度なカウンタートラクションと広い視野での操作が重要である．出血を防ぎ皮弁作成しやすくするために，あらかじめ皮下にボスミン®入りの生理食塩水を注入しておくこともある．

❸ 乳腺を把持鉗子で保持し手前垂直方向に牽引しながら，大胸筋より剥離する．浸潤癌の場合は大胸筋膜も切除するが，非浸潤癌の場合は温存することもある

> **コツ** 剥離に際して，胸壁から乳腺に垂直に流入する血管に注意する．特に内胸動脈からの穿通枝（**p231図2**参照）は術後出血の原因となることが多く，しっかりと止血を確認する．剥離を大胸筋線維に沿って進めると剥離が容易で血管を処理しやすい．

術後の注意点

　術後の合併症は，後出血に注意が必要である．動脈性の出血の場合はすぐに再開創して止血する．通常術後1日以内に起こるが，皮下に彎曲して挿入された吸引式ドレーンを抜去する際に再出血することがあり，ドレーン抜去後もしっかりと経過を見る．

乳房温存術
乳房円状または扇状部分切除術

枝園忠彦

● ● ● 　**手術をイメージしよう**　● ● ●

適応疾患	乳癌
手術体位	仰臥位
予想手術時間	1〜1.5時間
出血量	少量〜100g
主な術中合併症	出血，切除断端腫瘍陽性
特殊な使用器具	なし

　乳房温存術（partial mastectomy）では腫瘍の進展範囲を事前に正確に診断して，腫瘍を過不足なく切除することが重要となる．安易な温存術は，局所再発のリスクを上昇させるのみならず残存乳房の整容性も損なう可能性が高い（図1，2）．

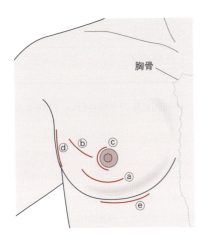

図1 ◆ 乳房温存術の皮膚切開
ⓐ皮膚割線に沿った弧状切開，ⓑ放射状切開，ⓒ乳輪縁に沿った切開，ⓓ前腋窩線に沿った切開，ⓔ乳房下溝線に沿った切開

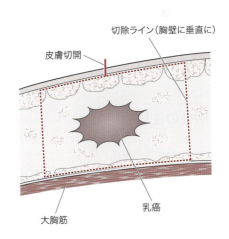

図2 ◆ 切除方法

乳房円状（lumpectomy or wide resection, Bp）または扇状（quadrantectomy, Bq）部分切除を行うことが多い．

手術手順 ▶▶▶

❶ 術前超音波検査にて腫瘍の位置を確認し腫瘍の進展範囲に合わせて切除乳腺のデザインを行う．進展範囲を正確に診断するためには乳腺MRIが有用である．デザインに合わせて皮膚切開を加える（図1）．腫瘍が皮膚に進展している場合は皮膚も切除する

> コツ　切開線を目立たないようにするために，乳輪・乳腺外側・乳房下溝線などを切開することもある．

❷ 第一助手に鋭鉤にて温存する皮膚を垂直に牽引させた状態で，術者は乳腺を手前に十分に牽引しながら皮弁を作製する．全乳房切除術と比べて狭いスペースでの操作になる．均一な厚みの皮弁を電気メスによる熱傷なく作製するためには，助手と息のあったこまめなカウンタートラクションが必要である．乳腺切除予定ラインよりも広めに十分に皮弁を作製しておくと，閉創時に乳腺切除部を周囲乳腺で埋める形成操作を行いやすい

> コツ　小さな創で行う場合，鑷子や鉤に電気メスが接触して皮膚を損傷することが多い．閉創まで創縁保護に注意が必要である．

❸ 切除予定ラインにおいて乳腺を大胸筋にまっすぐ垂直に切断し，大胸筋側を剥離して乳腺を摘出する（図2）．断端の評価をするために切除時マーキングを行う

> コツ　切除ラインに合わせて事前にインジゴカルミンなどの色素を注入しておくと切除ラインがわかりやすく，乳腺を垂直に切りやすくなる．

❹ 乳房がなるべく変形しないように，乳腺欠損部への周囲乳腺の充填を行い，閉創する

術後の注意点

温存術の場合，術後ドレーンを挿入することは稀である．そのため，後出血に十分注意が必要である．止血目的での圧迫は困難なことが多く，後出血を認めた際は，早めの再開創を考慮する．

● 文献

1)「外科医が修得すべき 乳がん手術」（大野真司/編），メジカルビュー，2011

第3章 各科の手術手順と操作のポイント

§2 乳腺外科

4 センチネルリンパ節生検および腋窩リンパ節郭清

難易度 ★★☆

枝園忠彦

● ● ● **手術をイメージしよう** ● ● ●

適応疾患	乳癌
手術体位	仰臥位
予想手術時間	30分～1.5時間
出血量	少量～100g
主な術中合併症	出血，神経損傷
特殊な使用器具	なし

　術前診断にてcN0（リンパ節転移を認めない）の症例においては，腋窩リンパ節転移がないことを確認する目的でセンチネルリンパ節生検（SN）が行われる．センチネルリンパ節とは，たくさんある腋窩リンパ節のうち最初に転移するリンパ節のことであり，その診断方法には色素法・RI法・蛍光法などがある．

　術前診断にて腋窩リンパ節転移が陽性の症例には郭清が行われる（Ax）．センチネルリンパ節が術中診断で転移陽性であった場合も適応となるが，近年の臨床試験結果から例えば以下の条件下では郭清省略も考慮される（図1）．

①T2（腫瘍径5 cm）以下
②センチネルリンパ節転移個数が2個以下
③温存術症例（術後照射あり）
④術後薬物療法あり

手術手順 ▶▶▶

センチネルリンパ節生検

❶ 乳輪部・腫瘍直上の皮下に色素を注入する

❷ RI法や蛍光法では，描出されたリンパ節の直上を切開しリンパ節を摘出する．色素

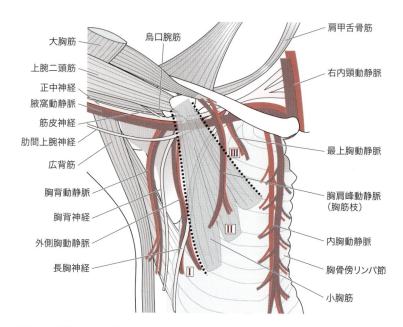

図1 ◆ 乳腺のリンパ節およびレベル区分

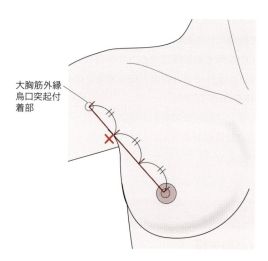

図2 ◆ センチネルリンパ節のメルクマール
✕：センチネルリンパ節のおおよその位置

単独の場合，乳頭と大胸筋外縁烏口突起付着部を結んだ線の乳頭から2/3の位置が一般的なセンチネルリンパ節のメルクマールとされる（図2）．「青く染まっている」および「RIカウンターまたはCCDカメラにて反応がある」リンパ節をセンチネルリンパ節として摘出し，迅速診断に提出する

> **コツ** 小さな切開創から操作を行うため，血管や神経（肋間上腕神経・下胸筋神経）などを損傷しないように注意が必要である．

腋窩リンパ節郭清

❶ 温存術の場合は腋窩に切開を加える．全切除の場合は乳腺切除と同じ創から，またSN後の場合は創を尾側に延長して操作を開始する

❷ 外側は広背筋をめざして切離を進める．広背筋前縁に沿って頭側に広背筋腱が見える高さまで剥離する．ここの操作で温存する胸背動静脈・神経を確認できることもある

❸ 頭側は腋窩静脈下縁まで剥離する．ここで外側胸動静脈，胸腹壁静脈がそれぞれ頭尾側方向に確認できるので，これを腋窩起始部で結紮切離する．またここで，やや背側にある**胸背動静脈・神経を必ず確認する**

❹ 内側の操作は大胸筋をめくるように剥離操作を進め，肋間上腕神経および下胸筋神経を確認する．肋間上腕神経は主に上腕内側の知覚神経であり，転移リンパ節からの節外浸潤が疑われる場合など，十分な転移リンパ節の郭清に支障をきたす場合は切離も考慮する．また，胸壁に沿って下降する長胸神経を確認し温存する

❺ 郭清は小胸筋外縁より外側をレベルⅠ，小胸筋背側・胸筋間（Rotter）リンパ節をレベルⅡ，小胸筋内縁より内側をレベルⅢと呼ぶ（図1 Ⅰ〜Ⅲ）．術前・術中のリンパ節転移診断にあわせて郭清範囲を決める

術後の注意点

腋窩操作後の合併症として患側上肢のリンパ浮腫があり，術後早期からのセルフケア（スキンケア，創の防止，リンパドレナージ）が予防に重要である．

● 文献

「臨床・病理 乳癌取扱い規約 第17版」（日本乳癌学会/編），2012

第3章 各科の手術手順と操作のポイント
§2 乳腺外科

難易度 ★★★

5 乳房再建術と皮下乳腺切除術

枝園忠彦

手術をイメージしよう

適応疾患	乳癌
手術体位	仰臥位，座位，側臥位など
予想手術時間	2～8時間
出血量	少量～300g
主な術中合併症	出血 ほか
特殊な使用器具	エキスパンダー，インプラントなど

　乳腺切除による，整容性の低下を補う目的で乳房再建が行われる．方法は，インプラントを挿入する方法（図1）と自家組織（広背筋皮弁・腹直筋皮弁・深下腹壁動脈穿通枝皮弁など，図2, 3）を移植する方法に分けられそれぞれ手技は異なる．再建手術のタイミングと回数によっても分類され，最終的な再建まで一度の手術ですべて行う一次一期再建から，いったん乳腺切除を行った後改めて，皮膚をエキスパンダーで拡張する手術を行い，十分に拡張が得られたら最終的な再建を行う二次二期手術まで大きく分けて4パターンがある（表1）．これらの再建術は近年，熟練した形成外科医によって行われることが多い．外科医はこれらの再建が必要に応じて，タイムリーに行われ整容性が保たれるように皮膚切開法や切除法を工夫する必要がある．再建を念頭に置いた切除術式として，皮下乳腺切除術〔Bt（SSM）またはNSM〕がある．

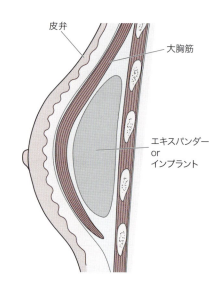

図1 ◆ エキスパンダー，またはインプラント挿入

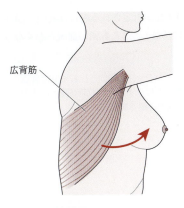

図2 ◆ 広背筋皮弁

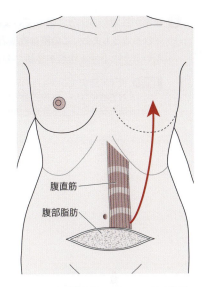

図3 ◆ 腹直筋皮弁，または深下腹壁動脈穿通枝皮弁

表1 ◆ 再建手術の分類

再建のタイミング	手術回数と内容
一次一期再建	一度の手術で切除と再建を完成させる
一次二期再建	一回目：切除＋エキスパンダー挿入 二回目：再建
二次一期再建	一回目：切除 二回目：再建
二次二期再建	一回目：切除 二回目：エキスパンダー挿入 三回目：再建

手術手順 ▶▶▶

① 皮膚切開の位置は，腫瘍の場所，乳房の大きさ，再建方法などに応じて前腋窩線，乳房下溝線，乳輪部などを選択する

② 皮弁作製と乳腺の摘出は全乳房切除術に準ずる（**p233**参照）が，皮膚は基本的にすべて温存するため皮弁の範囲が広範囲となり，手技は困難となる

❸ 腫瘍が乳頭から十分に離れていて，乳頭に癌の存在が否定される場合は乳頭が温存されることもある．この際は乳輪乳頭部を水平に切離し，また乳頭の血流が悪くならないように十分な注意が必要である

> **重要** 皮下乳腺切除術は術後の局所再発や合併症などの安全性が前向き比較試験で確認されてはいない．本術式選択には，熟練したチームによる十分な術前診断と再建の方法・タイミングを含めた慎重な治療戦略の計画が必要である．

第3章 各科の手術手順と操作のポイント

§3 呼吸器外科

1 解剖レクチャー ～肺

佐藤雅昭

はじめに

呼吸器外科の手術に必要な肺の解剖としてまず押さえるべきポイントは2点ある．1つは**中枢側の脈管の相対的位置関係と縦隔の各種構造物とのつながり**，もう1つは**末梢肺の区域を中心とした解剖**である．前者は肺葉切除を行ううえで必須の知識であり，後者は特に区域切除を行う場合や経気管支的に検査や処置を行うのに必要な，より専門性が高い解剖といえる（実習の医学部生でもS○など肺区域の解剖を意外と知っているのだが，これを実際の臨床で使いこなせるレベルになるには高い知識と経験が必要である）．

中枢側の脈管の相対的位置関係と縦隔の各種構造物とのつながり

押さえておくべき解剖学的構造

他の臓器の手術でもそうだが，呼吸器外科手術においても重要なのは，「どう術野を展開したときにどの構造がどう見えるか」である．解剖アトラスにある「本来の位置の」構造物をそのまま覚えるだけでは外科医に必要な解剖学習のタスクは半分しか達成していない．一方，どう術野を展開したときにどう見えるかという実践的な知識は，実際の手術術式と対応させて身につけてはじめて実になるといえる．そこでここではまず正常な位置の解剖のポイントを押さえ，あとの肺葉切除のセクション（p253参照）で，術野展開を反映させた解剖をカバーすることにする．

● 右肺門

肺動脈，肺静脈，気管・気管支が胸腔内にどこからどう出てくるかをまず考えてみる．肺動脈は心臓右室から出た肺動脈本幹が上行大動脈の左側で左右に分かれ心膜の翻転部を通過する（**図1Ⓐ**）．右側の肺動脈は上行大動脈の裏側，そして上大静脈の裏側，奇静脈の尾側から右胸腔に顔を出す．この間右肺動脈は心囊外にあるが，その前–下面は心囊に接している．

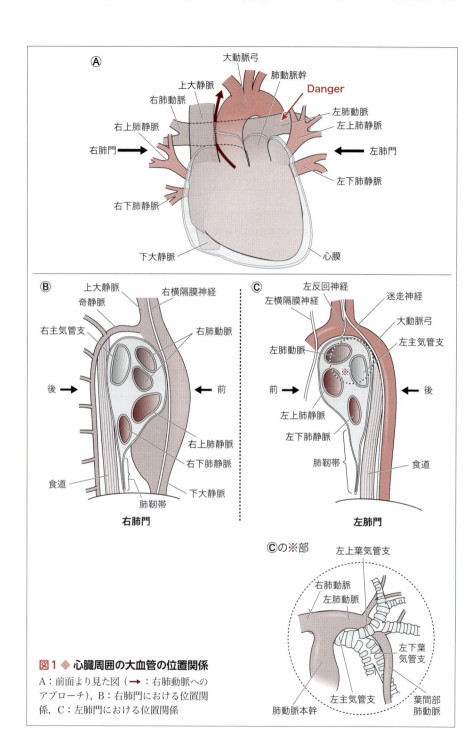

図1 ◆ 心臓周囲の大血管の位置関係
A：前面より見た図（→：右肺動脈へのアプローチ），B：右肺門における位置関係，C：左肺門における位置関係

右側の上下の肺静脈は通常別々に心膜翻転部を通過し左房に流入する．このとき右上肺静脈は上葉と中葉からの肺静脈が合流し，肺門の最前面で肺動脈の腹側やや尾側を通過する．

　一方右下肺静脈は通常下葉からの血流がすべて流れ込む．胸腔内では肺靱帯（肺門尾側の胸膜の折り返し）の最上部に位置する（図1Ⓑ）．心囊内での左房流入部は心臓の裏に落ち込むイメージになる．

　気管は右胸腔からは縦隔胸膜を隔ててすぐの位置にあるが左胸腔からは大動脈弓とその枝で隔てられている．奇静脈のレベルで左右に分岐し，右側はすぐに胸腔側に入ってくる．このとき右主気管支は肺動脈本幹の背側，肺門構造物では最も背側を通る．すぐに上葉気管支をほぼ直角に出し，中間幹が胸腔内をやはり肺門構造の最背側で下行し下肺静脈の前方に至る（下肺静脈のレベルでは下肺静脈が肺門構造の最背側となる）．

● 左肺門

　左肺動脈は肺動脈本幹から分かれてすぐに胸腔に入る．

　左主気管支は右側よりかなり長く，大動脈弓の尾側，左肺動脈の背側の縦隔内を通ってようやく胸腔内に出てくる．ここですぐに上葉と下葉の気管支に分かれるが，このとき肺動脈が上葉気管支を頭側から背側に回りこんで上下葉気管支の間（つまり葉間）に達する位置関係が重要になる（図1Ⓐ※）．左上下肺静脈はおよそ右と対照な位置関係で，上下大静脈がない分，心囊内での確保は容易である．

手術の際に知っておくべきポイント

- 右肺動脈は上行大動脈，上大静脈（SVC）の間で心囊内からアプローチできる（図1Ⓐ➡）．右肺動脈を処理する際，腫瘍の浸潤や血管損傷などで胸腔側から右肺動脈本幹にアプローチできない場合にここから心囊越しに右肺動脈を剝離・確保するテクニックは，手術の成否のみならず患者の生命を決する可能性がある

- 右肺門では最前面に上肺静脈，その後ろに肺動脈，気管支と並ぶ（図1Ⓑ）．したがって最初は怖く感じる右肺動脈の中枢の剝離は，上肺静脈の頭側から裏側に回りこむ感じになる

- 心囊内の右上肺静脈の左房流入部はSVCが右房に流入する位置にかなり近く，脳死ドナーの臓器摘出時に心臓外科側とのせめぎ合いで最も気を遣うところである．このとき左房と右房の間の心房間溝を少し剝離すると距離が稼げるが，これは中枢に浸潤した肺癌で左房に深めにクランプをかける際にも有効である

- 左右とも肺靭帯を切離した際に下肺静脈を損傷しないように注意が必要であるが，これは下肺静脈の下縁を確実に露出しようと思えば，肺靭帯からたどっていけばいいことも意味する

- 心囊内では右下肺静脈と下大静脈との間には心膜の折り返しが入り込むので，心囊内で右下肺静脈の中枢を回るときには下大静脈の損傷にも注意が必要になる

- 左側では心囊と接している肺動脈本幹の距離が非常に短い（すぐに胸腔内に出てしまう）のが特徴で，右側のように心囊内からの十分なアプローチが難しい．したがって左肺上葉切除で切離する必要がある左肺動脈の最初の分枝は呼吸器外科手術の中で最も危険な部位の1つで，損傷して中枢側に裂けた場合のリカバリーはかなり難しく術中死亡の原因となる（図1Ⓐ "Danger" 部）

- 左主気管支は縦隔を長い距離を通過してようやく分岐する．肺移植では主気管支で吻合不全が起きても縦隔組織で覆われ保存的に治療しやすく，肺葉切除でも気管支断端瘻の問題は右の方が起きやすい（特に右下，胸腔内に突き出る形になる）．一方，肺全摘では左側はいわゆるロングスタンプ（盲端になっている長い気管支が残る状態）になりやすく，喀痰貯留などのトラブルの原因となる

末梢肺の区域を中心とした解剖

押さえておくべき解剖学的構造

先に述べたように肺区域の解剖は非常に奥が深い．まずは気管支鏡の所見とあわせて，右10，左8に分かれる「大体の肺区域」を押さえておけばよいだろう．

また，ここで区域レベルの気管支，肺動脈，肺静脈の関係について簡単に述べる．**肺区域は気管支と，それに伴走する肺動脈が中心にあり，肺静脈が区域間の境界を走るというのが原則である**（図2）．肺静脈の枝が亜区域の間を走ることも多い．気管支と肺動脈の命名は，その区域にしたがって，A1（動脈），B1（気管支）……という具合である．

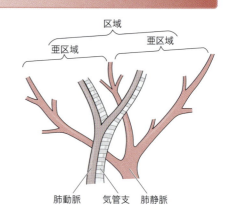

図2 ◆ 末梢気管支，肺動脈，肺静脈の位置関係

手術の際に知っておくべきポイント

- 実際は区域の分布には個人差がかなりあり，区域切除なども「その患者さんの解剖で」どうアプローチするかが重要になる
- 区域切除ではその患者の解剖をCTで外科医自身が読影して手術計画をたてることが非常に重要である．気管支，肺動脈，肺静脈の関係はCT読影でも非常に役立つ．これらの構造の相対的位置関係をみてはじめて区域が決まる

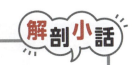

S○, A○と呼ぶのは日本だけ？

　ここからは他の教科書には書いていない持論（暴論？）を述べたい．まずS3とかA4とかいう呼び方は，世界の呼吸器外科医の間ではまだあまり受け入れられていない．いわばガラパゴス化した日本独自のものである．しかしS○，A○といった，区域名，区域肺動脈名は解剖を考えるうえで非常に有用なので，これから区域切除が広まるにつれ世界に浸透していくと思っている．一方，肺静脈に関しては区域間を走るため区域と脈管名にずれがあることが多い（が，そうでないこともある）．例えばV2cはS2とS3の間の静脈だというが，どうしてそういう命名になるのか筆者には未だに理解できない．私個人は正直，こうした命名はいつまでたっても覚えられないので，あきらめて「S2とS3の間のPV（肺静脈）」と呼ぶことにしている．何でも番号をつければアカデミックなような気になるのは大きな間違えで，みんなが共通の認識，普遍性をもって使えるところに名前をつける意味がある．

第3章 各科の手術手順と操作のポイント

§3 呼吸器外科

難易度 ★★★

2 肺部分切除術

佐藤雅昭

● ● ● ● **手術をイメージしよう** ● ● ● ●

適応疾患	リンパ節郭清が必須でない肺腫瘍性病変（良性腫瘍，転移性肺腫瘍，早期肺癌の一部），肺生検，気胸に対するブラ切除
手術体位	側臥位
予想手術時間	30〜60分
出血量	ほぼ0 g
主な術中合併症	腫瘍を発見できない，腫瘍に切り込む，肺損傷によるエアリーク
特殊な使用器具	なし

　中枢の血管処理が不要なため，研修医が最初に執刀を任される術式かもしれない．しかし，たかが部分切除，されど部分切除——実際にはさまざまなコツとピットフォールがある（図1Ⓐ，Ⓑ）．

手術手順 ▶▶▶

❶ **ポート作製**：片肺換気にしてもらい，想定される切除部位にアプローチしやすい部位にポートを置く．基本はカメラポートをホームベース，切除対象を2塁，操作ポートを1・3塁とする位置関係である．しかし対象が複数の場合もあり必ずしもこれにこだわる必要はない．
カメラ：第7肋間中腋窩線，術者：第4肋間前腋窩線，助手：第6-7肋間肩甲骨下は，肺葉切除（姫路式）に使用できる普遍的なポート位置であり，部分切除でもこの位置にポートを置いておけば困ることは少ない〔肺葉切除（**p253**）参照〕．触診が必要な場合，特に触診しやすい位置にポートを置くことが重要である（当たり前だが）．

❷ **病変の確認**：視診で確認できればよいが，小さい病変や深い病変は見ただけでわからないことも多い．必要に応じて触診を併用する．術前マーキングが必要なこともある

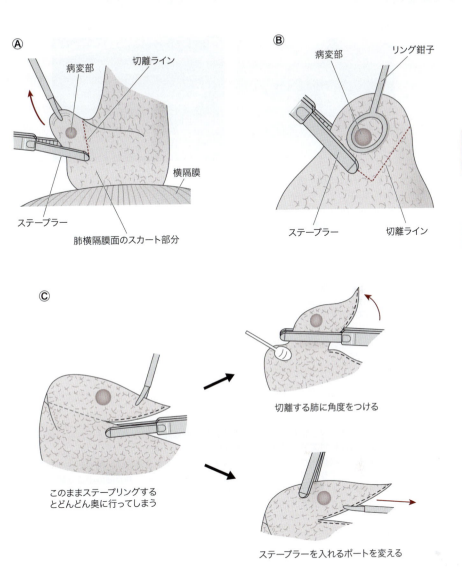

図1 ◆ 病変部の切離

> **コツ** 触診は1本の指だけでは難しい場合，2本の指で挟むようにするとわかることがある．場合により小開胸が必要になる．

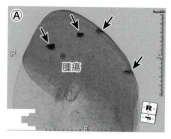
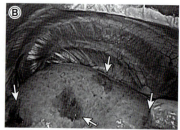

図2 ◆ VAL-MAP法によるマーキング
VAL-MAPによる肺表面の「マッピング」予想図（A）と実際の術中所見（B）．
矢印は4カ所のマッピングを示す．
(p15 Color Atlas ❸参照)

> **重要** 以前よりある術前マーキング法はCTガイド下にマーカー（フックワイヤーなど）を打ち込む方法だが，気胸の頻度が高く，空気塞栓という致命的な合併症のリスクも問題だった．現在はこれを克服するさまざまな方法が考案されている．筆者が現在ベストと信じるのは，気管支鏡下にインジゴカルミンを肺表面の複数個所に置くvirtual assisted lung mapping（VAL-MAP）[1]という方法で，肺にインジゴカルミンで地図を描くことで病変部位だけでなく，切離ラインの設定をすることもできる（図2）．

❸ **病変付近の把持と切離**：鉗子で肺を把持して，腫瘍性病変なら十分なマージンがとれる位置でステープリングする

> **コツ** 肺のうすっぺらな場所（中葉や舌区の端，肺横隔膜面のいわゆるスカート部分，肺尖）は比較的ステープリングしやすい（図1Ⓐ）．肺の「どてっぱら」（例：下葉の葉間や横隔膜面から遠い部分）にステープリングする場合は，肺をある程度変形させステープラーがかかりやすい状態にする必要がある．肺表面の小さな病変なら鉗子で持ち上げればいいが，ある程度深い病変や大きい病変はリング鉗子やケリー鉗子などですくい上げる形にしてステープリングする（図1Ⓑ）．

> **重要** ステープリングを一方向からのみ行うと，どんどん奥へ不必要に切れ込んでいき無駄に肺をとることになる．鉗子などで切る肺に角度をつけてやったり，ステープラーを入れるポートを変えるなどして必要十分な肺切除にとどめるよう，その都度工夫する（図1Ⓒ）．

> **コツ** ステープリングしてわずかに切り残すことはよくある．残す側の肺の端を直角鉗子などで挟んで切り残し部を切断し，2-0 silkなどを鉗子に回して結紮するとよい．

【糸針をかける場合】

角度の問題などでステープラーによる直線的な切離が不向きな場合や血管を巻き込んだ切離になる場合，鉗子で把持して最初に水平マットレス縫合を行い肺を切離し，それからover and over sutureで補強する（図3）

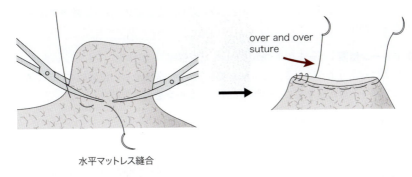

水平マットレス縫合

図3 ◆ 糸針をかける場合の切離

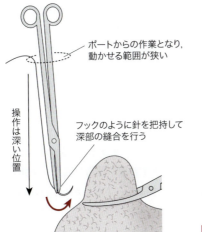

ポートからの作業となり，動かせる範囲が狭い

操作は深い位置

フックのように針を把持して深部の縫合を行う

図4 ◆ 深い位置での縫合のコツ

> **コツ** 開胸ならどうということはないが，小さなポートから深い位置で行う胸腔鏡下での縫合には相応の訓練が要る．針をフックのようにしてフォアあるいはバックハンドで深い位置で運針するとよい（**図4**）．これができるようになると，胸腔鏡手術の多くのcriticalな場面（例えば血管損傷など）に対処できるようになるし，開胸でも狭く深い，本当に厳しい場面（例えば肺移植時の心臓裏側の左房の縫合）にも耐えうる運針力が身につく．

❹ **リークテスト**：胸腔内を生理食塩水で満たし，両肺換気にしてもらう．ソラココットンなど肺を損傷しないもので押さえつつ，無気肺がなくなるよう加圧してもらい，気道内圧を 10 〜 15 cm に保ってもらう．リークがあれば原因を探る．ステープラーの脇の胸膜が裂けているような場合は 4-0 モノフィラメント糸などで縫合して補強す

る．補強したら再びリークテストを行う．必要に応じてフィブリン糊やタコシール®などを使用する

❺ **ドレーン留置**：ポートの1つからドレーンを留置，固定する．ドレーンの先端は通常肺尖に向かうようにする．外気胸を防ぎドレーン先端をよい位置にもってくるため，このポートの筋層を閉じ，一肋間上からドレーンを入れる場合もある

❻ **閉創**：各ポートを筋層，皮下，皮膚で閉じて終了する

術後の注意点

胸腔ドレーン管理

　リークがなければ必要に応じてクランプテスト（ドレーンを鉗子で遮断して一晩くらい様子をみてX線を撮る）を行い，ドレーンを抜去する．リークがある場合，本物のリークか，外気胸ではないか，スペースからの押し出しの空気でないかなどを考える．本物のリークがどうしても止まらない場合は，胸膜癒着術（自己血，ミノマイシン®，ピシバニール®など）や再手術も検討する．

チャンスを逃さない！

　ステープラーでの切り残し部の結紮や，ステープルライン補強のための縫合など，若い先生はチャンスが巡ってきたら，すかさず普段の練習の成果を発揮して滞りなく手技を完遂するようにしよう．近々血管の結紮も任されるかもしれない．やってみてはじめてわかる難しさもあるだろうが，そうした練習は手術室の外でもできる．外科医がステップアップするにはそんな普段の（不断の）努力が必要である．

● 文献

1) Sato M, et al：Use of virtual assisted lung mapping (VAL-MAP), a bronchoscopic multispot dye-marking technique using virtual images, for precise navigation of thoracoscopic sublobar lung resection. J Thorac Cardiovasc Surg, 147：1813-1819, 2014

3 肺葉切除術

第3章 各科の手術手順と操作のポイント
§3 呼吸器外科

難易度 ★★☆

佐藤雅昭

● ● ● 手術をイメージしよう ● ● ●

適応疾患	肺癌，ときに転移性肺腫瘍，肺感染症（MAC症や結核，アスペルギルス症など）
手術体位	側臥位
予想手術時間	2～3時間
出血量	約100g
主な術中合併症	肺動脈・肺静脈損傷による出血，肺瘻
特殊な使用器具	なし

　いずれの肺葉切除も，数本の肺動脈，1本の肺静脈，1本の気管支を切離し，2カ所の葉間の分葉不全部を切離すれば完成する．

　開胸か胸腔鏡下手術（VATS）か，VATSならポートをどこに置くかなどは，状況（腫瘍の浸潤部位や癒着など）によって変わってくる．われわれは通常，いわゆる「姫路式」といわれる姫路医療センターを中心に広まった「3ポート完全鏡視下VATS」を基本としている（図1）．この方法はどの肺葉の切除でも基本的に同じ位置にポートを置くことで対処できる利点がある．

肺葉切除の共通テクニック1：血管の剥離・結紮・切離

　肺静脈の剥離は，肺葉レベルなら鈍的剥離のみで大部分の作業を終えられる．吸引し鉗子による剥離は胸腔鏡下手術において非常に有用性が高い．肺動脈は肺静脈より弱いのでハサミで鋭的に血管鞘の下に入って剥離する方が安全で速い．

　肺動脈・肺静脈とも初心者にとって難しいのは管状の血管の裏面を剥離する場合だと思う．無理に直角鉗子で裏を通そうとすると血管損傷につながるので，上手に血管鞘の組織にテンションをかけて血管を「浮き上がらせ」て裏面まで剥離し，鉗子による剥離は最小限にとどめる．一度鉗子が裏を通ったら十分な距離の剥離をし，2-0 silkなどを通す．太い血管ならそのままステープラー（種類は白，キャメルなど）で切離，細めの血管なら中枢1重または2重結紮で切離する．末梢側のみエネルギーデバイスを使うこともあり時間短縮になる．

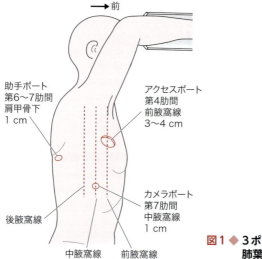

図1 ◆ 3ポート完全鏡視下VATS肺葉切除術のポート位置

肺葉切除の共通テクニック2：気管支の剥離・切離

　気管支の剥離では，血管損傷のような大出血の心配は少ないが，あまりに手荒く扱えば当然，穴が開く．気管支周囲のリンパ組織と気管支動脈を可及的に止血しながら剥きあげるのがよい．メッツェンバームを半開きにしてこすり上げたり，ツッペルでこすり上げるなどのテクニックがある．止血に電気メスは有用だが，使い方を誤れば気管支壁の損傷や疎血の原因となり注意が必要である．特に気管支断端の疎血は，気管支断端瘻-膿胸という，時に致命的な合併症の原因となる．中枢側に残る気管支の剥きすぎに注意するとともに，悪い栄養状態や石灰化，直前の化学・放射線療法など，気管支断端の創傷治療に不安がある場合は，断端被覆（脂肪・筋肉弁）も考慮する．

肺葉切除の共通テクニック3：葉間作製

　葉間が最初からすべてパックリ分かれていることはむしろ少なく，葉間をある程度人為的に分ける葉間作製と，そのための「トンネリング」が必須である．

　トンネリングとは，葉間肺動脈側と，肺門前方や後方を鉗子で通しておくことで，そこにステープラーをかけるなどして葉間を作製することである．しかし初心者にとってトンネリングは，肺を隔てた遥か向こうにトンネルを掘る作業のように思えてなかなか難しい．これがスムーズにできるようになれば中級者以上といえるだろう．ポイントは，**正しい位置と角度で鉗子が通せれば，その距離は驚くほどわずか（1 cmくらい）しかないトンネルの入り口と出口がどうつながるかをイメージする**ことである．

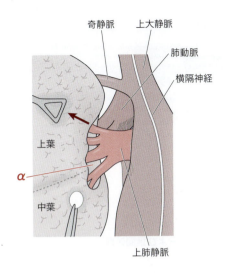
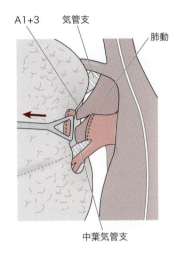

図2-1 ◆ 右肺上葉切除:肺門および葉間処理

図2-2 ◆ 右肺上葉切除:肺門および葉間処理

手術手順 ▶▶▶

右肺上葉切除

① **ポート設置**:図1の通り

② **肺門前方処理**:上葉を背側に展開して肺門前方を見せる(図2-1).横隔神経を意識してその背側で上肺静脈を剥離,上葉・中葉の肺静脈を確認して上葉肺静脈下縁を剥離する.この背側には中葉気管支,葉間に向かう肺動脈があるので意識する(図2-1 α).ここは上中葉間のトンネルの出口になる.先に肺静脈と肺動脈の間の比較的硬い結合組織(図2-1)を切離し肺門頭側の胸膜も切離しておくと両者の関係が見やすくなる.上葉肺静脈の裏面を十分剥離したらステープラーで切離する(助手ポートから通常可能).切離した上葉肺静脈の断端を助手が持ち上げると,裏側の肺動脈がよく見える(図2-2)

③ **肺門頭側処理**:上葉を尾側に展開し,肺門頭側の胸膜を剥離してA1+3を剥離,切離する.この位置の肺動脈はバリエーションに富むので,まだもう1本枝があるのではないかと常に意識する.その奥(背側)は気管支があるので,この視野から上葉気管支の前面~頭側を剥離しておく

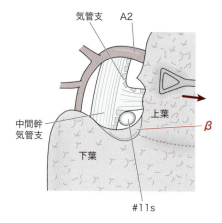

図 2-3 ◆ 右肺上葉切除：肺門および葉間処理

❹ **肺門背側処理**：上葉を前方に展開して肺門頭側の胸膜切開を背尾側に延長する．上葉気管支と中間幹の角を十分露出する（図2-3）．気管支の硬さを頼りに剥離すれば比較的容易に「角」を確認でき，そしてそのすぐ上に背中側からみた#11sリンパ節が確認できる．ここが上下葉間のトンネリングの出口になる（図2-3 β）．

❺ **葉間処理**：上葉を頭側に展開して葉間肺動脈を露出する（図2-4 Ⓐ）．多くの場合ascending A2が確認できるので，これを剥離し切離する．下葉に向かう最初の枝であるA6が確認できたら，そのやや頭背側が上下葉間のトンネルの入り口になる（図2-4 β′）

> **コツ** 葉間部肺動脈の露出やA2処理に，上中葉間を横切る肺静脈のV2が邪魔に思えるかもしれないが，これは切る必要はなく，上に跳ね除ければA2の処理ができる．S6からの枝が流入している場合は肺動脈の上（つまり葉間）をブリッジするので電気メスなどで処理する必要がある．

> **コツ** 初心者はトンネルを掘ろうと意識するあまり肺動脈と水平に剥離して肺実質に掘り込み出血させてしまいがちである．むしろ**肺動脈の裏面に垂直に近い角度で少し剥離**すると，肺動脈に伴走する気管支の層に進むことができるはずで，ここに#11sリンパ節が確認される（図2-4 Ⓑ, Ⓒ）．

❻ **上下葉間作製**：葉間側のβ′から#11sリンパ節の外側で剥離すると背側のβの部分（図2-3 β）に容易に出ることができトンネリングが完成する（図2-4）．鉗子を通すときには，上下葉間の肺実質を軽く持ち上げると，貫通しなければならない組織にテンションがかかるためトンネリングしやすい．ここで上下葉間を電気メス，ステープラーなどで作製する

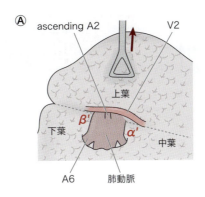

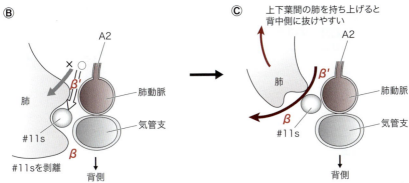

図2-4 ◆ 右肺上葉切除：肺門および葉間処理

❼ **気管支処理**：そのまま上葉の葉間面を頭側に持ち上げると上葉気管支の尾側が出るのでこれを剥きあげる（**図2-5**）．#11sリンパ節が邪魔であればこれを先に切離する．先に気管支前面の剥離は終わっているので，この層とつながったら気管支をステープリングし切断する．この際，中間気管支幹が狭窄しないか，切る前に両側換気で中下葉に含気が容易に戻ることを確認する

❽ **上中葉間作製**：最後に残った上中葉間をトンネリングするが，葉間側から肺動脈とV2の交点（**図2-4 α′**）からほぼ垂直に，肺動脈の側壁に沿わせて剥離すれば**図2-1 α**の部分に抜けトンネリングが完成する

> **重要** 高い位置から出て中葉に向かうA4があることがあるので注意する．実際にここのトンネリング～ステープリングは，上中葉間の分葉が悪い場合は介在する肺が大きく，展開が意外に難しい．その場合，末梢側の葉間を先に少しステープリングしておくと葉間からステープリングする距離が短くなり見通しが立ちやすい（**図2-6**）．また背中側の助手ポートにカメラを入れ替えると，肺動脈を乗り越えてV2の根元から**図2-1 α**の部分に抜ける様子がよく見える（**図2-6 →**）．切除した上葉は袋に入れて摘出する．

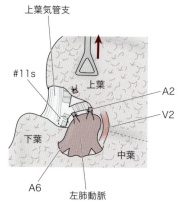

図 2-5 ◆ 右肺上葉切除：肺門および葉間処理

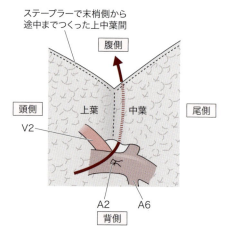

図 2-6 ◆ 右肺上葉切除：肺門および葉間処理

右肺中葉切除

❶ **ポート設置**：図1の通り

❷ **中葉肺静脈処理**：上葉と下葉の間にあり，実は意外に難しい．まず肺門前方から中葉肺静脈を剥離する（図2-1の視野）．この視野から中葉を頭側に牽引して尾背側にも剥離を進めると，中・下葉の気管支にあたるので，これを末梢に剥きあげるようにし，下肺静脈の前上縁まで確認しておく．中・下葉の気管支の間にあるのは#11iリンパ節の裏側で，ここが中下葉間トンネリングの出口になる（図3-Ⓐγ）．中葉肺静脈は先に結紮切離しておいてよい

❸ **葉間部処理〜中下葉間作成**：葉間側から肺動脈を露出しA5（またはA4＋5）を切離する．邪魔なら先に#11iリンパ節を切離してもよい．裏側に中葉気管支の下縁が確認できるので，その尾側からトンネリングして中下葉間を作成する（図3Ⓑ）

❹ **気管支処理**：中葉を持ち上げて中葉気管支を全周にわたり剥離してステープラーで切断する．A4があれば，その下縁がよく見えるので安全に剥離，切離ができる（かなり頭側から出るA4の剥離は意外に難しいので，尾側から順番に構造物を切離すると安全に処理できる）

❺ **上中葉間作成**：ここまでくると上中葉間の作成は比較的容易である．上葉切除と同じ要領で上中葉間を作製し（図2-6）中葉を摘出する

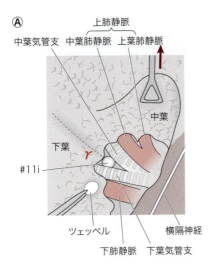

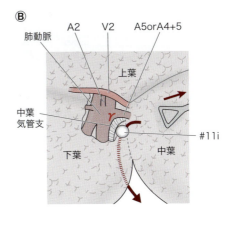

中葉肺静脈下縁から尾背側に胸膜を切開し，鈍的に剥き上げる

図3 ◆ 右肺中葉切除：中葉肺静脈・葉間処理

右肺下葉切除

❶ **肺靱帯切離〜下肺静脈背側露出**：まず下葉を頭側に展開し，肺靱帯を切離する（図4-1）．肺靱帯は折り返した胸膜が重なった構造で，その中にリンパ節や細かい血管が入っているので，層を意識して尾側から頭側に切離する（図4-1の①，②）．ある程度のところで下肺静脈が出てくるので，まず背側から縦隔胸膜を切り上げて下肺静脈背側を露出し上縁を確認する．そのまま胸膜を切り上げて，上下葉間トンネリングの出口になる上葉気管支と中間幹の間の角を確認するところまでいっておく（図2-3β：図4-1βと同じ位置）．

❷ **下肺静脈腹側露出〜切離**：肺靱帯上縁から下肺静脈前方に剥離を進め，下肺静脈上縁から背側に貫通して下肺静脈を周回，切離する（図4-2）．またこの部分からやや前方に鈍的剥離を進めれば，下葉気管支，中葉気管支，中葉肺静脈下縁が確認できる．これが中下葉間トンネリングの出口になる（図4-2γ）．

❸ **葉間部処理〜葉間作製**：今度は葉間側から肺動脈を露出する．図2-4の要領で上下葉間を作製する．また図3Ⓑの要領で中下葉間を作成する．肺動脈はA6とbasal arteryを一括処理してもよいし，離れていればA6を別に結紮切離してもよい

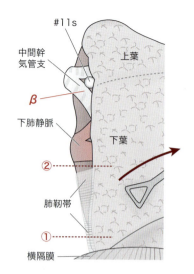

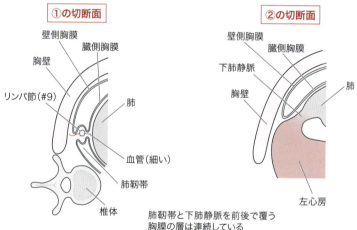

図 4-1 ◆ 右肺下葉切除：肺靱帯と下肺静脈の関係

> **重要** 先に肺動脈を処理してから葉間をつくってもよいのだが，肺動脈を先に切ると中枢側の肺動脈が頭側に引っ張られる．この位置で A5 または A4 + 5 の尾側から中下葉間のトンネリングをしようとすると，想定より頭側でトンネルの入り口を作成することになり，容易に中葉気管支を巻き込むので注意が必要である（図4-3）．
> また，慣れてくると，中下葉間は出血の危険のある構造物がないため，葉間からの剥離だけでエイッと鉗子を通してしまいたくなる．このとき細い中葉気管支は容易に鉗子に巻き込まれてしまう（中葉気管支の頭側で鉗子が通ってしまう）．このことに気づかずステープラーを走らせると，中葉気管支を切断し，下葉切除のはずが中

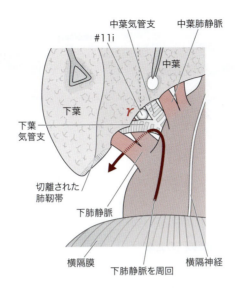

図4-2 ◆ 右肺下葉切除：下肺静脈上縁をまわる

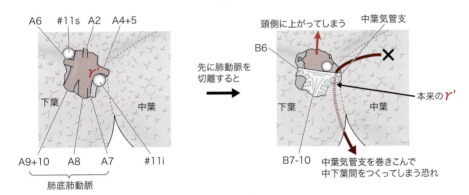

図4-3 ◆ 右肺下葉切除：中下葉間作製時，中葉気管支に注意

下葉切除をせざるを得なくなってしまう．予防法としては，裏面からの剥離（図4-2）を怠らない，中葉気管支を確認する，ステープラーを閉じた状態で，刃を走らせる前に両肺換気にしてもらい，中葉に空気が入るか確認する，などのことをルーチンにしておくことだろう．

過去の（痛い）経験からは，こうしたことが起こるのは大抵癒着がひどかったり腫瘍が迫っていたりして，トンネルの両側を十分に剥離できない状況においてである．それでもステープラーを走らせる前の両肺換気を必ずすることにしておけば防げるはずのミスである．

❹ **気管支処理**：最後に残った下葉気管支をステープリングして下葉切除となる

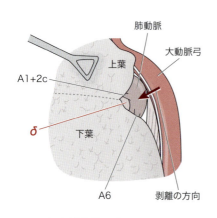

図5-1 ◆ 左肺上葉切除：背側肺門の剥離

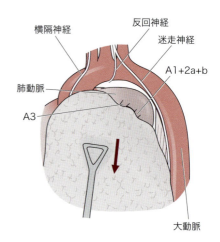

図5-2 ◆ 左肺上葉切除：頭側肺門の剥離

左肺上葉切除

❶ **背側肺門剥離**：まず上葉を前方に展開し，背側肺門の縦隔胸膜を切開すると，葉間へと向かう肺動脈が容易に同定できる．この位置からある程度前方に肺動脈を剥離しておくとA6やA1＋2cなどの分枝まで確認できる．ここが後方の葉間トンネリングの出口になる（図5-1 δ）．

❷ **頭側肺門剥離**：背側から頭側に胸膜切開を広げA1＋2a＋bを切離，A3を確認しておく．この付近の縦隔胸膜の剥離では半回神経や迷走神経，さらに前方の横隔神経に気をつける（図5-2）．

❸ **上肺静脈処理**：続いて上葉を背側に展開する．ここがこの手術の山場になる．まず，上肺静脈の剥離を行う（図5-3）．裏には肺動脈（A3や，場合によっては縦隔型とよばれる舌区にいたる肺動脈）があるので裏面の剥離には特に注意する．

> **コツ** 上肺静脈はできるだけ中枢，心嚢付近で周回すること．末梢にいくと扇状に枝が広がり剥離する距離が長くなるうえ，肺動脈と交叉する部位にも近くなる．どうしても回りにくければ上区と舌区の肺静脈を分けて処理してもよい．

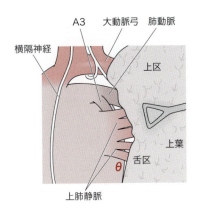

図5-3 ◆ 左肺上葉切除：腹側肺門の剥離

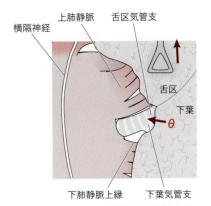

図5-4 ◆ 左肺上葉切除：腹側肺門から上下気管支分岐部の露出

そのまま上肺静脈の尾側を剥離し，舌区を頭側に牽引し前方葉間トンネリングの出口になる上下葉気管支分岐部を剥離したうえで，さらに下肺静脈の上縁も確認しておく（図5-4）．ここまで確認して上肺静脈を周回できたら，切離する

> **重要** 左側では稀に上下肺静脈が共通幹として心嚢から出ていることがあり，誤って下肺静脈まで切らないように注意が必要である．つまり下肺静脈を確認してから上肺静脈を切ることが重要．

❹ **A3の切離**：A3が前方からも容易に剥離できるので，安全にA3を処理する（図5-3）．A3の裏には上葉気管支の前頭側面が出るので剥離しておく

> **重要** 解剖の稿（p243参照）で述べたように左肺動脈は心膜から本幹への距離が短く損傷時のリカバリーが困難なことが多い．最初の枝であるA3を処理する左肺上葉切除は肺葉切除術の中では最も危険な手術である．

❺ **葉間部肺動脈処理～葉間作製**：葉間肺動脈を剥離同定する．A1＋2cを確認し切離，舌区への枝（A4，A5．ここは多くのバリエーションあり）も順次切離する．A6を確認し，さらに背側に剥離を進めると，背側から剥離した部分（図5-1δ）に容易につながる（図5-5）．ここで後方の葉間を電気メス，ステープラーなどで作製する．またこの位置から上葉を前頭側に牽引すると切離したA1＋2cの裏から上葉気管支の背側面が出るので可能な範囲で剥離しておく（図5-6）．再度葉間側に回って図5-5，6のθ′から図5-3，4のθに向かってトンネリングし後方の葉間を作製する

❻ **気管支切断**：残った気管支を切断して上葉を摘出する

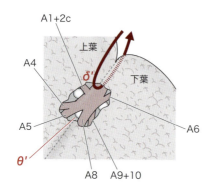
図 5-5 ◆ 左肺上葉切除：後方の葉間作製

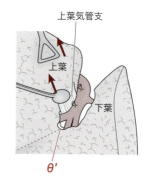
図 5-6 ◆ 左肺上葉切除：前側の葉間作製

左肺下葉切除

❶ **肺靭帯切離〜肺門背側剥離**：右下葉切除と同様に下葉を前頭方に展開し肺靭帯を切離し下肺静脈を確認する．そのまま頭側に下肺静脈後面の胸膜を切開していくと，その頭側に気管支，そして肺動脈を確認できる（図6Ⓐ）．後方上下葉間トンネリングの出口になるこの部分の肺動脈を葉間に向かってある程度剥離しておく（図6Ⓐ➡）．

❷ **下肺静脈腹側剥離〜舌肺静脈切離**：下葉を背頭側に展開し，確認していた下肺静脈下縁から頭側に向かって下肺静脈前面を剥離して上縁を確認する．ここで背側に貫通できるので下肺静脈を周回したことになる．すぐに下肺静脈を切離せず，ここからさらに前頭側に剥離を進めて下葉気管支の尾側面から上肺静脈下縁を同定し，肺静脈が共通幹でないことを確認するのが重要である．結果的にこの操作は前方葉間トンネリングの出口を剥離することにもなる（図6Ⓑ）．ここで下肺静脈を切離してよい

❸ **葉間部処理〜葉間作製**：まず，葉間から肺動脈を確認し，図5-3の要領で後方の葉間を作製する．次にA6と底区肺動脈を処理する．多くの場合対面から舌区肺動脈が出るので，A6と底区肺動脈は別に処理した方がいい場合が多い．A8前方から図5-5, 6 θ′の位置から前方葉間をトンネリングし，葉間作製

❹ **下葉気管支処理**：切離した肺動脈裏面の下葉気管支の頭側を剥離すれば，ほぼ下葉気管支を一周したことになり気管支を切断，下葉切除となる（図6Ⓒ）

リンパ節郭清

肺癌における縦隔の一括でのリンパ節郭清の基本は，リンパ節を切除するというより，リンパ節がある領域を囲む主要構造を剥離・露出していき，その結果とれてき

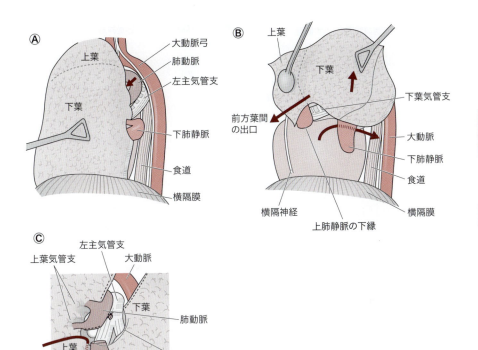

図6 ◆ 左肺下葉切除

た脂肪結合組織とリンパ節を一塊にして切除することである．いずれも縦隔胸膜を広く切開して操作を行う．

❶ **右上縦隔郭清**：右上下部気管傍リンパ節，#2R・#4Rを上大静脈背面，奇静脈，迷走神経，気管前面，大動脈〜腕頭動脈尾側面といった構造から剥離する（図7Ⓐ上部）．この結果切離した組織を奇静脈の裏から右主気管支に沿って尾側に引きずり出し，さらに右主気管支周囲リンパ節（#10R）も一緒に切離する．なお，#4Rリンパ節の背側下端（食道，奇静脈が交叉するあたり）は，リンパ流が豊富で最も乳び胸を起こしやすいポイントなので（図7Ⓐ○），しっかり結紮またはクリッピングしておくのがよい

❷ **右からの気管分岐下リンパ節（#7）郭清**：右からの#7リンパ節郭清の場合切離は左房裏面，気管支（右主気管支〜中間幹），食道からの剥離となる（図7Ⓐ下部）．右肺下葉切除の場合，気管支を切る前にこの部分の郭清を済ませる方がやりやすいことがある

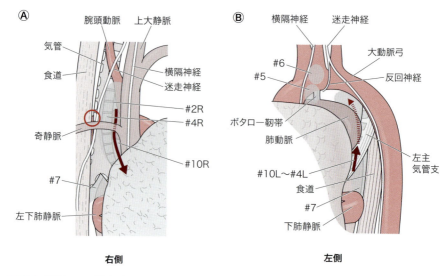

図7 ◆ 縦隔リンパ節郭清

❸ **左上縦隔郭清**：大動脈弓部の横隔神経と迷走神経に挟まれた傍大動脈リンパ節（#6）と，ほぼ連続して大動脈弓からボタロー靱帯へと向かう，大動脈下リンパ節（#5）を切離する（図7Ⓑ上部）．左主気管支周囲リンパ節（#10L）から左下部気管傍リンパ節#4Lは，背中側に回り込む肺動脈を十分に剝離し，左主気管支との間の組織を大動脈弓の下，ボタロー靱帯へと向かって剝離する（図7Ⓑ➡）．#10Lと#4Lリンパ節の境界は曖昧で，また高い位置の#4Lリンパ節まで切離しようとすると，大動脈を脱転するか，正中切開でアプローチする必要がある（N2と診断され術前補助療法の入った症例では，これらの郭清も念頭においてアプローチ法を検討する必要がある）

❹ **左からの気管分岐下リンパ節（#7）郭清**：左側からの#7リンパ節切離は左主気管支下縁，食道前縁，左下肺静脈上縁〜左房裏面からの切離となる（図7Ⓑ下部）．左肺下葉切除の場合，気管支を切る前にこの部分の郭清を済ませる方がやりやすいことがある

❺ **止血確認，リークテスト，ドレーン留置，閉胸**：止血を確認し，胸腔内を洗浄してリークテストを行う．通常の気管支鏡手術で終われるなら，カメラポートから20 Fr 胸腔ドレーンを肺尖に留置固定．閉胸して手術を終了する

4 肺区域切除術

佐藤雅昭

手術をイメージしよう

適応疾患	肺癌，転移性肺腫瘍
手術体位	側臥位
予想手術時間	3時間
出血量	約200g
主な術中合併症	血管損傷，区域切離面からのエアリーク
特殊な使用器具	なし

　区域切除術は早期肺癌や低肺機能患者に対する肺癌手術として呼吸器外科医が避けて通れない術式となってきた．肺区域切除は肺抗酸菌症に対する外科治療として発展したものだが，これが肺癌の治療に応用されている．肺葉切除よりも高いレベルの解剖と技術，工夫が必要であり，最近は胸腔鏡下に行うことも多いため，要求される技術レベルがますます高まっている．

　手術のイメージは，CTで切離が必要と判断した肺門部の肺動脈・肺静脈・気管支を順次切離する，次に区域間を電気メスまたはステープラーで作製するというものである（図1）．単純な区域切除だけでも左右あわせて20数通りのパターンがあり，こ

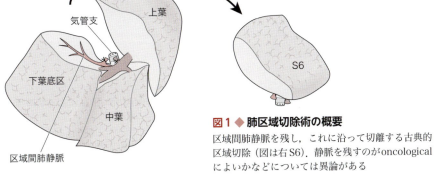

図1 ◆ 肺区域切除術の概要
区域間肺静脈を残し，これに沿って切離する古典的区域切除（図は右S6）．静脈を残すのがoncologicalによいかなどについては異論がある

れに亜区域切除（例：S2b切除）や亜区域合併切除（例：S6b＋8a＋9a切除）が加わるためバリエーションは無限にある．本稿では区域切除術の基本的な考え方を中心に述べる．

手術手順 ▶▶▶

❶ **ポート設置**：統一されたアプローチはないが，われわれは肺葉切除の稿（**p253**参照）で述べた姫路式の3ポートに，前腋窩線第6～7肋間に5 mmポートを追加して行うことが多い．ここからエネルギーデバイスを出し入れしたり，肺葉切除よりも難しい術野展開の補助をする

❷ **切離ライン設定**：術前気管支鏡下にマッピング（VAL-MAP）[1]を行っていた場合はこれを確認し，術中操作で色素が拡散するので，3-0 PDS®（デタッチ）で切離ラインに沿った4～5カ所に糸針をかけ長めに糸を残しておく．また腫瘍近傍，特にマージンが問題になる側に少し寄せて3-0 silkをかけておく（**図2**）．ほかにも，手術のもっと後半で気管支鏡下に送気して切除区域を膨らませる方法など，さまざまやり方がある

> **コツ** 切離ラインに沿った糸針は，胸腔鏡の限られた術野で複雑な区域切除を行ううえできわめて有用である．少し長めに残したPDS®は肺から「立つ」ので，接線方向からでもよく見え，区域間面をつくる際に遠くからでも見える目標地点となる．また色の違う糸でつけた腫瘍の印は，きちんと腫瘍からマージンをとって切離できているかを常に確認するうえで大いに役立つ．

❸ **肺門脈管処理**：術前CT，3Dでの計画に従って，順次切るべき肺動脈，肺静脈，気管支を切離していく

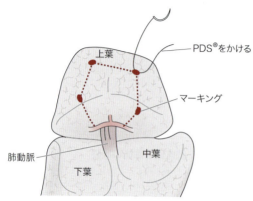

図2 ◆ VAL-MAP法による切離ラインの設定

マーキング（マッピング）を頼りに想定切離ラインの角にPDS®で糸針をかける．（図はS2b＋S3a区域切除）

| コツ | ・血管は中枢一重結紮にエネルギーデバイスを使うとスピードが上がる．細い血管はエネルギーデバイスのみで処理してよい
・気管支は太ければステープラー（ブルー・パープル）を使ってもよいが，細いものは1-0 silkで結紮切離のうえ4-0 prolineで補強する |

| 重要 | それらしい気管支が剥離できたら，必ず麻酔科側から気管支鏡で切るべき気管支かどうかを確認する．間違えないと思っても誤認していたり，末梢の枝しか拾えていなかったりする． |

| コツ | 区域切除術における肺門処理の最大のポイントは，いかにきれいに解剖を出せるかである．そのために重要なのは脈管の間に存在するリンパ節（#11より末梢）を，面倒くさがらずにその都度きちんと切除することである（図3）．電気メスのちょい焼きで脈管とリンパ節のギリギリの層に鋭的に入り，ある程度鈍的に剥離するとリンパ節が浮き上がってくるので，リンパ節鉗子などでつかんで気管支動脈やリンパ管を切断し摘出する．もちろんこれは肺門リンパ節のサンプリングもかねており，必要に応じて迅速診断に提出する． |

| 重要 | 気管支は，術中に術野所見以外から確認しうる唯一の脈管である．血管の解剖に迷ったら，切離せずにテーピングしておき（図3），先に気管支鏡で気管支を同定・確認してから血管の解剖を考える方が安全である． |

❹ **中枢側肺実質切離**：切断した気管支断端を持ち上げてテンションをかけ，残す側の肺との間の肺実質を電気メスで2 cmを目標に切離する．切離の方向は最初にかけたPDS®も参考にする

| 重要 | 実はここがステープラーで上手に区域切除術を仕上げる最重要のツボである．ここで勇気を出して十分な距離の肺を切離しておけば，後で楽に肺門にステープラーを入れることができる．仮に血管を損傷しても，かなり末梢なので容易にコントロールがつけられる．逆に，この部分がきちんと分けられていなければ，ステープラーが残す側か取る側の脈管にかかってしまう．またこの部分をしっかり切離すると，残る肺実質の厚みはかなり少なくなるので，ステープリングによる呼吸機能のロスは最小限になると考えられる． |

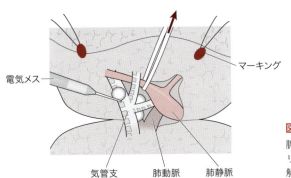

図3 ◆ 肺門脈管処理
脈管を適宜テーピング，リンパ節をこまめに切除して肺門の解剖をきれいに出す

❺ **末梢肺のステープリング**：最初にかけたPDS®を頼りに45 mmステープラー（パープル）などで残る肺実質を切離する

> **コツ** ステープラーが正しい位置にあるかどうか，カートリッジ側とアンビル側（肺の外側と肺門側となることが多い）をともに確認する．ある程度のところでかみこみ，刃を走らせずにステープラーをねじるか，カメラの位置を変えることで確認できる．肺から突き立つPDS®はステープラーの方向を確認するのに非常に役立つ（**図4**）．

> **重要** 肺機能をより温存するために区域間面を電気メスで作製する術者も多く，どちらがいいか専門医の間で議論の多いところである．ステープラーを使った場合どれくらい呼吸機能にマイナスになるのかはステープラーの使い方にもよる．電気メスはエアリーク遷延が問題であり，もし胸膜癒着術が必要なら呼吸機能にマイナスになると考えられる．

❻ **ソフト凝固処理とリークテスト**：肺門の電気メス切離部分を先にソフト凝固（ボール電極）で処理しておく．通常これでほぼリークはなくなる．生理食塩水で胸腔内を満たしてリークテストを行う．同時に残存肺のふくらみ方，うっ血がないかも確認する

> **重要** このやり方では肺門側のみ電気メスを使用するが，ここは直接気管支の枝が来ないためか，ほとんどエアリークを起こさない．ソフト凝固を併用すると，フィブリン糊やPDGシートを使用しなくても術後2日ほどでドレーンが抜去できることがほとんどである．

❼ **ドレーン留置，閉胸**：肺葉切除に準じる（**p253**参照）

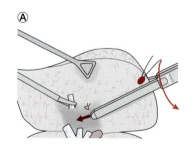
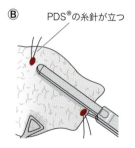

図4 ◆ 末梢肺のステープリング
⑧は④ ➡部をひっくり返して見た図．PDS®が肺から「突き立つ」ので接線方向からでもステープラーがどこに向かえばいいかよくわかる

術後の注意点

　　ドレーンからのエアリークは要注意．肺の膨張をX線でチェックしつつ，あまりリークが多ければ低陰圧や水封での管理を行い，癒着術も考慮することになる．リーク遷延による膿胸にも注意が必要．

最後に

　　筆者は肺区域切除は日本が世界をリードしている分野であり，この知識と技術は世界に発信する価値の高いものだと考えている．CT肺癌検診は世界に広まりつつあり，かつてアジアに多いといわれた多発形のGGO（すりガラス陰影）肺癌は欧米でも増加傾向にあるため，区域切除への関心は世界的に高まっている．「肺部分切除術」（**p248**参照）で紹介したvirtual assisted lung mapping（VAL-MAP）法のように，最近のIT技術との組み合わせで洗練された低侵襲の手術が可能となっており，今後発展が期待される．若手医師には敷居の高い術式かもしれないが，今は3D画像が容易に作製できる恵まれた時代である．解剖の知識・経験は努力すればすぐにベテラン医師に追いつき追い越せるだろう．

● 文献

1) Sato M, et al：Use of virtual assisted lung mapping（VAL-MAP），a bronchoscopic multispot dye-marking technique using virtual images, for precise navigation of thoracoscopic sublobar lung resection. J Thorac Cardiovasc Surg, 147：1813-1819, 2014

§3 呼吸器外科

5-1 縦隔腫瘍摘出術
胸腔鏡下胸腺全摘術

難易度 ★★☆

佐藤雅昭

手術をイメージしよう

適応疾患	胸腺腫，重症筋無力症，その他の前縦隔腫瘍
手術体位	仰臥位
予想手術時間	3時間
出血量	100g
主な術中合併症	腕頭静脈損傷・出血，横隔膜損傷，肺損傷
特殊な使用器具	なし

　胸腺腫や胚細胞腫瘍に代表される前縦隔腫瘍の中でも特に多いものは，thymoma（胸腺腫），teratoma（奇形腫），thyroid tumor（異所性甲状腺腫）の頭文字をとって3Tと呼ばれる．また重症筋無力症においては，胸腺腫を伴わない場合でも症状コントロールのために胸腺全摘の適応がある場合がある．手術はおおよそ，胸腺を心嚢およびそれから連続する構造物（上大静脈〜腕頭静脈，上行大動脈）から鈍的・鋭的剥離で切除すればよい．胸腺は周辺の脂肪組織と連続している場合も多いため，外側は横隔神経，尾側は傍心膜脂肪組織，頭側は甲状腺とつながる靭帯で切離し，裏側の胸腺静脈（腕頭静脈）へ流入を処理して摘出する．本稿では胸骨つり上げ胸腔鏡下胸腺全摘術（図1）について述べるが，アプローチ法によらず胸腺切除の原則は基本的に同じである．

手術手順 ▶▶▶

❶ **体位どり**：図1のように仰臥位で脇をあける腕の位置どりをする

❷ **Kirschner鋼線挿入・つり上げ**：最近はCO_2による送気も用いられる．簡便な方法であるが，送気用ポートがかさばるので，小柄な患者では特にほかのポートと干渉しやすいことが欠点かもしれない

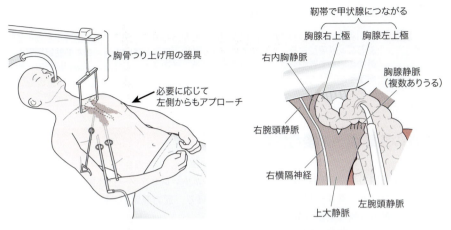

図1 ◆ 胸腔鏡下胸腺全摘術のポート位置

図2 ◆ 胸腺右葉切除

❸ **右側ポート設置**：腋窩に5mm〜1cmの3ポートを設置する

❹ **胸腺右葉切除**：胸腔鏡で腫瘍を確認し，周辺臓器への明らかな浸潤がないことを確認する（実際は剥離を進めないとわからないことも多い）．まず胸腺右葉からはじめ，横隔神経の走行に注意しながら胸腺（脂肪）組織を尾側から頭側に向きあげていく．傍心膜脂肪組織との境は不明瞭なことが多く，ある程度のところで見切りをつけて切断しておく．上大静脈が左右の腕頭静脈に分かれているあたりからは，左腕頭静脈から流入する胸腺静脈（通常数本ある）に気をつけ，可及的にエネルギーデバイスなどで切離する（図2）．頭側では右腕頭静脈から内胸静脈が出るが，ちょうど胸腺右葉上縁を切離するのに邪魔になるので切離しておく．胸腺の上縁は甲状腺下縁と靱帯で繋がるため，可能な限り頭側へ追いかけて切断する（図2）

❺ **左側ポート設置**：病変が主に右側にあって，右側からの視野が非常によい場合は右からだけのアプローチで手術を完遂できることもあるが，きちんと左側から見てやる方が安全確実ではある．左葉下縁は心臓があるため十分な視野が得られにくいことが多く，むしろ2〜3cmの小開胸部より直視下に傍心膜脂肪組織から切離した方がよいことが多い

❻ **胸腺左葉切除**：胸腺左葉も，外側は横隔神経，尾側は心膜脂肪組織から頭側に剥離を進める．左腕頭静脈が鎖骨下静脈に変わっていくあたりは，かなり狭い領域の操作で横隔神経も近寄ってくるため無理せず慎重に行う．必要に応じて右側ポートからもアシストして良好な視野を保つようにする．甲状腺下縁との間で切断できたら袋に入れて体外に摘出する

❼ 胸腔内洗浄, 止血, ドレーン留置, 閉創

> **重要** 脂肪組織からはじわじわと出血が続くことがあるので, 洗浄のあと術野がドライであることを確認する. 仰臥位では出血が肺の下に隠れて貯まる. また胸腔鏡視野の外での思わぬ肺損傷はリークの原因になる. その辺りにも注意して胸腔鏡で広く観察する.

術後の注意点〜術後合併症

- 重症筋無力症や, 胸腺腫で術前抗アセチルコリンレセプター抗体陽性だった患者では筋力低下, クリーゼの発症に特に気をつける. 握力測定や, 嚥下評価, 嗄声, 呼吸困難の有無は重要である

- 患者の呼吸状態に気をつける. 上記クリーゼに加えて横隔神経損傷がある場合は片側の横隔膜の動きが悪くなるので, 疑いがあれば透視や吸期/呼期の胸部X線で確認する

- 術後出血, リークに注意する. 経過がよければ翌日〜翌々日にドレーンを抜去してよい

第3章 各科の手術手順と操作のポイント

§3 呼吸器外科

5-2 縦隔腫瘍摘出術
開胸前縦隔腫瘍切除術，縦隔臓器合併切除・再建術

難易度 ★★★

佐藤雅昭

● ● ● 手術をイメージしよう ● ● ●

適応疾患	浸潤型胸腺腫，浸潤型胚細胞腫瘍
手術体位	仰臥位
予想手術時間	3〜5時間
出血量	200g
主な術中合併症	横隔膜損傷，大血管損傷・出血
特殊な使用器具	なし

　浸潤型前縦隔腫瘍のため，胸腺だけでなく何らかの合併切除・再建を伴う場合の術式である．図1には腕頭静脈の上大静脈合流部付近への腫瘍浸潤時の人工血管による血行再建を示している．

手術手順 ▶▶▶

❶ **開胸**：胸骨正中切開を行う．腫瘍が浸潤している臓器によってはさらに側方開胸が必要になったり，最初からクラムシェル切開を行うこともある

❷ **心囊・大血管からの剝離**：胸腔鏡下手術同様（**p272**参照），横隔神経の走行に注意しながら左右の胸腺組織を心囊から剝離する．また，ここで腫瘍の浸潤部位と程度の評価を行う

　重要　心膜浸潤を認めた場合，少し離れた位置から心膜を切開し心囊内に入り，マージンをとって心膜を切離する．心囊水細胞診提出用の検体を採取しておく．必要に応じて人工心膜で再建する．欠損部が中途半端に大きいと心臓ヘルニアの危険がある．

❸ **血管切除・再建（血管浸潤がある場合）**：
　1) 血管壁の一部だけに浸潤：サイドクランプまたは血管の前後をクランプし血管壁を腫瘍につけて切離する．直接縫合閉鎖では狭窄するようなら，自己心膜やゴア

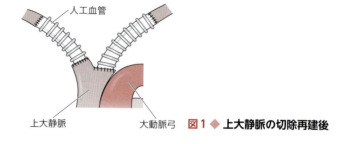

図1 ◆ 上大静脈の切除再建後

テックス®パッチによる再建が簡便である

> **重要** 上大静脈に還流する血流すべてを一時遮断する形でクランプをかける必要があるなら，一時的にバイパスをおくことを考慮する．上大静脈の遮断可能時間については諸説があるが，10分以内に血流を再開できないなら腕頭静脈と右心耳の間に一時的なバイパス（人工血管など）を逢着または挿入する．

2) 片側の腕頭静脈に広範囲に浸潤：対側の腕頭静脈が無傷なら再建なしで切除してよいとされる．浸潤部の前後を回り結紮またはステープリングで切断する

3) 両側の腕頭静脈，または上大静脈の切除が必要な場合：図1のような仕上がりとなる．手順としては，2,000単位程度のヘパリンを投与したうえで（不要という意見もある），最初に左腕頭静脈（腫瘍の位置からは距離がとれることが多い）の末梢を遮断して人工血管遠位端を吻合，中枢側を右心耳に逢着してバイパスをつくる．次に右腕頭静脈末梢を遮断して切離，中枢側も遮断して腫瘍を摘出する．最後に右腕頭静脈末梢と右房または上大静脈を人工血管で吻合する

❹ 胸腔内洗浄，ドレーン留置，閉胸

術後の注意点

- 重症筋無力症合併例では，クリーゼの出現に備える

- 胸骨の動揺がないか毎日チェックする．患者には体をねじる動きをしないよう注意を促す

- ドレーンからの出血・エアリークには通常通り注意を払う

- 人工血管を使用した場合は1日10,000単位程度のヘパリン投与でAPTTを延長させておき，術後4〜5日目ぐらいからワルファリンへの置換を行う．ワルファリンは半〜1年程度継続する．抗凝固薬は不要という意見もある

第3章 各科の手術手順と操作のポイント
§3 呼吸器外科

難易度 ★★☆

5-3 縦隔腫瘍摘出術
後縦隔腫瘍切除術

佐藤雅昭

● ● ● 手術をイメージしよう ● ● ●

適応疾患	神経原性腫瘍
手術体位	側臥位または腹臥位
予想手術時間	2時間
出血量	少量
主な術中合併症	食道損傷，乳び胸，脊髄損傷
特殊な使用器具	なし

　後縦隔腫瘍の代表は良性の神経原性腫瘍，多くは神経鞘腫（neurinoma）である．多くは皮膜に覆われており胸腔鏡下に容易に摘出可能だが，椎間孔との関係やAdamkiewicz（アダムキュヴィッツ）動脈など要注意の構造物もあり術前の備えが重要である．

手術手順 ▶▶▶

❶ **（ダンベル型の場合）椎弓切除，椎間孔内側の腫瘍切除**：椎間孔から腫瘍が侵入し，いわゆるダンベル型となっている場合は，胸腔側から腫瘍を切除したときに神経根を引き抜いて脊髄損傷をきたす危険がある．まず整形外科に腹臥位で椎弓切除のうえ椎間孔の内側の処理を先行して行ってもらう（図1）．背中の創を閉じた後，腹臥位のままで少し脇をあけるように体位を変えて消毒し，以下の胸腔鏡操作に移る

❷ **ポート作製**：腹臥位（気味）にすると肺が重力で下に落ちるためさらにやりやすい．ポートは2カ所で通常切除可能である．ポートが背中に寄り過ぎると操作が接線方向になってやりにくく，前方に行き過ぎると肺が邪魔になる．その患者の胸壁の彎曲を

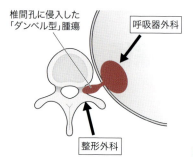

図1 ◆ ダンベル型腫瘍の場合

考慮する．通常は後〜中腋窩線ぐらいに上下に2カ所ポートをおき，術者とスコピストが同じ側に立つ

> **コツ** 低位椎体（Th9以下）では，横隔膜を展開しなければ十分な視野が出せない場合があるが，送気による気胸は横隔膜を押し下げるので有用である．

❸ **胸膜切離〜腫瘍切除**：壁側胸膜を電気メスで腫瘍辺縁に沿って切開し，いわゆるエキストラ（extra-pleural）の層で腫瘍に向けて剥離を進める．通常腫瘍は皮膜に覆われているので大部分はスムーズに剥離が進む

> **コツ** 一方向だけでなく，いろいろな方向から攻めること．最初やりにくかったところも周りから攻めれば剥離できるようになり，あるところでズルッと腫瘍がはずれてくるはずである．

> **重要** 高位椎体（Th1〜3くらい）付近の腫瘍は注意が必要である．交感神経幹の損傷によるHorner症候群の出現や，肺尖部では狭い領域に重要構造物が集まってくるため，Pancoast肺癌の切除と同様，鎖骨下動静脈や腕神経叢の損傷に気をつける．

> **重要** 大動脈から出て脊髄を栄養する動脈（Adamkiewicz動脈）に注意する．特にTh9以下で腫瘍が正中〜左側にある場合に注意が必要で，あらかじめ造影CTなどで枝の位置を確認しておく．損傷すると下肢麻痺となる．

> **重要** 胸管損傷による乳び胸の危険性が高い場合（特に正中側に腫瘍が広がっている場合）は，手術2時間前くらいに脂肪製品（当院では特にハーゲンダッツのバニラがよいとされ，絶食中の患者にも喜ばれる．麻酔科には許可を得ること）を経口摂取してもらうと，リンパ流に色がつくため術中に乳びを同定できる．

❹ **止血**：しっかり止血する．奇静脈-肋間静脈や肋間動脈と交通している部分があるので，肋骨に押し付けてしっかり焼くか，血管を剥離して結紮またはクリッピングする

> **重要** 後縦隔腫瘍の止血は特に重要である．血腫が椎間孔に入りこんで脊髄を圧迫すると麻痺が出る可能性がある．またスポンゼル®やサージセルなど吸水性の止血薬は椎間孔に入り込んでふくらみ脊髄を圧迫して麻痺を起こす危険がある．筆者は原則，この部位の手術でこれらの止血薬は使用しないようにしている．

❺ 閉創：20 Fr 程度の胸腔ドレーンを 1 本カメラポートから留置固定し，閉創して終了する

術後の注意点

- 下肢麻痺の出現に注意する
- 椎弓切除を行った場合は髄液瘻のリスクがある．頭痛がひどい場合などは整形外科にコンサルトを行う

第3章 各科の手術手順と操作のポイント

§4 心臓血管外科

難易度 ★★☆

1 ペースメーカー移植術

小川 尚

手術をイメージしよう

適応疾患	洞不全症候群，房室ブロック
手術体位	仰臥位
予想手術時間	1〜2.5時間
出血量	少量
主な術中合併症	血気胸，動脈損傷，静脈損傷，出血，血腫，リード損傷，リード穿孔，心穿孔，心タンポナーデ，リードの位置移動，横隔神経刺激，アレルギー反応
特殊な使用器具	透視装置，造影剤，場合により超音波装置

　はじめに鎖骨下側前胸部の皮膚を切開し皮下ポケットを作製する（図1）．そして血管を穿刺，もしくは剥離切開して1〜2本のリードを心室・心房内に挿入し留置する．次に挿入したリードから電気刺激を行い，ペーシング閾値と波高値を測定し，良好な位置がみつかるまでくり返す．良好な部位でリードを固定し，リードをジェネレーター本体と接続する．最後にリードとジェネレーター本体を皮下ポケットにおさめて，皮膚を縫合する（図1, 2）．

手術手順 ▶▶▶

❶ どちら側に植込むのかを確認する．ペースメーカーは通常利き腕の対側に植込むことが多い．本稿では左側に植込む場合として説明する

❷ 静脈造影を行い，植込み側の鎖骨下静脈の位置，腕頭静脈の開存および左上大静脈遺残の有無を確認する（図3）

❸ 鎖骨下前胸部の皮膚を切開し，ポケットを作製する．静脈アクセスとして鎖骨下静脈穿刺法を予定している場合，ポケット作製の前に穿刺を行う施設もある．静脈切開法にてアクセスする場合や，事前に行った鎖骨下静脈造影によって確認した鎖骨下静脈の位置により切開の長さや方法・ポケット位置に工夫が必要となる

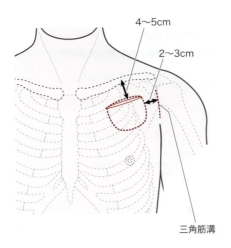

図1 ◆ ポケット作製

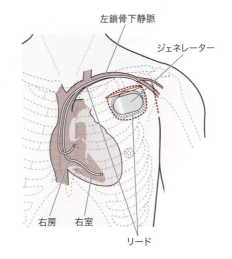

図2 ◆ リード留置およびジェネレーター植込み

> **コツ**
> ポケットの位置を鎖骨のすぐ下に作製すると，腕の動きの影響を強く受ける．外側ほど組織が粗であり，ポケットの位置が外側になると，ペースメーカージェネレーターも外側になりやすく，患者も本体が気になりやすい．そのためポケットは鎖骨より下方かつ内側につくるように心がける．

❹ ①皮下（大胸筋筋膜上），②大胸筋筋膜下，③大胸筋筋内および筋下のいずれかの層にポケットを作製する．③は手技が煩雑で出血も多く，第1選択部位となることは少ない．**皮膚からの細菌侵入や物理的外力に強い，などから②が第1選択部位として推奨される**

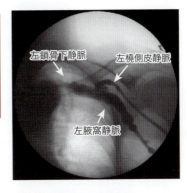

図3 ◆ 左前胸部静脈造影

❺ 静脈にアクセスする方法として静脈穿刺法と静脈切開法がある．胸郭内で鎖骨下静脈を穿刺する方法は，リードにストレスがかかりリード断線（subclavian crush syndrome）の発生が少なくないため推奨されない．そのため，**静脈穿刺法を選択する場合は胸郭外穿刺法にて第1～2肋骨上を走行する腋窩静脈を穿刺する**ようにする（図4）．その際，事前に造影して確認した位置を目標に穿刺する場合や，リアルタイムに血管エコーガイド下に穿刺する方法があり，術者が慣れた方法を選択する

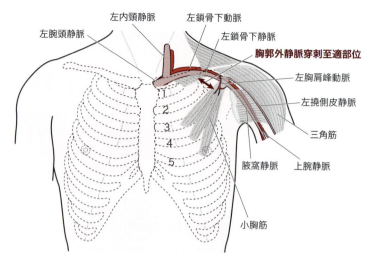

図4 ◆ 左上前胸部周辺の血管系および胸郭外穿刺至適部位

❻ リードを経静脈的に挿入し，心室・心房へ留置する

> **重要** 左鎖骨下静脈からアプローチする場合，上大静脈と合流する部位はリードがひっかかることがある．無理にリードを進めると血管穿孔といった重大な合併症を引き起こしかねないため，スタイレットを少し引くなどしてスムーズにリードが挿入されるように操作する．

右室リードは右室心尖部もしくは右室中隔にて固定しペーシングする．右房リードは右心耳に固定することが多いが，右房中隔に固定する場合もある

> **重要** 従来タインドリードを用いることが多いために，ペーシングリードは右心耳および右室心尖部へ留置されるのが一般的であった．近年スクリューインリードによってペーシング部位が自由に選択できるようになっている．

❼ 心内電位の波高値，ペーシング閾値，リードインピーダンスを測定し確認する．

1) 心内波高値が低いとペースメーカーが自己電位を感知できず，アンダーセンシングとなる可能性があるので，波高値は大きければ大きいほどよい．心房2 mV以上，心室8 mV以上程度が理想的である
2) ペーシング閾値は心筋を捕捉し興奮させるために必要な電気刺激の強さを示す．ペーシング閾値が高いと電池消耗が早まるため，ペーシング閾値が低い部位を探す．心房・心室ともにペーシング閾値は1 V以下が望ましい
3) リードインピーダンスを測定し，リード断線の有無を確認する．最大出力でペー

シングを行い，横隔神経刺激やmuscle twitchingが起こらないことを確認する．深呼吸や咳払い試験を行いリードの固定性を確認する

4) 波高値・ペーシング閾値が良好で，リード固定が安定している部位が見つかるまでくり返す

❽ 各々の確認が済んだらリードのたるみを決定しリードを固定する．断線の原因となるのでリードはスリーブの上から縫合糸をかけて固定する

❾ リードとジェネレーターを接続する．また，接触不良を予防するためにリード端子に血液が付着していないようによく拭き取ってから接続し，リードが本体に十分深く挿入されていることを確認する

> **重要** 心房リードと心室リードを取り違えないように，リードシリアル番号を確認して接続する．

❿ ポケット内の止血を確認する．並行してポケット内の洗浄を行う．止血と洗浄が終了したら，リードとジェネレーター本体をポケットに収める

> **重要** リードはきれいに巻いて本体の体側に収まるようにし，本体が皮膚側に1番近くなるようにする．リードがジェネレーター本体より皮膚側にあると，交換の時にリード損傷の原因となるためである．

術後の注意点

- 患側上肢挙上制限は，リードが牽引されてリード移動やリード穿孔が起こることを予防するために行うが，おおむね1週間程度までで長期の挙上制限は無用である

- 心電図モニターにて監視を行い，リード移動や閾値上昇の早期発見に努める

- X線検査を行い，リード位置やたるみの確認と気胸など合併症の有無をチェックする

- ペースメーカーチェックは手術直後と退院直前に行い，退院前には患者に適した設定に変更する

● 文献

1) 「心臓デバイス植込み手技」（石川利之, 中島 博/編），南江堂，2011

第3章 各科の手術手順と操作のポイント

§4 心臓血管外科

難易度 ★☆☆

2 下肢静脈瘤手術

浅田秀典

● ● ● 手術をイメージしよう ● ● ●

適応疾患	下肢静脈瘤
手術体位	仰臥位
予想手術時間	1時間
出血量	100 g以下
主な術中合併症	大腿静脈損傷，伏在神経障害
特殊な使用器具	ストリッパー

　ここでは一般的な「大伏在静脈抜去術」を紹介する．鼠径部と膝部で大伏在静脈を露出させ，その間をストリッパーを用いて抜去（ストリッピング）を行う．**鼠径部では大伏在静脈中枢（saphenofemoral junction近傍）で分枝が残存しないように注意する**[1]（図1）．

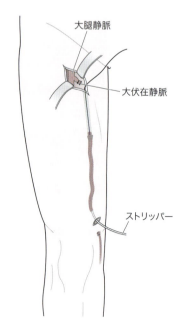

図1 ◆ 大伏在静脈（大腿部）抜去術

手術手順 ▶▶▶

① 術前に超音波検査で大伏在静脈のマーキングを行う

② 体位は仰臥位だが患肢は自由に動かせるように固定しない．適時膝に枕をいれ軽度外転・外旋位とすると膝部での手技が容易となる

③ 鼠径部皮膚切開は鼠径靱帯より2 cm末梢側で，大腿動脈拍動部を外端とし皮膚割線に沿って2〜4 cmの斜切開とする

④ 皮下脂肪組織を鈍的に剥離すると薄い伏在筋膜に覆われた大伏在静脈を確認でき，この筋膜を切開し大伏在静脈を露出する

⑤ 大伏在静脈をテーピングし中枢へ剥離を進めると大腿静脈合流部を確認できる

⑥ 大腿静脈合流部（saphenofemoral junction）近傍には通常4〜5本の分枝静脈（外側に浅腸骨回旋静脈，上方に浅腹壁静脈，内足に外陰部静脈，下方に内・外側伏在静脈など）を確認できる．これら分枝をすべて結紮・切離する（図2）

> **重要** 同部の分枝形態は変異が多く一定していない．分枝を残すと逆流残存（再発）となるため十分な確認が必要．

> **重要** 大腿静脈を損傷した場合には止血困難・多量出血となることがある．大腿静脈合流部の操作には十分な注意をはらう．

> **重要** 大伏在静脈前面を外陰部動脈が走行していること（変異）があり損傷に注意する[2, 3]．

⑦ 大伏在静脈を中枢で二重結紮し切離する

> **重要** 大伏在静脈を過度に牽引し大腿静脈を巻き込まないように注意する．術後に大腿静脈狭窄から深部静脈血栓症を起こす可能性がある．

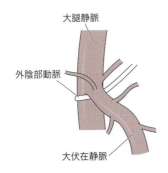

図2 ◆ 大腿静脈合流部近傍の血管

❽ 大伏在静脈の末梢側に小切開を加えストリッパーを膝下へ向かい挿入する．挿入部は軽く結紮し出血を止めておく（図3）

> **コツ** ストリッパーがあらかじめマーキングした大伏在静脈の走行と一致していることを触診で確認しながら挿入する．

> **コツ** 大伏在静脈を頭側へ牽引しながらストリッパーを進めると挿入しやすい．

❾ 膝下内側でストリッパーが触診できる部位で2 cmほどの横切開を加え大伏在静脈末梢側を剥離する

❿ 膝部大伏在静脈の末梢側を結紮，その中枢に静脈切開を加えストリッパーを静脈外へとり出し，静脈を軽く結紮し切開部からの出血を止めておく．ストリッパーの先端に静脈径より大きめの剥離子を付けストリッピングの準備とする

> **コツ** 鼡径部および膝部ともに創部から見える範囲では静脈剥離，分枝結紮をしておくとより出血を避けられる．

⓫ 助手に大腿部内側静脈抜去部の圧迫を準備してもらい，ストリッパーを引き抜く．引き抜く方向は基本頭側への引き抜きがよいが，状況に応じ尾側へ引き抜いてもよい

> **重要** ストリッパー引き抜き時に抵抗が強い部分には太い枝があるため無理をせず，切開を追加して枝の結紮をすることで出血を減らすことができる．

⓬ ストリッピング後抜去部に沿って5分ほどの用手的圧迫止血を行う．その間，抜去した静脈を引き延ばし静脈の取り残しがないか確認する

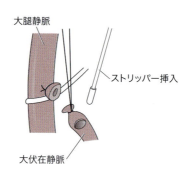

図3 ◆ 高位結紮

⓭ 本幹抜去後，各静脈瘤形成部に小切開を加え静脈瘤切除を行う．皮下に存在する静脈瘤を鈍的に剥離しながら結紮切離する

> **コツ** 結紮糸を牽引しながら剥離を進めることにより創部から周囲3〜4 cmの範囲の静脈瘤を切除することが可能である．

⓮ 各創部の止血を行った後，皮下・皮膚縫合を行い手術を終了する

術後の注意点

術後は静脈うっ滞症状改善のため弾性包帯または弾性ストッキングを1週間から1カ月ほど使用し，離床・歩行は可及的早期から開始する．

● 文献

1) Mark D Iafrati, et al：Varicose Veins：Surgical Treatment.「Rutherford's Vascular Surgery, 8th Edition」(Cronenwett JL, Johnston KW), Elsevier Saunders, 2014
2)「下肢静脈瘤の手術手技」(宮澤幸久/著)，医学図書出版，1999
3) 細井　温, 他：下肢静脈瘤手術のコツ.「一般外科医のための血管外科の要点と盲点 第2版」(幕内雅敏/監, 宮田哲郎/編)，文光堂，2010

第3章 各科の手術手順と操作のポイント
§4 心臓血管外科

難易度 ★★☆

3 末梢動静脈シャント造設術

浅田秀典

● ● ● 手術をイメージしよう ● ● ●

適応疾患	慢性腎不全，血液透析導入
手術体位	仰臥位
予想手術時間	1〜1.5時間
出血量	50 g以下
主な術中合併症	出血，橈骨神経障害
特殊な使用器具	なし

　動静脈吻合にはいくつか吻合法があるが，ここでは比較的容易な側側吻合後末梢静脈結紮法について紹介する（図1）．シャント血流の長期維持のためには吻合法自体よりも授動された静脈のデザインが重要となり屈曲しないように注意する．

手術手順 ▶▶▶

❶ あらかじめ動静脈を超音波検査や身体所見により動静脈のマーキングを行う（図2）

❷ 体位は仰臥位，患側上肢外転位とし，消毒は前腕から手指まで行う

❸ 皮膚切開は手関節より2 cm頭側におく．**横切開と縦切開どちらでもよいが縦切開の場合には動静脈の剥離を自由に延長できる利点がある**[1]

❹ まず静脈を剥離する．前腕末梢では橈側皮静脈は浅筋膜で覆われておらず，皮下組織内で静脈を同定・露出する．全周性に静脈を剥離，動脈との位置関係を考慮し剥離範囲を決める．枝は結紮処理するが，**中枢へ向かうものは将来穿刺可能な静脈となることもあり温存を考慮する**[2]

❺ 橈骨動脈は橈骨のすぐ内側で前腕筋膜を切開すると現れる

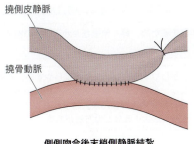
側側吻合後末梢側静脈結紮

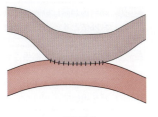
側側吻合

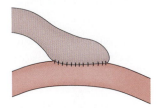
端側吻合

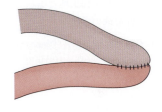
端端吻合

図1 ◆ 各種内シャント吻合法

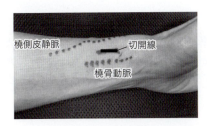

図2 ◆ 術前マーキング

> **重要** この領域では橈骨動脈と橈側皮静脈の間に橈骨神経浅枝とその内側枝および外側枝が走っている．これらを損傷しないように注意する[1]．

> **重要** 橈骨動脈には2本の深部静脈が伴走しているので，動脈を遊離する場合には注意してこれらの静脈を分離する[1]．

❻ 動静脈とも剥離が終わったのちいったん静脈を動脈側へ寄せ，吻合部位を決定する

> **コツ** 吻合後静脈は動脈圧により拡張・伸展するため，軽く緊張がかかる程度の部位を吻合部位とすると作製後のデザインがよくなる．

> **コツ** 静脈はいったん拡張させておくと吻合がしやすくデザインを決定しやすい．拡張法は静脈の頭側をブルドック鉗子で遮断し，剥離した静脈を尾側から順次用手的にミルキングする方法や，静脈切開後，直接静脈内に血管用注入鉗子やエラスター針などを用いてヘパリン加生理食塩水を注入・拡張するなどの方法がある．

❼ 切開部から十分離れた部位で動静脈中枢・末梢側をそれぞれブルドック鉗子で遮断し動脈，静脈ともに7 mm程度の縦切開を加える．動脈中枢と末梢側にはエラスター針でヘパリン加生理食塩水を充填することで20〜30分であれば単純遮断での動脈内血栓形成の予防ができる

> **重要** 初心者であれば遮断時間延長による血栓形成の可能性もあり，全身ヘパリン化（ヘパリン60〜100単位/kgの静脈内投与）の方が無難である．内シャント造設術は，切開創が小さく術野は浅いためヘパリン投与後でも止血は比較的容易である．

❽ 縫合糸は6-0または7-0の血管縫合糸（ポリプロピレンなど）を用いる．動静脈切開口の両端（中枢，末梢）におのおの1針かけ結節縫合して2点支持とし，前後側壁を両端の支持糸を用いて連続縫合する（図3）

> **コツ** 動静脈前壁中央部に各牽引糸（血管縫合糸）をかけ牽引すると，血管内腔が展開され後壁の縫合が容易となる．

❾ 後壁から縫合を開始する．中枢側の支持糸1本を血管外膜側からいったん内腔へ出し，そこから連続縫合で後壁を吻合する．針をかける方向は動脈→静脈，静脈→動脈どちらでもよい．末梢端まで到達したのち再度血管外へ針を出し，血管外で他端の支持糸と結紮する（図4）

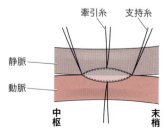

図3 ◆ 動静脈の縫合準備

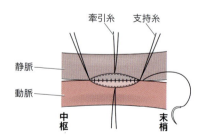

図4 ◆ 後壁の縫合

> **コツ** 狭窄予防のため本来血管吻合の基本は縫合線の外反であるが，内シャントの場合にはシャント血流が多量のため多少内反となっても大きな問題はない．

⑩ 次に前壁縫合へ移る．中枢側の残った支持糸を用いて静脈から動脈へ縫合糸を運針し外反するように縫合していく．末梢端まで達したら末梢側の支持糸と結紮し縫合終了となる

> **コツ** 縫合開始は中枢からでも末梢からでもよいが，中枢からはじめた方が吻合口の展開がよく，シャント血流維持に問題となる中枢側狭窄を避けることができる．

⑪ 最後に末梢側静脈を結紮し機能的端端吻合とする．末梢側静脈は二重結紮・切離してもよい

> **コツ** 吻合後シャント血流によりシャント静脈は拡張，伸展し，結果屈曲することがある．静脈分枝の切離や周囲組織を剥離することにより可能な限りスムーズな走行となるよう留意する．また動脈は吻合中に表在へ牽引されていることもあるため本来の位置へ戻し補正する．

⑫ シャント血流に問題なければ静脈に沿ってスリルが触知できる．十分な止血を行ったうえで創閉鎖を行う

> **重要** シャント造設後は静脈圧が上がり創部の後出血を起こすこともあるため止血は十分に行う．

術後の注意点

シャント静脈の発達を促すため，さらに静脈圧上昇による手指浮腫予防および手指動脈血流低下（スティール現象）の予防のため，手指の運動を積極的に行うよう指導する．

● 文献
1)「重要血管へのアプローチ 第3版」（R James Valentine, Gary G Wind/著，鰐渕康彦，安達秀雄/訳），メディカル・サイエンス・インターナショナル，2014
2)「ベッドサイド泌尿器科学改訂 第4版」（吉田 修/監，小川 修，他/編），南江堂，2013

4 上行大動脈置換術

難易度 ★★★

白神幸太郎

● ● ● 手術をイメージしよう ● ● ●

適応疾患	急性大動脈解離 Stanford A 型
手術体位	仰臥位
予想手術時間	4～6時間
出血量	1,000～2,000 g
主な術中合併症	出血性ショック，脳梗塞，呼吸不全など
特殊な使用器具	人工血管，人工心肺装置，心筋保護装置など

　急性大動脈解離は，大動脈内膜に生じた亀裂（intimal tear）から大動脈中膜層に血流が流入（エントリー）し，大動脈に沿って解離が拡大する疾患である（図1）．**上行大動脈に解離が存在するStanford 分類のA型においては，心囊内破裂，冠動脈血流不全，大動脈弁の変形による大動脈弁閉鎖不全から生じる心不全が致命的合併症となる．**また内膜亀裂から偽腔（解離腔）への血液流入によって，大動脈の主要分枝に解離進展や解離腔による圧迫を生じ，結果的に臓器血流不全を生じるリスクも高い．早期に外科的修復がなされなければ死亡率の高い急性疾患であり，手術としては緊急手術，救命手術である．

　手術の目的は内膜亀裂を有する大動脈の部位を人工血管に置換し，偽腔への順行性血流を絶ち，上行大動脈の破裂を予防することにある．手術においては，高い頻度で遭遇する術前心タンポナーデ（血性心囊液貯留）の安全な解除，臓器灌流，特に脳灌流を維持しながら上行大動脈を置換することが重要である．このため人工心肺による全身冷却，必要に応じて選択的に弓部分枝（腕頭動脈，左総頸動脈，左鎖骨下動脈）への送血という難易度の高い体外循環技術を併用することとなる．体外循環，低体温の影響による出血傾向に加えて，解離を生じた大動脈の性状は不良できわめて脆弱であるため，人工血管吻合部出血が時に問題となる．これが手術の難易度が高い所以である．

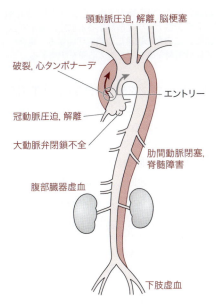

図1 ◆ 急性大動脈解離(Stanford A型)の病態

手術手順 ▶▶▶

① **体外循環のプラニング**：術前の造影CTから大動脈置換範囲，体外循環の確立方法を計画する．上行大動脈置換の場合，右腋窩動脈送血あるいは大腿動脈送血を選択することが多い．通常は動脈拍動が良好かつCTで真腔への送血が可能な部位を選択する．右腋窩動脈送血の場合，右鎖骨下皮膚切開にて右腋窩動脈を剥離露出しておく．後にヘパリンを投与した後，8〜10 mm径の人工血管を端側吻合し，送血ルートとすることが多い．また大腿動脈送血の場合には鼠径部切開にて総大腿動脈を剥離露出しておく．後に専用の送血カニューレをカットダウン法にて挿入し，送血ルートとする

> **重要** 送血は必ず真腔になされなければならない．万一偽腔送血となった場合には大動脈破裂や臓器潅流不全という致命的な合併症を生じる可能性がある．

② **開胸**：胸部正中皮膚切開，胸骨正中切開にて前縦隔に至り，心膜縦切開にて心臓，大血管を露出する

> **重要** 急性大動脈解離の場合には心嚢内出血，心タンポナーデに陥っている場合があり，このとき急激に心タンポナーデを解除すると血圧が急上昇し，却って大動脈破裂をきたすことがある．このため慎重に心膜を切開する．場合によっては大腿動静脈からアクセスして体外循環を確立した後に心膜を切開する．

❸ **体外循環確立，心停止**：ヘパリンを静脈内投与し，ACT（活性化全血凝固時間）400秒以上となったことを確認する．この段階で送血管（右腋窩動脈人工血管あるいは大腿動脈），脱血管（上下大静脈あるいは右房）を挿入，人工心肺装置に接続し，体外循環を開始する（図2）．体外循環が確立したら左上肺静脈よりベントカテーテルを左室内に挿入，右房より冠静脈洞に専用の心筋保護液注入用カテーテルを挿入留置する．愛護的に上行大動脈を遮断し，心筋保護液を心筋に投与して心臓を止める．心筋保護液は20〜30分間隔で投与し，手技中の心停止を維持する

> **重要** 心筋保護液の投与方法としては，通常の心臓手術では上行大動脈を遮断して大動脈基部に専用のカニューレを挿入して冠動脈を経由して投与する（順行性心筋保護法）が，大動脈解離の場合上行大動脈が解離しており不可能である．このため冠静脈洞に専用のカニューレを留置して冠静脈を経由して投与する方法（逆行性心筋保護法）を行う．

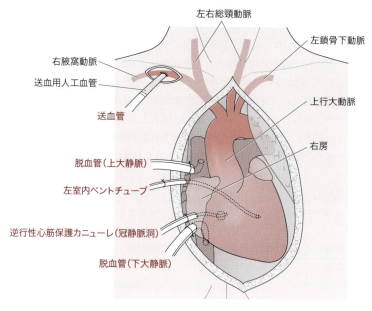

図2 ◆ 開胸と体外循環確立

❹ **大動脈中枢吻合**：上行大動脈を切開し，内膜亀裂（エントリー）部位を確認する．確実にエントリー切除を行う．大動脈をトリミングし，左右冠動脈開口部，大動脈弁を検索して健常であるかどうかを確認（図3）して問題なければ中枢側大動脈断端をトリミングし，生体接着剤（BioGlue®など）で内膜，外膜を接着，補強する．これに1分枝付人工血管を4-0モノフィラメント縫合糸で人工血管が外翻するようにU字縫合をかけていく（図4Ⓐ）．大動脈外側にはフェルトストリップをおいて補強する（図4Ⓑ）．全周外翻で吻合した後，3-0モノフィラメント縫合糸で連続縫合を行う（図4Ⓒ，Ⓓ）．中枢側吻合が完成したら分枝を利用して人工血管を心筋保護液で満たし，遮断鉗子をかけ人工血管内圧を上昇させる．こうすることで出血点のないことを確認し，同時に心筋保護液を注入する

> **重要** 上行大動脈にエントリーを見出せない場合には短時間人工心肺を停止して循環停止とし，弓部大動脈を内腔から視認して内膜亀裂の有無を確認する．もしも弓部に内膜亀裂を認めれば弓部大動脈置換の適応となる．

> **重要** 冠動脈や大動脈弁の損傷を認めるようなときには冠動脈バイパス術，大動脈弁を含む大動脈基部置換術や形成術が必要となるが詳細は成書に譲る．大動脈吻合法について筆者は上述のturn up法を用いているが大動脈壁の脆弱性を克服し吻合部出血を制御するためいろいろな吻合方法が考案されている．

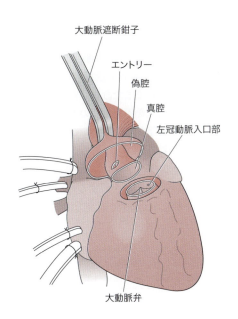

図3 ◆ 大動脈遮断，切開

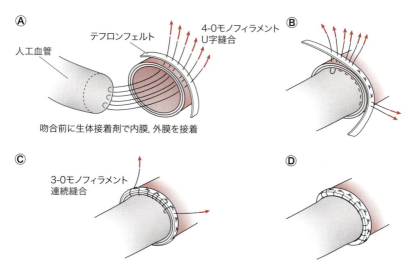

図4 ◆ 大動脈吻合方法(turn up法)

> **コツ** いずれの吻合方法においても脆弱な内膜に垂直に縫合糸を刺入し，縫合針や縫合糸で内膜を裂かないことが最も重要である．

❺ **大動脈末梢吻合**：中枢側吻合を行っている間に全身冷却を進め，咽頭温を25℃とする．この段階で人工心肺による体循環をいったん停止，上行大動脈遮断を開放し，大動脈内腔から弓部3分枝（腕頭動脈，左総頸動脈，左鎖骨下動脈）にバルーン付送血用カテーテルを挿入，人工心肺装置から選択的脳灌流を開始する（図5）．この段階で体循環（下半身）は停止したままであるため大動脈は大気開放となる（open distal anastomosis）．次に上行大動脈遠位部の大動脈をトリミングし，中枢側と同様に生体接着剤で補強，人工血管を同様の手技で吻合する．吻合完了直前に選択的脳灌流用のカテーテルを抜去する．

十分に遠位側大動脈，人工血管内の空気を抜いたあと，体循環を再開し，循環停止を終了する．体循環開始とともに体温を復温する．さらに心内の空気抜きを行って人工血管にかけた遮断鉗子を解除（大動脈遮断解除），冠動脈に動脈血を流しはじめる（図6）．

> **コツ** 大動脈末梢吻合を行う場合には，大動脈遮断下に行う方法，超低体温下逆行性脳灌流下に行う方法などもあるが，筆者は大動脈損傷を防ぎ，確実な脳保護を目的として上記のような選択的脳灌流（脳分離体外循環）法を用いている．

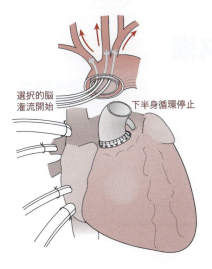
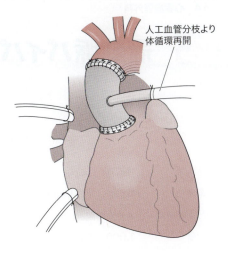

図5 ◆ 中枢吻合終了，選択的脳灌流　　図6 ◆ 末梢吻合終了

❻ **体外循環離脱**：大動脈遮断解除後，通常心拍動が再開する．経食道心エコーで心収縮をモニターしながら徐々に人工心肺流量を減じ，自己心のみでの循環に戻していく．吻合部出血，心収縮，循環動態に問題なければ体外循環を終了し，ヘパリンをプロタミンで中和する

❼ **止血，閉胸**：縫合部出血がないことを確認し，心囊，前縦隔にドレーンを留置して閉胸する

第3章 各科の手術手順と操作のポイント
§4 心臓血管外科

難易度 ★★★

5 冠動脈バイパス術

白神幸太郎

手術をイメージしよう

適応疾患	狭心症
手術体位	仰臥位，下肢 frog position
予想手術時間	4～6時間
出血量	1,000～2,000 g
主な術中合併症	心筋梗塞，不整脈，出血，脳梗塞など
特殊な使用器具	自己血回収装置，開胸器（内胸動脈採取用），超音波メス，中枢吻合デバイス，スタビライザー，ハートポジショナー，ブロワー，冠動脈シャントチューブ各サイズなど

　冠動脈バイパス術（CABG）は，冠動脈に閉塞性病変をもつ患者に対して病変の末梢側への血行をバイパス血管（グラフト）にて再建し，心筋虚血を解除する手術である．かつてはほぼ全例が人工心肺使用，心停止下に施行されていたが，**現在本邦では60～70％の症例が人工心肺非使用，心拍動下手術（off pump CABG，OPCAB）として施行されている**．冠動脈疾患は全身性動脈硬化の一分症であり，上行大動脈に動脈硬化が及んでいることも多く，体外循環を使用する際に上行大動脈に手術操作が及ぶことで脳梗塞発症のリスクを高める．また人工心肺使用，心停止の手術では心停止中の全身の血流は定常流であり，通常の拍動流ではなく，脳灌流が不足することも考えられる．これらの体外循環に伴う合併症を回避することが期待できるため，OPCABが普及した．一方，人工心肺を使用しないことで手術の難易度は高まり，冠動脈血流の低下や心筋虚血のリスクがあるため，グラフト吻合のクオリティ維持には熟練を要する．人工心肺によるバックアップがないため，心臓の脱転や手術操作によって術中に不整脈や低血圧のリスクがあることから，手術のマネジメントには心臓外科のみならず麻酔科との協調が重要である．

　グラフトとしては内胸動脈，橈骨動脈，右胃大網動脈などの動脈グラフト，下肢大伏在静脈などの静脈グラフトが使用可能であるが，長期開存性などから**動脈グラフト，特に内胸動脈グラフトが重要な冠動脈の血行再建に使用される**ようになった（図1）．本稿では冠動脈バイパス術2枝（左内胸動脈–左前下行枝，大動脈–大伏在

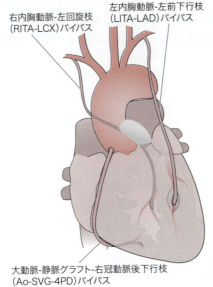

図1 ◆ 冠動脈バイパス術のグラフトデザイン

静脈グラフト–右冠動脈）を，人工心肺を使用する手術と使用しないOPCABの両者について概説する．

手術手順 ▶▶▶

人工心肺を使用する場合も使用しない場合も，グラフト採取までは共通である．

① **準備**：通常仰臥位で下肢をfrog positionとする．術中手術台を動かして体位変換（頭低位，右半側臥位）を行うため支持が必要である

② **開胸**：胸骨正中切開，心膜縦切開し，心臓大血管を露出する．心嚢内に温生理食塩水を満たして上行大動脈壁を術野エコーにて検索し，グラフトの中枢吻合が可能かどうか確認する．また標的冠動脈を肉眼的に同定し，グラフトのデザインを決定する

> **重要** 冠動脈造影所見，CTなどによって術前にグラフトデザインは決定するが，最終的には術野での大動脈エコー所見，標的冠動脈の視診および触診，場合によっては心表面エコーなどによって決定する．

③ **グラフト採取**：胸壁を内胸動脈剥離用のリトラクターで挙上し，内胸動脈を剥離する．剥離には超音波メスを使用し，skeletonizationする．つまり動脈周囲の脂肪組

織や静脈をすべて取り除き，内胸動脈そのものを丁寧に剥離する．左内胸動脈を全長にわたって剥離したら塩酸パパベリン溶液を撒布して血管攣縮の解除，予防に努める．同時に下腿部より大伏在静脈を採取する．剪刀で剥離し，枝は結紮ないしクリッピングしておく．静脈は必要な長さより少し長めに採取し，生理食塩水で内腔を満たしリークのないこと，性状が良好であることを確認しておく

人工心肺を使用しない場合

❹ **冠動脈吻合準備**：右心膜に切開を加えて心臓の脱転に備える．心臓後面の心膜に3カ所1号絹糸（LIMA suture）をかけて心膜を牽引して心臓の挙上や脱転に使用する．次に標的冠動脈周囲の心外膜に装着して血管吻合への心拍動の影響を最小限に抑えるスタビライザー，心外膜を吸着して心臓の脱転を補助するハートポジショナーなどの器具を陰圧吸引で接続し，準備する．また術野の出血にCO_2を吹き付けて無血視野をつくるブロワーをCO_2ボンベあるいは回路に接続する．ヘパリンを投与してACT（活性化全血凝固時間）が200秒以上となることを確認し，その後内胸動脈末梢端を切断し，血流を確認，吻合に備える

> **重要** 冠動脈バイパス術の成否を決めるのに，最も重要な内胸動脈グラフトのクオリティであるといってよい．もしも損傷したり，血流が得られない場合には，フリーグラフトとするか，対側の内胸動脈を使用するか，次善の策を考慮しなくてはならない．剥離時の血管攣縮によるものは経時的に改善する．

❺ **左前下行枝剥離**：ほぼ全例において左前下行枝の血行再建は必要であり，最も重要な血行再建（キーグラフト）となる．LIMA sutureを牽引して軽く心前面を挙上し，スタビライザーにて左前下行枝周囲を固定する．吻合部を心外膜から剥離し，中枢側に細い血管テープを通しておく．一時的に冠動脈を遮断，冠動脈前壁に尖刃刀で小切開をつくり，これをポッツ剪刀で延長，約5 mm程度の吻合口を作成する（図2）．吻合口から至適サイズの冠動脈シャントチューブを挿入し，冠動脈遮断を解除，冠動脈血流を維持する

> **コツ** 冠動脈を剥離するために心外膜面の脂肪組織を剥離しなければならないが，その際にはバイポーラの電気メスを使用して入念に止血することが重要である．モノポーラでは不整脈を誘発する．また，無血視野を得ることは精細な吻合操作に必須である．術者および第1助手は拡大鏡を使用する．

> **重要** 冠動脈中枢側に血管テープを通す際に針が右室に入ってしまい，出血をきたすことがある．

❻ **左前下行枝吻合**：左内胸動脈をトリミング，8-0モノフィラメント縫合糸にて内胸動脈吻合部heelにU字縫合を置くかたちで左前下行枝と吻合開始する．順次，内胸動脈の外から内へ，冠動脈の内から外へと運針し，冠動脈内には吻合終了直前までシャ

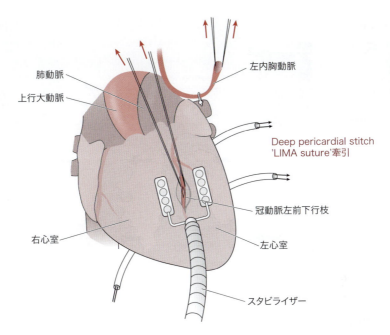

図2 ◆ 左内胸動脈 - 左前下行枝吻合

ントチューブを挿入したまま吻合操作を行う．吻合終了直前にシャントチューブを抜去し，縫合糸を結紮する（図3）．そしてグラフトの遮断を解除して冠血流を再開する．トランジットタイム血流量計でグラフト血流，血流波形を確認し，問題なければ吻合終了とする

> **重要** 内胸動脈，冠動脈ともに吻合部狭窄，解離を生じないように慎重に縫合糸を刺入，針出しなければならない．特に吻合のtoe，heel部分は狭窄を生じやすいため，綿密な運針が要求される．

> **コツ** 血管吻合に際しては連続縫合が採用されることが多いが，その際，原則冠動脈の内膜側から外側に向けて針出，グラフトの外膜側から内側へという運針を行う．

> **コツ** トランジットタイム血流量計でグラフト血流は冠動脈と同様に拡張期優位であるはずである．もしも疑念があれば再縫合をためらわない．

❼ **静脈グラフト―右冠動脈吻合**（図4）：頭低位としてLIMA sutureを牽引して心尖部を挙上，ハートポジショナーで心横隔膜面を露出する．冠動脈の同定，固定ができれば，その後の吻合操作は左前下行枝と同様である．縫合糸は内胸動脈以外のグラフトであれば7-0モノフィラメント縫合糸を使用することが多い．また，静脈グラ

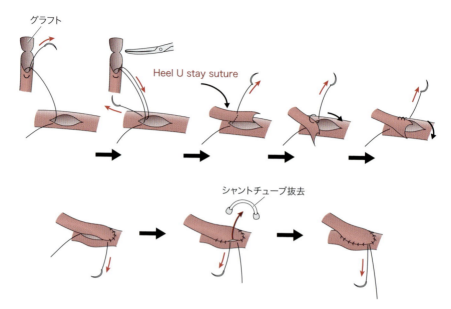

図3 ◆ 冠動脈バイパス末梢吻合

フトであれば末梢吻合終了後にグラフトから動脈血を冠動脈に注入して吻合部に問題ないかどうか確認する

> **重要** 静脈グラフトには静脈弁があり，中枢側と末梢側の向きを間違えるとグラフト内に血流が流れない．

> **コツ** 静脈グラフトが捻じれたり，屈曲したりするとグラフトは容易に血栓閉塞する．このため静脈にピオクタニンブルーでマーキングし，捻じれたときにそれとわかるようにする．

> **重要** 心臓を脱転する際に血圧低下や不整脈をきたすことがあるため，慎重に心臓を脱転する．肺動脈圧の上昇や中心静脈圧の上昇，徐脈や不整脈の出現は血行動態悪化の前兆であることがある．そのような場合は再度心臓の脱転をやり直す．

> **コツ** 回旋枝にもバイパスが必要な場合はさらに右半側臥位に近く手術台をローテイトし，重力を利用して心尖部を右側に脱転する．このような状況では血行動態に変化が起こりやすい上に血圧のゼロ点も狂いやすい．また心臓が心膜腔から持ち上がるため心電図モニターがとれなくなる．心電図変化もマスクされるため，心臓の収縮や大きさなどから血行動態の変化を察知しなければならない．麻酔科との協調が必要な所以である．

❽ **静脈グラフト―大動脈吻合**：グラフトの末梢吻合がすべて終了したら体位を戻して

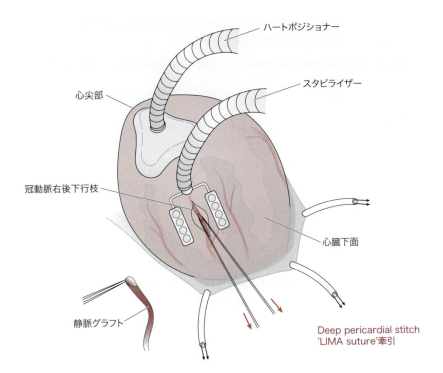

図4 ◆ 静脈グラフト-右冠動脈後下行枝吻合

中枢吻合に移る．上行大動脈に小孔を穿ち，これに静脈グラフトの中枢側を吻合する．縫合糸は6-0ポリプロピレン糸を使用して，連続縫合で吻合する．大動脈に小孔を開けると当然大出血するため，これを防ぐ手段として，部分遮断鉗子，中枢吻合デバイス（Enclose，HeartString®）や自動吻合器（PAS-Port® system）などが使用される．詳細は成書に譲る

> **重要** 脳合併症予防の観点からは，いかにデバイスを使用しても上行大動脈に手術操作が及べばアテローム塞栓など脳梗塞のリスクは生じる．このため全く上行大動脈に吻合操作を行わない，「aorta non-touch technique」が推奨されている．これは使用するグラフトを左右の内胸動脈，右胃大網動脈など起始部をそのままにin situ graftとして使用するものである．

人工心肺を使用する場合

❹ **体外循環確立**：ACTが400秒を超えていることを確認し，上行大動脈に送血管，右心耳から下大静脈に脱血管を挿入し，体外循環を開始する．大動脈基部に順行性心

筋保護液注入用カニューレを挿入し，右房側壁から逆行性心筋保護カニューレを右房内へ，ついで冠静脈洞へ誘導し固定する

> **重要** 送血管，脱血管，心筋保護カニューレはそれぞれ適切な位置に留置されていなければ致死的な合併症を生じうる．このためこれらカニューレの先端部位の確認には，逆流血の確認，経食道心エコーによる確認，回路内圧の確認などで万全を期す．

❺ **大動脈遮断，心停止**：体外循環流量を低下させて大動脈を除圧し，愛護的に大動脈遮断鉗子を上行大動脈にかける．次に体外循環流量を回復しつつ，大動脈基部より順行性に心筋保護液を注入する．これによって通常はすみやかに心停止が得られる．さらに冠静脈洞に留置した逆行性心筋保護カニューレから追加で心筋保護液を注入する

> **コツ** 冠動脈バイパス術を受ける患者は冠動脈に閉塞性病変をもっているために手術を必要としている．大動脈から冠動脈を経由して心筋へ心筋保護液を到達させる順行性心筋保護法では十分に心筋に到達しないことも考えられる．このため冠静脈洞から逆行性に心筋へ心筋保護液を投与する方法が追加される．

❻ **末梢吻合（冠動脈へのグラフト吻合）**：吻合操作自体はオフポンプ手術と変わらない．しかし心停止下手術であるため，冠動脈内シャントチューブ，スタビライザー，ハートポジショナーなどは必要ない．冠動脈内に血流はなく，心拍動もないため，吻合操作としては比較的容易となる．また循環動態も心臓を脱転することの影響がないため安定している

❼ **中枢吻合（大動脈へのグラフト吻合）**：大動脈遮断下の手術では上行大動脈近位部，大動脈遮断部位よりも中枢に容易に小孔を穿つことができる．特別なデバイスは必要ない

❽ **体外循環離脱**：すべての吻合が終了したら，内胸動脈グラフトの遮断，大動脈遮断を解除する．この瞬間から冠動脈には動脈血が流れ出し，通常ほどなく心拍動が再開する．心拍動，経食道心エコー，血行動態指標を見ながら，徐々に人工心肺灌流量を低下させる．この間に心筋保護カニューレを抜去する．十分に自己心で循環維持が可能となった時点で人工心肺を停止する．慎重に脱血管，ついで送血管を抜去する

> **重要** 体外循環からの離脱は，飛行機の操縦でいえば着陸に相当する．慎重に血行動態をモニタリングしながら，臨床診断能力をフルに発揮してsoft landingをめざさなければならない．

❾ **止血，閉胸**：ヘパリンをプロタミンで中和し，ACTをコントロール値まで戻す．胸壁，吻合部などの出血がないことを確認し，前縦隔，心嚢内（開胸となれば胸腔にも）にドレーンを留置，胸骨をサージカルワイヤで閉鎖し，閉創する

心膜切開術 (心嚢穿刺・心嚢開窓術)

第3章 各科の手術手順と操作のポイント
§5 外傷
難易度 ★☆☆

平川昭彦

手術をイメージしよう

適応疾患	心外傷を呈した心タンポナーデ
手術体位	仰臥位,バイタルサインを考慮しながら約30度の半座位
予想手術時間	心嚢穿刺:5分,心嚢開窓術:10分
出血量	ほとんどなし
主な術中合併症	心損傷,肺損傷,腹腔内臓器損傷,不整脈など
特殊な使用器具	エラスター針,心嚢穿刺キット,ドレナージチューブ

心外傷,心筋梗塞,大動脈解離などで心嚢内に血液が充満し,心タンポナーデによる**閉塞性ショックを呈したなら,すみやかに心嚢内の血液の排除を行うことでショックを解除**し,原疾患に対する治療を行わなければならない.

最初に剣状突起下心嚢穿刺を施行し,血腫などで血液の排出が不十分な場合は,すぐに剣上突起下心嚢開窓術を行う.

手術手順 ▶▶▶

心嚢穿刺

❶ ショック状態なので,酸素投与,心電図モニター,除細動器,静脈路確保や蘇生に対する薬剤を準備し,呼吸・循環管理を行う

❷ 胸部正中部の消毒・被覆を行う

❸ 超音波診断装置でFAST(迅速簡易超音波検査)を行い,心嚢液貯留を認めたなら深度や方向を確認する(図1)

❹ 剣状突起左縁と左肋骨弓が交差する一横指下の部位に,穿刺針を左肩後方(烏口突起)の方向に向けて約45度の角度で陰圧をかけながら穿刺する(図2).通常は4〜6cm前後で心嚢に到達し,吸引すると心嚢内の血液が逆流してくる

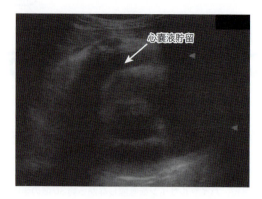

図1 ◆ FASTによる心嚢内液体貯留の診断
FAST：迅速簡易超音波検査

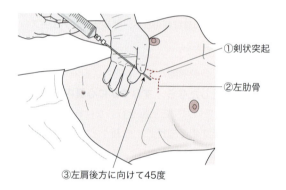

①剣状突起
②左肋骨
③左肩後方に向けて45度

図2 ◆ 心嚢穿刺部分

> **重要** 穿刺針を挿入しすぎると心筋損傷を起こし不整脈を生じるので、時間的余裕があればより安全にエコーガイド下で穿刺を行う。

❺ 心嚢内の血液を吸引しながらバイタルサインや閉塞性ショックの臨床所見を確認する。排液が20 ccほどで一時的にバイタルが改善することもある。頻回に吸引しなければならない場合は三方活栓をつけ、延長チューブとドレナージバッグを装着する。穿刺針や外套の留置は不安定なため、原疾患の手術までにさらなる時間が予想される場合は、ガイドワイヤーを用い口径の大きいドレーンを留置する

> **重要** 血腫によりドレナージが不十分な場合は心嚢開窓術や開胸術へ移行する。

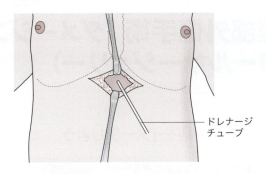

図3 ◆ 心嚢開窓術

> **コツ** 解剖学的理由などで剣状突起下での穿刺が困難と判断した場合は，胸骨左縁や左前胸部肋間穿刺を選択する．

心嚢開窓術

❶ 剣上突起を中心に5 cmほどの切開を行う

❷ 皮下を筋鉤などで鈍的に剥離し，剣上突起を露出する

❸ 剣上突起を鉗子で持ち上げ，胸骨後面に指を挿入し心膜下部まで鈍的に剥離する

❹ 血液で充満した心膜が触知したら鉗子で鈍的に穴をあけ，血液を排出させる

❺ すぐにドレナージチューブを心嚢内に留置し（図3），挿入部を縫合しドレーンを固定する

注意事項

これらの手技は心タンポナーデを一時的に解除するものであって，根本治療を行ったものではない．したがって，開胸手術を実施するための準備を並行して行わなければならない．また，自施設で手術が施行できない場合は，他院での転送を考慮する．

2 腹部外傷手術（ダメージコントロールサージェリー）

平川昭彦

難易度 ★★☆

手術をイメージしよう

適応疾患	出血性ショックを呈した腹部外傷
手術体位	仰臥位
予想手術時間	1〜1.5時間
出血量	外傷の程度による
主な術中合併症	腹部コンパートメント症候群
特殊な使用器具	ひも付きガーゼ

　この手術は，**止血による出血性ショックからの脱却や汚染の回避を最大の目標とする**．一般手術のように1回で完遂するのではなく，①初回手術（出血部の止血や感染防止のための汚染回避），②ICU管理（状態をよくする），③再手術（二期手術，根治術）の流れで進める．**大量出血を伴う重症外傷患者の最大の死亡原因は失血死ではなく，外傷死の3徴（低体温・代謝性アシドーシス・血液凝固異常）である**．これらを認めれば根治術からダメージコントロールサージェリーに治療戦略を変更しなければならない（**表1**）．したがって，迅速な診断，低侵襲な術式の選択，術後合併症を最小限に抑えるなど的確な状況判断が必要とされる．

表1 ◆ ダメージコントロールサージェリー適応基準

1. 手術開始時の低体温	35℃未満
2. 手術開始時の代謝性アシドーシス	動脈血pH＜7.2 base excess＜−15 mmol/L（55歳未満） base excess＜−6 mmol/L（55歳以上） 血清乳酸値＞5 mmol/L
3. 凝固能障害の出現	PT-INRまたはAPTTの正常値の50％以上の延長

手術手順 ▶▶▶

❶ 開腹のほかに下行大動脈遮断などを要する場合もあるため，胸部から鼠径部まで広範囲に消毒を行う

❷ 剣上突起から恥骨上まで一気に切開し，開腹する（crash laparotomy）

> **コツ** 電気メスで止血を行いながら開腹するのではなく，メスのみで腹膜前腔まで切開し，腹膜をクーパー剪刀などで切離して迅速に開腹する．

❸ 大量の腹腔内出血を認めたら，血液の吸引と同時に圧迫止血と血液吸収の目的でひも付きガーゼを両側横隔膜下，両側傍結腸溝，Douglas窩に詰めて一次止血を図る（図1）

> **重要** 腹腔内の大量出血はひも付きガーゼで吸収されるため，漫然と吸引せず，凝血塊を素早く除去し術野を確保する．

❹ 実質臓器や腸間膜を検索し出血点を確認したら，すばやく結紮や焼灼・凝固止血術を行う．困難な場合は縫合を試みる．ただし，脾臓や腎臓のような臓器で止血は困難と判断した場合は，臓器の摘出で確実な止血を得る

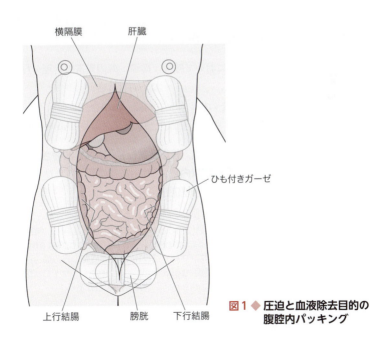

図1 ◆ 圧迫と血液除去目的の腹腔内パッキング

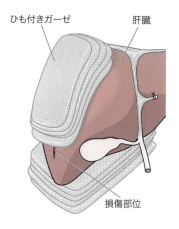

ひも付きガーゼ　肝臓

損傷部位

図2 ◆ ガーゼパッキング（肝損傷）

❺ 肝損傷の場合はPringle法による肝門部遮断を行い，一次止血を試みる．止血困難な場合は時間を費やす切除術を行わず，ガーゼパッキング術（perihepatic packing）を選択する（図2）．まず，損傷部を用手圧迫するような形で肝周囲をひも付きガーゼでパッキングを行う．その後，Pringle遮断を解除し活動性出血を認めたら動脈性出血を疑い，**術後に緊急経カテーテル的動脈塞栓術（TAE）を追加する**

❻ 消化管の損傷を認めたなら，吻合や人工肛門の造設は実施せず自動吻合器などによる単純閉鎖とドレーンの留置を行い，閉創する

❼ 1回目の手術が終了したら，ICUにおいて呼吸・循環・凝固異常の管理を行い，**外傷死の3徴の改善をめざす．**

術後に循環動態は改善したが，その後ショックに陥った場合は止血が不十分，もしくは他部位の出血が考えられる．再度の止血・パッキング術やTAEを考慮する

❽ **再手術（根治術）は，出血傾向，低体温，代謝性アシドーシスが改善されしだい，早急に施行する（通常は24〜72時間以内）．**腹腔内に留置していたひも付きガーゼを除去し，損傷部の修復・再建術などを実施する

> **重要**　閉創時に大量輸液による腸管浮腫などを引き起こすため，通常の腹膜と筋膜を合わせた閉腹は困難なことがある．無理に閉じることで腹腔内圧が上昇し，腹部コンパートメント症候群（ACS）を生じることがある．その場合にはopen abdominal managementを施行しなければならない．これには，①皮膚のみの縫合閉鎖（skin only closure），②タオル鉗子閉腹（towel clip closure），③サイロ状閉腹（silo closure），④陰圧閉鎖療法（vacuum pack closur）などがある．

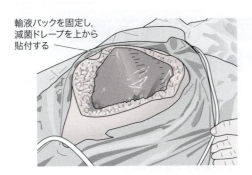

輸液バッグを固定し，滅菌ドレープを上から貼付する

図3 ◆ サイロ状閉腹（silo closure）

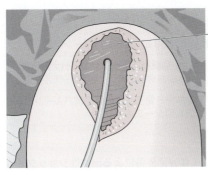

スポンジシートをプラスチックシートで覆う

図4 ◆ 陰圧閉鎖療法（vacuum pack closure）

> **コツ** ③サイロ状閉腹は輸液バッグと腹壁を固定し，上に滅菌ドレープを貼付する（図3）．
> ④陰圧閉鎖療法は露出した消化管の上にスポンジシートを置いて吸引管をつなぎ，表面をプラスチックシートまたはポリエチレンシートで覆い，持続陰圧吸引を行う（図4）．

注意事項

重度外傷の管理は，外傷患者にかかわるすべてのスタッフ（外科医・救急医・麻酔医・集中治療医・看護師ほか全職種）のチーム力が要求される．したがって，外傷に対する知識と技術を高めるとともに，迅速な決断と実行力が必要と考える．

● 文献

1) 平川昭彦：まるごと知りたい 手術と術後ケア その他の手術 23 腹部外傷の手術（ダメージコントロールサージェリー）．Expert Nurse, 28：145-149, 2012

§5 外傷

難易度 ★★☆

3 大動脈遮断（開胸下遮断・バルーン閉塞）

平川昭彦

●●● 手術をイメージしよう ●●●

適応疾患	出血性ショックを呈した腹部・骨盤部外傷
手術体位	仰臥位
予想手術時間	左開胸下行大動脈遮断術：30分，大動脈バルーン閉塞：40分
出血量	左開胸下行大動脈遮断術：100 g，大動脈バルーン閉塞：ほとんどなし
主な術中合併症	肋間動脈・Adamkiewicz動脈損傷（左側開胸下行大動脈遮断術），再灌流障害，バルーン穿孔（大動脈閉塞用バルーンカテーテル）など
特殊な使用器具	大動脈遮断鉗子・サテンスキー鉗子，大動脈閉塞バルーンカテーテル，大動脈閉塞バルーンカテーテル用シースキット

　大動脈遮断は，重傷外傷，特に体幹部外傷による出血性ショックもしくは心肺停止患者に対して大動脈の遮断を行うことで，遮断部以下の出血のコントロールや脳灌流圧・冠灌流圧の維持が可能である．下行大動脈遮断を行う手技に，**左開胸にて胸部下行大動脈を遮断する方法**と，**大腿動脈から大動脈閉塞バルーンカテーテルを挿入し，バルーンを膨らませることで血流を遮断する方法**がある．おのおのの手技には長所と短所があるため，状況や術者のスキルなども考慮し，短時間で行える方法を選択することが大切である．

手術手順 ▶▶▶

左開胸下行大動脈遮断術

❶ 皮膚切開を乳房の下縁で胸骨の右縁から開始し，第5肋間レベルで左腋窩方向へ延長する．メスにて皮下脂肪や大胸筋を迅速に切開する

❷ 肋間筋を注意しながら切開し，壁側胸膜を確認したなら少し切開を加え，胸腔内に指を挿入して肺を損傷しないように壁側胸膜をクーパー剪刀で切開する

> **重要** 胸骨の左側2～3 cmに内胸動脈が走っているため，損傷しないよう皮膚切開には注意を必要とする．また，肋間動静脈を損傷しないように肋骨の上縁を切開する．

❸ 開胸するとすぐに開胸器をかけて創を開大する．左肺が見えるため頭側によけると左側より心嚢が観察され，背側に椎体を容易に確認できる

❹ 椎体上に弾力のある下行大動脈を確認できたなら，手指で壁側胸膜および大動脈周囲を椎体より剥離し，遮断鉗子をかける（図1）

> **コツ** 大動脈は弾力性が強いため，遮断した鉗子の力が不十分であると鉗子が外れることがある．大動脈の周囲を十分に剥離することで完全な遮断を容易にする．

> **重要** 鉗子がすぐに用意できないもしくは鉗子がかかりにくい場合は，とりあえず用指的に大動脈を圧迫する．

❺ 右胸腔ドレナージにて右房損傷や大静脈系の損傷を疑う場合は，胸骨横断切開から同様の手順で右開胸を加えると両側開胸（clamshell thoracotomy）となり，右胸腔や縦郭内にも到達できる

左開胸下大動脈遮断術の注意事項

左開胸下行大動脈遮断術は緊急避難的行為であり，**許容時間は30分**である．したがって，早急に原疾患を治療するための準備や止血術を施行することが大事である．

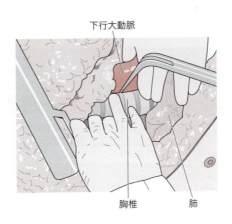

図1 ◆ 下行大動脈遮断

大動脈閉塞用バルーンカテーテル（IABO）

❶ IABOの効果確認およびバルーンの拡張（inflate）・収縮（deflate）のタイミングを考慮するため，上肢での観血的動脈圧をモニタリングする

❷ 大腿動脈をSeldinger法にて穿刺し，ガイドワイヤーを挿入後にガイドワイヤー刺入部に数mmの皮切を加え，ダイレーターを血管内に奥まで挿入し，抜去する

> **コツ** 必ずIABOを挿入するとは限らないので，最初に18Gの血管内留置針を大腿動脈に確保しておけば，後にシースを挿入するのは簡単である．また経カテーテル的動脈塞栓術（TAE）を施行する場合にも活用することができる．

❸ 内筒を挿入したカテーテルイントロデューサー付きシースをガイドワイヤーに通して挿入し，内筒とガイドワイヤーを抜去する（図2）

❹ IABOをシースの内筒部より挿入し，バルーン先端の位置を左鎖骨下動脈より下部（胸部下行大動脈内）に留置する（図3）

> **重要** X線透視下で挿入できればバルーン先端の位置を確実に確認できる．ただし，通常は緊急を要しているため盲目的に挿入することが多く，挿入する直前に挿入部から直線的にカテーテル先端までの距離の目安を予測しておく．

❺ シリンジに生理食塩水を入れ，バルーン拡張用ルーメンの開封した活栓に取り付ける

❻ 上肢の動脈圧を確認しながら，生理食塩水をゆっくり注入（inflate）する．上肢動脈圧の上昇が得られたら，胸部下行大動脈が遮断されたと考えられるため，それ以上は注入しない

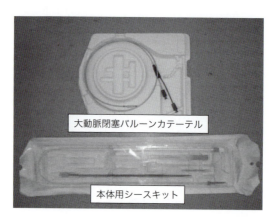

図2 ◆ 大動脈閉塞バルーンカテーテル本体と本体用シースキット

重要 血管内径とその許容注入量の関係は以下の通りである[1].

1) 身長と胸部大動脈付近の血管内径の関係

身長（cm）	血管内径（mm）
145〜155	20〜22
168〜178	26〜28
183〜193	33〜34

2) 血管内径と許容注入量の関係

血管内径（mm）	許容注入量（mL）
20	25
25	35
30	45

❼ 輸液・輸血の大量投与や手術などの止血処置の状況を観察しながら，バルーンをゆっくりと収縮（deflate）させる．もし，血圧が下がるならば，再度バルーンを拡張（inflate）する

重要 総遮断時間は**45分**を目処にすることが阻血再灌流障害の軽減となる．よって，可能ならば10〜15分ごとに遮断を一時解除する．

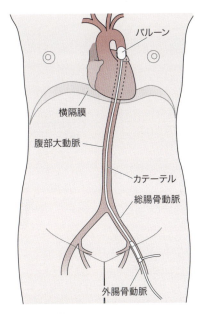

図3 ◆ 大動脈閉塞バルーンカテーテル 挿入部

❽ 止血が完了し循環動態が安定すれば，シースを抜去しなければならない．ただし，大量出血による凝固能が悪ければ，改善後に抜去する．万が一，刺入部の止血に困難を要する場合は血管外科に依頼し，血管の修復も考慮する

IABO の注意事項

　IABO は非侵襲的に行える手技であるが，心停止が切迫した状態で大腿動脈に完全に穿刺できなければ，直ちに左開胸下行大動脈遮断術に移行する．

● 文献

1) 林　伸洋, 岡本　健：大動脈遮断バルーン．救急・集中治療, 23：610-613, 2011

§6 婦人科

1 解剖レクチャー 〜女性骨盤臓器

髙倉賢二，住友理浩，秦　さおり

はじめに

　子宮は女性骨盤の底部に位置する鶏卵大の臓器であり，通常子宮体部のみが腹腔内に露出しており，子宮頸部は腹膜外に存在する（図1）．卵管と卵巣はまとめて子宮付属器と呼ばれ，卵管は直接，卵巣は卵巣固有靱帯を介して子宮と接続する（図1〜3）．

　米国の統計によれば，あらゆる手術の中で最も多く行われている術式の上位3位までを産婦人科領域の手術が占めている．第1位は**帝王切開術**，第2位は**子宮全摘術**，第3位は**人工妊娠中絶術**であり，すべて子宮に対する手術となっている．また，子宮筋腫はあらゆる腫瘍の中で最も頻度が高く，女性の2〜3人に1人の割合でみられる（図1）．米国では女性の6人に1人が一生のうちに子宮摘出術を受けるといわれており，その適応疾患は子宮筋腫が大半を占めている．

　本稿では子宮摘出を例にとりながら女性骨盤臓器の手術解剖を概説する．

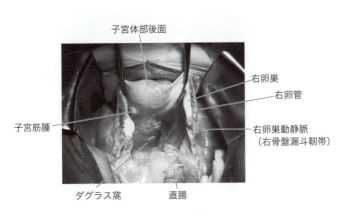

図1 ◆ 開腹時に見える子宮と卵管・卵巣
子宮を上後方から見た写真
（p15 Color Atlas ❹参照）

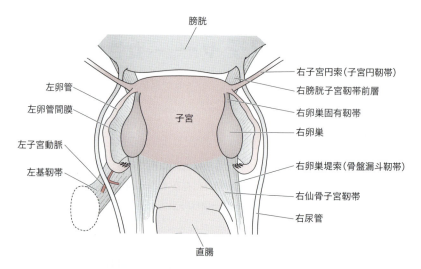

図2 ◆ 子宮と隣接臓器および各種靱帯（1）
上後方から見た図

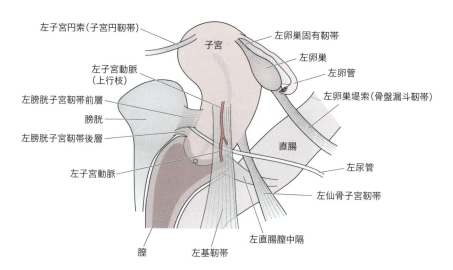

図3 ◆ 子宮と隣接臓器および各種靱帯（2）
左側方から見た図

子宮摘出に必要な解剖と操作

子宮を摘出するためには子宮に付着する臓器と靭帯を剥離・切断する必要がある（図2, 3）. 靭帯の切断部位により筋膜内単純子宮全摘術, 筋膜外単純子宮全摘術, 準広汎子宮全摘術, 広汎子宮全摘術に分けられる（図4）. 通常, 腹式子宮単純全摘術（TAH, ドイツ語の略からATと呼ばれることも多い）は筋膜外単純子宮全摘術を意味する.

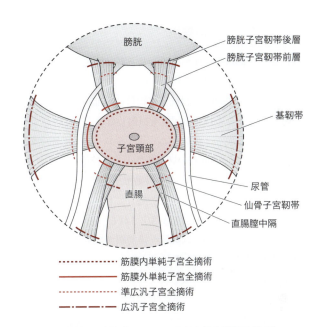

図4 ◆ 子宮全摘術の各術式における子宮支持靭帯切断部位

真上からみた図.
子宮頸部〜腟に付着する靭帯としては前方から膀胱子宮靭帯（前層・後層）, 基靭帯, 仙骨子宮靭帯, 直腸腟中隔がある. 尿管は子宮頸部外側から膀胱子宮靭帯前層と後層の間を走行して膀胱に入る.
子宮摘出術には単純子宮全摘術（筋膜内・筋膜外）, 準広汎子宮全摘術, 広汎子宮全摘術がある. 準広汎子宮全摘術には種々の術式があるが, 膀胱子宮靭帯前層を切断して尿管トンネルを開放し, 尿管を側方に排する術式が一般的である. これにより, 膀胱子宮靭帯と基靭帯の一部を子宮と一緒に摘出することができ, また, 傍腟結合織を切断することにより腟を摘出することも可能となる

子宮円索の切断と付属器の処理

　子宮摘出に際してはまず両側の子宮円索（子宮円靱帯）を切断する．付属器を温存する場合は卵管と卵巣固有靱帯を，一緒に摘除する場合は卵巣堤索（骨盤漏斗靱帯）を切断する．骨盤漏斗靱帯は子宮広間膜後葉に付着しておりその1～3 cm下を尿管が並走している（図3）．昭和40年代までは良性疾患においても尿管を露出させてから骨盤漏斗靱帯を結紮することが多かったが，現在では尿管の露出を行わず，広間膜とともに尿管を安全に結紮する術式が行われている．ただし，現在でも悪性疾患においては尿管を露出させて操作することが多い．

側方靱帯の処理～子宮の摘出

　子宮円索と付属器の操作が終わると子宮は基靱帯と膀胱，子宮頸部に付着する靱帯および腟でつながれている状態となる．まず，膀胱を子宮頸部より十分に剥離した後に側方靱帯（基靱帯と膀胱子宮靱帯の一部）の処理に移る．この操作においては，子宮頸部側方を走行する尿管を損傷しないように注意する．

　具体的には，基靱帯上部にヘニー鉗子やロジャース鉗子のような頑丈な鉗子を装着し切断結紮を行う．1回目の切断結紮の後，腟円蓋の高さまで操作をくり返す．通常は1～3回の操作で終わる．この段階で子宮は腟および仙骨子宮靱帯とつながるだけとなる．仙骨子宮靱帯は個別に切断してもよいし，腟の全周切開の時に腟と一緒に切断してもよい．これで子宮は摘出される．

　広汎子宮全摘術においては排尿・排便機能に対する副障害防止の観点から可能な限り神経を温存する努力がなされている（図5）．基靱帯は上部の血管部と下部の神経部（骨盤神経叢）から構成されているが，骨盤神経子宮枝以外の骨盤神経とその分枝を温存する．もちろん，癌浸潤の程度によっては骨盤神経を切断することもある．なお，骨盤神経のメルクマールの1つとして下腹神経がある．下腹神経は尿管の1～2 cm下方の広間膜後葉裏面を走行する．男性では射精神経として知られているが，女性での役割は不明である．切断しても障害は生じないが，メルクマールとして有用である．

> **重要**　子宮摘出は，①子宮前方の膀胱と後方の直腸の剥離，②子宮を支える靱帯の切断，③腟の全周切開，の操作によって完遂する．
> 子宮摘出において最も重要なことは常に尿管の走行に注意してこれを損傷しないことである．

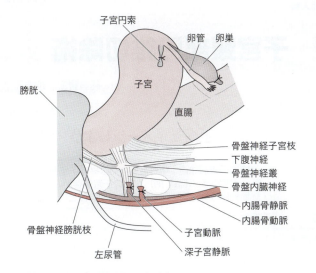

図5 ◆ 広汎子宮全摘術と神経温存
左側方から見た図．基靱帯血管部を処理した後である．
広汎子宮全摘術においては術後の排尿・排便機能を保つために可能な限り骨盤神経子宮枝以外の骨盤神経を温存する

おわりに

　TAHを行ううえで最も注意すべき点は**尿管の損傷あるいは屈曲などによる通過障害を起こさないこと**である．そのためには手術解剖を熟知して，常に尿管の走行を念頭に置いて，子宮を適切に牽引して操作部位から尿管を遠ざけ，必要があれば尿管を露出させることが重要である．

§6 婦人科

2 子宮頸部円錐切除術

髙倉賢二，住友理浩，秦　さおり

手術をイメージしよう

適応疾患	・治療的円錐切除術：中等度あるいは高度子宮頸部異形成，子宮頸部上皮内癌，子宮頸癌（Ⅰa1期）などの子宮温存時 ・診断的円錐切除術：子宮頸癌の病期診断と術式選択
手術体位	砕石位
予想手術時間	15〜30分
出血量	50g未満
主な術中合併症	出血，膀胱損傷
特殊な使用器具	なし

　子宮は子宮峡部を境にして上部の**子宮体部**と下部の**子宮頸部**に分かれる．また，子宮頸部の下方で腟内に突出している部分を**子宮腟部**（portio vaginalis，"**ポルチオ**"と呼ばれることが多い）と呼ぶ．子宮の中で直接的に視診・触診できるのは子宮腟部のみであり，臨床解剖学的に非常に重要な部分であるために"ポルチオ"という名称が特に与えられている．子宮頸癌の診断にはこの"ポルチオ"の視診・細胞診・組織診が必須である（図1）．これらの検査により中等度以上の子宮頸部異形成，子宮頸部上皮内癌，子宮頸癌Ⅰa1期と診断された場合に，子宮温存を前提とした子宮頸部円錐切除術が適応となる（**「治療的円錐切除術」**）．また，子宮頸癌Ⅰa期とⅠb期の判断に悩む場合などには，子宮頸癌の病期診断と術式選択のために**「診断的円錐切除術」**が行われることもある（表1）．

　子宮頸部円錐切除術は病変を含む子宮頸部を円錐状に切除する術式である．子宮頸部は子宮動脈下行枝に支配されており，切除断端からの出血コントロールが最も重要なポイントとなる．

　手技的に容易で所要時間も短い小手術でありながら，婦人科領域で術後合併症の頻度が最も高い術式といわれており，**術後出血**と**頸管狭窄**が二大合併症である．術後出血には術後24時間以内に起こる**早期出血**とそれ以降の**晩期出血**に分けられる．晩期出血は切除断端の壊死組織が脱落することによって起こり，多くは術後7〜11

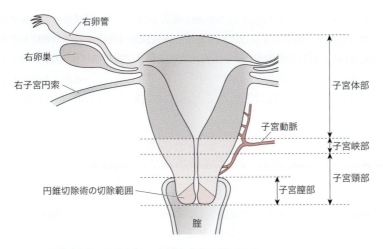

図1 ◆ 子宮頸部・子宮腟部と円錐切除術の切除範囲
前方から見た図

表1 ◆ 子宮頸部円錐切除術の分類

1. 手術目的からの分類
診断的円錐切除術 治療的円錐切除術
2. 手術器具からの分類
hot conization：高周波あるいは超音波メスやレーザーを用いる方法 cold conization（cold knife conization）：メスを用いる方法
3. 切除範囲からの分類
shallow conization deep conization
4. 切除標本の形状からの分類
cone biopsy coin biopsy ring biopsy
5. 切除断端の処理からの分類
open method：切除断端を被覆する closed method：切除断端を開放する

日目にみられる．その頻度は10％前後と報告されている．再縫合や輸血を必要とする場合もあり，最も重要な合併症である．頸管狭窄は術後に月経困難症の出現や増悪をきたし，稀に頸管閉鎖により子宮留血腫を伴う子宮性無月経（月経モリミナ）が起こることもある．術後頸管狭窄の頻度は0〜3％とされているが，必ずしも手術前後に月経痛に関する問診が行われていないので実際はもっと多いものと考えられる．

手術手順 ▶▶▶

砕石位ですべての操作を行う．

❶ **手術部位の消毒と切除範囲の確認**：腟壁と子宮腟部を消毒した後，**酢酸加工**（3％酢酸溶液を30〜60秒塗布）や**ヨード加工**〔シラー試験（Schiller test）：ルゴール液などのヨウ素液を子宮腟部に塗布〕により病変部位と切除範囲を確認する

❷ **子宮腟部の把持と膀胱下端の確認**：子宮腟部をミュゾー双鉤鉗子あるいは3-0吸収糸による結紮により把持する（図2-1）．膀胱下端は導尿に用いたS字金属カテーテルで確認する

❸ **子宮頸部の切除**：子宮頸部の3時と9時に#3-0吸収糸を用いて子宮動脈を含むように結紮して術中出血の減少をはかる．子宮頸部を牽引しながら **SC junction**（Squamo-Columnar junction：扁平上皮と円柱上皮の境界部分．この内側が子宮腟部びらんと呼ばれる円柱上皮で覆われた偽びらんである）を含めて切除する（図2-2）．切除範囲は病変の広がりや位置によって個別に決定する

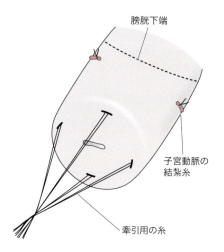

図2-1 ◆ 子宮頸部の把持

膀胱下端を確認した後，子宮頸部の3時と9時に♯3-0吸収糸を用いて子宮動脈を含む結紮を置く．子宮腟部には切除部位を囲むように4〜8カ所の♯3-0吸収糸による結紮を置き，円錐切除術の間の牽引糸とする

> **コツ** 術中出血を減少させる目的で，切開前にあらかじめ切除部にピトレシン®あるいはアドレナリン生理食塩水を局注することもある．

> **コツ** 切除に使用する器具はメス，高周波メス，超音波メス，レーザーメスなどから慣れたものを選ぶ．近年では比較的安価である高周波のLEEPシステム（Loop Electrosurgical Excision Procedure）が普及しつつあり，切開用と止血用の電極が豊富に用意されている．

> **重要** 妊娠中に円錐切除術を行う場合は出血コントロールと流早産予防の目的で，子宮頸管縫縮術（**p355**参照）を行ってから円錐切除を行う．

❹ **切除断端の処理**：切除断端からの出血は高周波，超音波やレーザーの凝固によって行う．Sturmdorf縫合によって断端を止血することもあるが，断端が被覆されるために術後の細胞診フォローに支障をきたすおそれがあり，原法そのものはあまり行われなくなっている（**図3-1**）．代わって「8方向Sturmdorf縫合」のように，断端が被覆されないような術式が考案されている（**図3-2**）．この場合，止血だけでなく，術後の頸管狭窄の防止も期待できる．

止血を確認した後は子宮頸管に10 Fr前後のネラトンカテーテルを留置して手術を終了する（**図4-1**）．ネラトンカテーテルは原則的に翌日に抜去する．産褥無月経の時期に円錐切除を行う場合などには1〜数週間ネラトンカテーテルを留置して頸管閉鎖を防ぐ．その際には子宮腔内へのカテーテルの迷入を防ぐためにカテーテル断端に安全ピンを付けるなどの工夫が必要である（**図4-2**）．

> **コツ** 切除部位より高位で，子宮頸部3時と9時に＃3-0吸収糸による結紮を加えると術中出血をある程度減少させることができる．また，手術翌日まで太めのネラトンカテーテルを頸管内に留置することは術後の頸管狭窄を予防するうえで有用である．

> **重要** 治療的円錐切除術においては病変の遺残が許されない．酢酸加工やヨード加工により，病巣の範囲を明らかにしておくことが重要である．

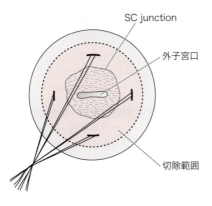

図2-2 ◆ 子宮頸部の把持
牽引糸の外側を全周性に切開して子宮腟部を円錐状に切除する

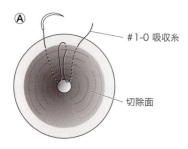

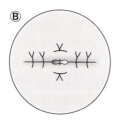

図3-1 ◆ 子宮頸部の切除断端の処理

Sturmdorf縫合．
A：0時に＃1-0吸収糸で最初の縫合を置く．B：6時方向も同様に縫合し，3時と9時方向では前後の切除断端の上皮を結節縫合にて閉鎖する

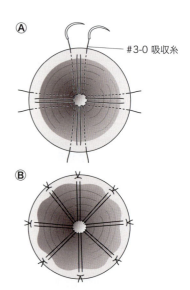

図3-2 ◆ 子宮頸部の切除断端の処理

8方向Sturmdorf縫合．
A：0，3，6，9時方向に＃3-0吸収糸を用いてSturmdorf縫合と同様の縫合を置く．Sturmdorf縫合と異なり，切除断端上皮は寄せない．B：1時半，4時半，7時半，10時半方向も同様に縫合し，全周性の結紮を終える

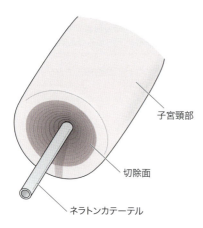

図4-1 ◆ 頸管狭窄防止のためのネラトンカテーテル留置

先端が子宮体部に及ばないように10 Fr前後のネラトンカテーテルを子宮頸管に留置し，カテーテルの余剰部分は切除する

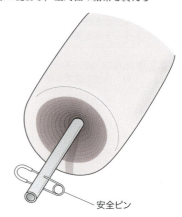

図4-2 ◆ 頸管狭窄防止のためのネラトンカテーテル留置

産褥の無月経時期に円錐切除を行う場合など，ネラトンカテーテルの留置が長期になるときはカテーテルに安全ピンをかけ，カテーテルの腟外脱出防止と子宮腔内への迷入防止をはかる

術後の注意点

- 切除断端からの浸出液や微量の出血が術後2～3週間続く
- 術後7～11日目に多い晩期出血は輸血を要するほど多量となることがあり，術後に月経2日目より多い量の出血があれば救急受診してもらう
- 月経痛の増強や無月経は頸管狭窄や頸管閉鎖の徴候であり，外来受診が必要である

§6 婦人科

難易度 ★★☆

3 子宮筋腫核出術

住友理浩, 髙倉賢二

●●● 手術をイメージしよう ●●●

適応疾患	妊孕性温存を希望する性成熟期女性で, ①月経随伴症状（過多月経に伴う貧血, 月経困難症）を伴う子宮筋腫 ②月経随伴症状を伴わないがおおむね手拳大以上で腹部膨満や頻尿などの自覚症状を伴う子宮筋腫 ③子宮筋腫が原因と考えられる不妊女性
手術体位	仰臥位
予想手術時間	1〜3時間
出血量	100〜300g（多数の核出を行う場合は1,000g以上となることもある）
主な術中合併症	多量出血, 子宮内膜穿破, 癒着症例では膀胱・直腸などの隣接臓器の損傷
特殊な使用器具	なし

　子宮筋腫核出術は子宮を温存しながら筋腫だけを摘出する手術である．正常筋層を切除することなく，筋腫核だけをくり抜き，正常子宮の形態を取り戻すように筋層を縫合閉鎖することが基本である．

　子宮筋腫核出術は，子宮筋腫の局在や数によって子宮切開の部位が大きく異なり，手術前に予想が立たない場合も多い．また子宮筋腫によって子宮体部のorientationを把握することが困難な場合も多い．術前の画像診断（経腟超音波，経腹超音波，MRIなど）の情報から**子宮筋腫の数と局在をイメージして手術に臨み**，手術中は子宮の「出来上がり予想図」が正常な形態に近づくようにイメージしながら切開部位を決定し核出していくことが重要である．また，子宮筋腫はその存在部位により漿膜下筋腫，筋層内筋腫，粘膜下筋腫に分類される（図1）．

手術手順 ▶▶▶

❶ **開腹**：開腹は下腹部正中切開でもPfannenstiel（ファンネンスティール）横切開でもどちらでも構わない．筋腫があまり巨大なものでなければ美容面を考慮してファンネン

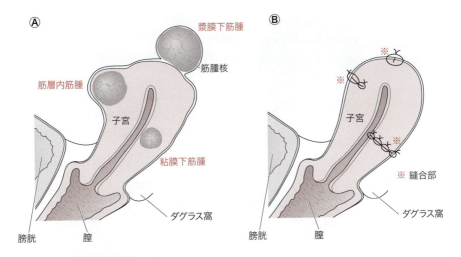

図1 ◆ 子宮筋腫の存在部位と分類
A：子宮筋腫はその存在部位により漿膜下筋腫，筋層内筋腫，粘膜下筋腫に分類される
B：それぞれの筋腫を核出した後

スティール横切開で行ったり，5 cm程度の小さな下腹部正中切開で行うことも多い

❷ **筋腫の確認**：開腹後，可能であれば子宮上部を腹腔外に挙上して筋腫の数，局在を視診，触診で確認する．粘膜下の小さな筋腫は触診でも確認できない場合も多く，その際は術前の画像情報が重要になる

> **コツ** 子宮のorientationを確認する際，両側の円靭帯，および子宮卵管角をメルクマールにして判断するとわかりやすい．子宮が長軸方向に90度以上捻転していることも稀ではない．

> **コツ** 術中出血量軽減を目的として，子宮峡部の高さでネラトンカテーテルで子宮を絞扼し，子宮動脈上行枝からの血流を減少させる方法もよく行われている．同時に，ブルドッグ鉗子で両側の骨盤漏斗靭帯を挟鉗して卵巣動脈からの血流を遮断することもある．また，筋腫核を覆う子宮筋層内に100倍希釈バソプレッシン加生理食塩水を注射すると筋層切開時の出血が軽減される．

❸ **子宮漿膜切開**：有茎性の漿膜下筋腫の核出では，筋腫に「楔」を打ち込むように全周性に切開を入れる（図2-1）．筋層内および粘膜下筋腫では，筋腫核の頂上を子宮の長軸に沿って縦切開する（図2-2Ⓐ）．小筋腫や筋腫の部位によっては必ずしも縦切開にこだわらない．切開長は筋腫の直径と同程度とする

> **重要** 子宮筋切開は**筋腫核に切り込む深さまで切開を入れることが重要**である．筋腫核に切り込まずに核出した場合，筋腫に圧排された子宮筋層を筋腫側につけて核出することとなり，出血量の増加につながる（図2-2Ⓑ）．

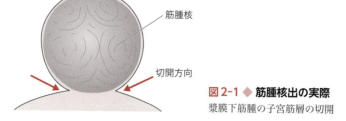

図 2-1 ◆ 筋腫核出の実際
漿膜下筋腫の子宮筋層の切開

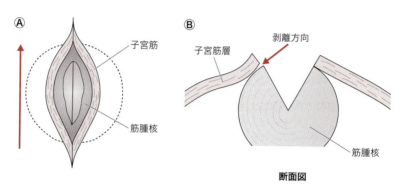

図 2-2 ◆ 筋腫核出の実際
筋層内筋腫の切開および剥離（断面）

❹ **筋腫核出**：筋腫核をマルチン単鉤鉗子などで把持・牽引することで，筋腫核と正常子宮筋との境界（剥離面）が明瞭となる．**正しい剥離面で剥離すれば鋭的な剥離操作はほとんど必要なく**，指またはクーパー剪刀などで鈍的に剥離することが可能である．筋腫に牽引をかけながら剥離を続けると，周囲の正常筋層から筋腫が「娩出」されるように浮き上がってきて，核出が容易となる

❺ **内膜縫合**：正しい剥離面で剥離を行えば子宮内膜の穿破が起こることは稀であるが，もし子宮内膜穿破が生じた場合は，#3-0～4-0のモノフィラメント吸収糸で結節縫合し，**内膜だけをまず縫合閉鎖し**，その後に筋層縫合を行う

❻ **筋層縫合**：筋層はその欠損部の深さに応じて2層ないし3層程度に分けて縫合し，**死腔をつくらないようにする**．#1-0～2-0の吸収糸を用いて結節縫合を行う．漿膜面はマットレス縫合あるいはベースボール縫合で切開創を併せる

> **コツ** 子宮筋はセボフルランなどのガス麻酔薬で弛緩し，それにより術中出血量が増加するので注意が必要である．また，プロポフォールなどの静脈麻酔薬でも子宮収縮は抑制される．子宮は麻酔に影響されやすい臓器であるといえる．

> **コツ** 子宮筋腫核出術は子宮温存手術であり，術後の妊孕性が保たれるような配慮が必要である．術後の癒着により不妊症を招くことがあるので，①子宮漿膜をきっちり併せる，②漿膜面を乾燥させない・ガーゼなどでこすらない，③閉腹前に腹腔内洗浄を十分行う，④必要なら癒着防止膜を貼付する，などの配慮が重要である．

術後の注意点

- 子宮筋縫合部の再出血はよくある合併症である．術後貧血の進行がないか慎重に経過観察をする必要がある

- 筋層内筋腫などで筋層に大きく切り込んだ場合には一定の避妊期間を設ける必要がある．術後，2～3カ月の間に急速に子宮が復古するので，**少なくとも3カ月程度は妊娠を避ける必要がある**とされている

第3章 各科の手術手順と操作のポイント

§6 婦人科

難易度 ★☆☆

4 付属器切除術

秦 さおり，髙倉賢二

● ● ● 手術をイメージしよう ● ● ●

適応疾患	卵巣腫瘍，付属器膿瘍など
手術体位	仰臥位
予想手術時間	1時間
出血量	50g
主な合併症	出血，術後血腫，感染，尿管損傷
特殊な使用器具	なし

　卵管と卵巣を併せて子宮付属器と呼ぶ．本術式では，卵巣固有靭帯・卵管根部と骨盤漏斗靭帯を切断することにより卵巣と卵管を切除する．本稿では卵巣腫瘍を例に解説する．

手術手順 ▶▶▶

❶ 開腹後，卵巣動静脈を含む骨盤漏斗靭帯を2カ所で結紮し，その間を切断する（図1）

　重要 付属器周囲の癒着が強い場合は，骨盤漏斗靭帯の処理の際に，近傍を走行する尿管を損傷することがあるので必ず確認しよう．2本の指ではさんでパチンと触れるsnapping sensationによる確認のほか，広間膜を切開して後葉に接して走行する尿管を直視する方法もある．

❷ 広間膜前葉・後葉を切開する（図2）

❸ 子宮と付属器をつなぐ卵巣固有靭帯と卵管を，滑脱しないように2カ所で挟鉗・結紮した間を切断し，付属器を摘出する（図3）

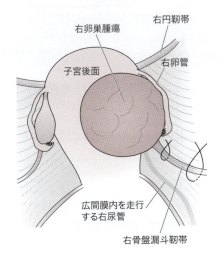

図1 ◆ 骨盤漏斗靱帯の結紮・切断
尿管との距離を確認しながら，骨盤漏斗靱帯を結紮・切断する

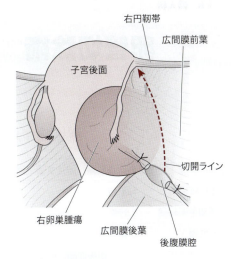

図2 ◆ 広間膜の切開
骨盤漏斗靱帯切断面から，広間膜を卵巣固有靱帯付着部に向かって切開する

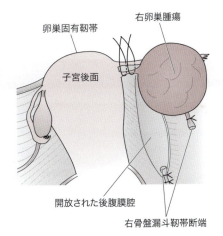

図3 ◆ 卵巣固有靱帯と卵管の切断

§6 婦人科

5 卵管切除術

難易度 ★☆☆

秦 さおり，髙倉賢二

● ● ● 手術をイメージしよう ● ● ●

適応疾患	異所性妊娠，卵管水腫，卵管膿瘍など
手術体位	仰臥位
予想手術時間	1時間
出血量	50g
主な合併症	出血，術後血腫，感染
特殊な使用器具	なし

　卵管だけを子宮および広間膜から切除する．虫垂炎の診断で開腹したところ，卵管膿瘍であったため，外科医が卵管切除を行う必要に迫られることもある．

手術手順 ▶▶▶

❶ 卵管間膜を数回に分けて結紮し，卵巣動脈卵管枝からの出血を防ぐ

❷ 卵管間膜の卵管側を切断する（図1）

❸ 卵管間膜の切開ラインを卵管根部にまで延長して卵管を切除する

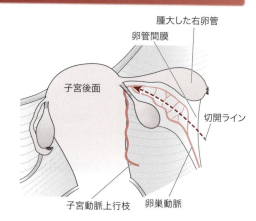

図1 ◆ 卵管切除術の概要
卵管と卵巣の間の卵管間膜内には卵巣動脈卵巣枝・卵管枝が走行しており，結紮もしくは焼灼しながら切開する

§6 婦人科

難易度 ★☆☆

6 付属器腫瘍核出術（卵巣腫瘍核出術）

秦 さおり，髙倉賢二

● ● ● 手術をイメージしよう ● ● ●

適応疾患	良性卵巣腫瘍（挙児希望例）など
手術体位	仰臥位
予想手術時間	1時間
出血量	50g
主な合併症	出血，術後血腫，感染
特殊な使用器具	なし

　腫瘍を破らないように注意して卵巣壁を切開し，腫瘍壁との間を剥離し摘出する．正常卵巣組織を完全に残すように操作することが重要．

手術手順 ▶▶▶

❶ 卵巣腫瘍の長軸方向に沿って，卵管と対側の頂部の卵巣壁にメスで浅く切開を入れる（図1）

> **コツ** 卵巣壁の切開は卵巣の血管と神経が密集している卵巣の広間膜付着部分である卵巣門付近を避ける．核出後の閉鎖の際に卵管が巻き込まれることを防ぐ意味でも卵管と対側の頂部の卵巣壁を切開することが重要である．また，深く切開を入れ過ぎると腫瘍内腔に達して腫瘍内容が漏出することがあるため注意する．生理食塩水あるいはピトレシン®加生理食塩水などを用いてwater dissectionを行うこともある．

❷ 腫瘍壁と卵巣壁の間の層を同定し，ここにメッツェンバーム剪刀やケリー鉗子などの先の細い鉗子を挿入し，鈍的に剥離する．適切な層に入っていれば，ほとんど出血することなく剥離できる．出血量が多いときは，バイポーラなどで止血しながら剥離を進める．全周性に剥離できれば，腫瘍は自ずと摘出できる（図2）．剥離が卵巣腫瘍の底部にまで及んだ段階で卵巣と腫瘍の間に残った血管を含む茎状の組織を挟鉗

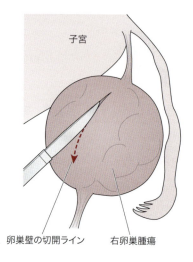

図1 ◆ 卵巣壁の切開

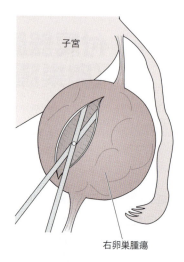

図2 ◆ 卵巣腫瘍の剥離

切断し，#3-0吸収糸で結紮するとさらに出血が少なくなる．なお，子宮内膜症性嚢胞や皮様嚢腫では卵巣壁との剥離が困難で核出中に腫瘍壁が破れることも多い

❸ 剥離部からの微細な出血を止血する

> **重要** バイポーラなどを用いて止血するが，過度な焼灼による卵巣血流低下により卵巣機能低下をきたすことがあるため，出血の範囲が広い場合や，出血のコントロールが困難な場合，縫合や結紮による止血を試みる．

❹ 止血確認後に，卵巣表面が埋没しないように核出部を縫合閉鎖して卵巣が正常形態に近づくよう修復する．小さな腫瘍の場合は#3-0吸収糸による連続あるいは単結紮縫合，大きな腫瘍の場合は剥離部の最深部からスパイラル縫合を加えて閉鎖する．卵巣表面は創部が外反しないようにベースボール縫合を行う．卵巣機能温存の観点から，血流を保つために卵巣壁を縫合閉鎖しないこともある（図3）．卵巣表面が埋没しないように修復するのは術後の排卵機能を保つためであり，非常に重要である

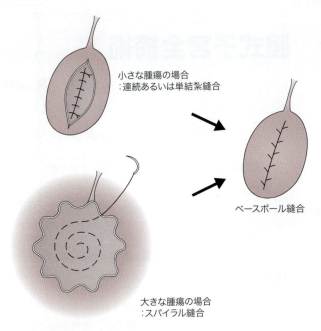

図3 ◆ 核出後の卵巣の修復
小さな腫瘍の場合，単結紮や連続縫合で閉鎖する．大きな腫瘍の場合はスパイラル縫合を施す．
卵巣表面は埋没しないよう，ベースボール縫合を行う

術後の注意点

- 腫瘍核出が両側の卵巣に及んだ場合，特に子宮内膜症性囊胞や皮様囊腫では**血流障害による卵巣機能低下がみられることがある**ため，外来では月経が定期的に発来するかどうかを確認する

- 片側の卵巣を摘除しても術後の内分泌動態に変化はない．毎月ほぼ左右交互に排卵していたものが，毎月残存卵巣で排卵するようになるからである

第3章 各科の手術手順と操作のポイント

§6 婦人科

難易度 ★★☆

7 腟式子宮全摘術

秦 さおり，髙倉賢二

手術をイメージしよう

適応疾患	子宮粘膜下筋腫，子宮頸部異形成上皮・上皮内癌
手術体位	砕石位
予想手術時間	1～2時間
出血量	200 g
主な合併症	出血，術後血腫，感染，膀胱・尿管・直腸損傷
特殊な使用器具	なし

　子宮摘出の方法には，腹式/腟式/腹腔鏡下あるいはロボット手術がある．
　安全面では直視下で行える腹式手術が勝るが，術後創痛や審美的な観点から，腟式手術が選択されることも多い．子宮がそれほど大きくなく，経産婦で腟腔が広く牽引により下降良好で，腹腔内癒着のリスクが低いと考えられる場合には，腟式子宮全摘術の適応がある．腟式手術は開腹時とは視野が全く異なるため，十分な解剖学的知識が必要である．

手術手順 ▶▶▶

❶ 術前に下剤内服もしくは浣腸を行い，直腸の前処置を行っておく．
　金属製のS字カテーテルを膀胱内に挿入し，導尿する．この際，カテーテルの先端で，膀胱下端を確認しておく

❷ 子宮腟部をミュゾー双鉤鉗子などで把持し手前に牽引する．S字カテーテルで確認した膀胱下端より尾側で，子宮腟部粘膜に子宮頸部前壁表層の深さまで全周性に切開を加える（図1）

> **コツ** 出血量減少と剥離操作を容易にするため，腟粘膜下に1％ピトレシン®加生理食塩水やエピネフリン入りキシロカイン®を注入することもある．

❸ 膀胱後壁と子宮頸部前壁の間を剥離する．この際，膀胱子宮窩腹膜が開放されることがあるが（前腟開腹），この段階で開放されても構わない

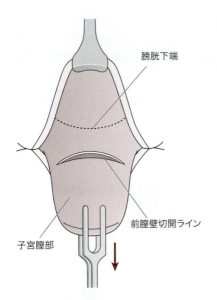

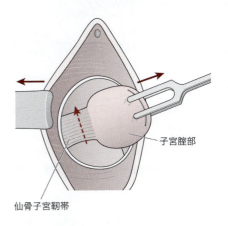

図1 ◆ 前腟壁の切開
膀胱下端をS字カテーテルで確認後，子宮腟部を牽引しながら前腟壁にメスで切開を入れたところ

図2 ◆ 仙骨子宮靱帯の切断
子宮腟部を対側に牽引しながら仙骨子宮靱帯を露出し切開するところ

> **コツ** 膀胱を損傷しないためには，クーパー剪刀の背を膀胱側に向けて，刃先をわずかに開いて子宮頸部をこするようにして剥離する．剥離が順調に進むと，粗な組織に入るため，ガーゼや指頭などを用いて鈍的に剥離してもよい．

❹ 子宮頸部後方においては，子宮腟部を牽引し，仙骨子宮靱帯を切断・結紮する（図2）

❺ 膀胱を頭側に圧排・挙上し（図3），側方の子宮傍組織（基靱帯）を挟鉗し，切断・結紮する（図4-1，2）．この操作を左右でくり返し，膀胱子宮窩腹膜・ダグラス窩腹膜を開放する．靱帯処理の前に各腹膜を開放することも多い．この時点で子宮は円靱帯，卵巣固有靱帯を介して卵巣-骨盤漏斗靱帯で骨盤壁と連続しており，示指と中指を子宮前壁に沿わせて腹腔内に挿入し，子宮円靱帯・卵巣固有靱帯・卵巣・卵管を確認し，指で誘導しながらマルチンあるいはミュゾー鉗子で子宮体部を把持し，子宮頸部を腹腔側に押し込みながら体部を牽引すると子宮円靱帯と付属器の付着部が直視できるようになる．これらを一括して挟鉗，切断する（図5）．対側は容易に切断可能な状態になり，同様に挟鉗・切断して子宮を摘出する．支持組織断端を滑脱しないように二重結紮する

> **重要** 膀胱を腹側・頭側に圧排することにより，子宮傍組織と尿管との距離が保たれる（図4-1）．

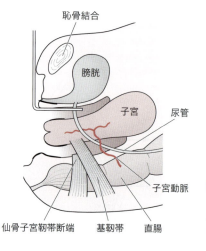

図3 ◆ 膀胱と子宮の位置関係（側面図）

膀胱を挙上し，尿管を頭側に避けたところ

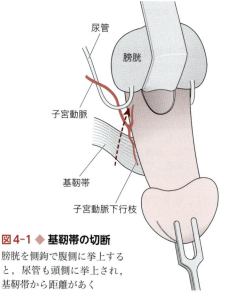

図4-1 ◆ 基靭帯の切断

膀胱を側鉤で腹側に挙上すると，尿管も頭側に挙上され，基靭帯から距離があく

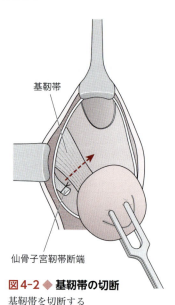

図4-2 ◆ 基靭帯の切断

基靭帯を切断する

> **重要** この組織の中に子宮動脈下行枝が入っているため，注意．滑脱しないよう二重結紮する．

> **重要** 子宮円靭帯と付属器付着部の結紮は大きな集束結紮となるので，断端が滑脱しないように8字縫合を行った後にジッヘルナート（安全結紮, Sichere Naht）を加える．腟式手術では切除断端が腹腔側に上昇し，見えなくなることもあり，切断の際にはジッヘルナートを多用し，完全な止血を図ることが非常に大切である．また，各靭帯の断端は最終的に腹膜外に固定するため，結紮糸は切断せず，コッヘル鉗子などで挟鉗し，尾側に牽引しておく．

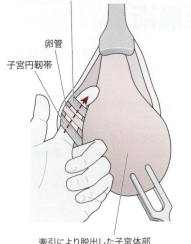

図5 ◆ 付属器と子宮円靱帯の切断
子宮を回転させ，腸管の介在のなきよう，示指で誘導し子宮円靱帯と付属器付着部を切断・結紮する

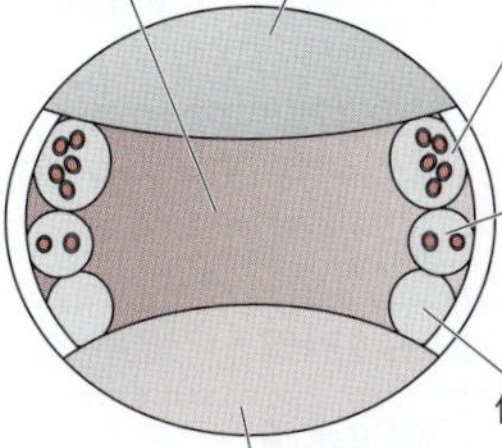

図6 ◆ 腹膜閉鎖前の状態
それぞれの支持組織の断面図．これらが挙上しないよう，腹膜外に牽引したまま，腹膜縫合を行う

❻ 腹腔内の止血を確認する．子宮傍組織断端を腹膜外に牽引し，膀胱子宮窩腹膜とダグラス窩の腹膜を縫合して閉鎖する（図6）

> **重要** 各靱帯の断端を腹膜外に出すことにより，癒着防止と止血の確保が図れる．また，術後出血をきたした場合でも腟式に止血が可能となる．

❼ 前後の腟壁粘膜を縫合する．最後に膀胱バルンを留置し，血尿がないことを確認する．圧迫止血のために単ガーゼを1枚腟内に留置して手術を終了する．ガーゼと膀胱バルンは翌日に抜去する

術後の注意点

腹式手術と同様に術後出血がありうるが，腟式に止血が困難な場合はためらわず，腹式に止血をはかる．

第3章　各科の手術手順と操作のポイント

§6　婦人科

難易度 ★★☆

8 腹式単純子宮全摘術

住友理浩，髙倉賢二

● ● ● 　**手術をイメージしよう**　● ● ●

適応疾患	子宮筋腫，子宮腺筋症，子宮内膜症，子宮頸部異形成・上皮内癌，子宮内膜ポリープ，子宮内膜増殖症（単純型，複雑型），初期子宮体癌，卵巣癌など
手術体位	仰臥位
予想手術時間	1〜2時間
出血量	300g未満
主な術中合併症	膀胱・尿管損傷，直腸損傷
特殊な使用器具	なし

　子宮は子宮体部だけが腹腔内に突出しており，子宮頸部や子宮傍結合織などは腹膜下に埋没している．子宮傍結合織の中には血流豊富な子宮動静脈と尿管が含まれる．したがって，子宮摘出は子宮を切断するのではなく，**「子宮を掘り出す」というイメージとなる**．また，子宮摘出のためには子宮につながる各靱帯（円靱帯，卵巣固有靱帯あるいは骨盤漏斗靱帯，仙骨子宮靱帯，基靱帯）を切断した後に腟管を全周切開して完全に子宮を切り離すことが必要である．各靱帯を切り離す際に隣接臓器である尿管，膀胱，直腸を損傷しないで操作を行うことが重要となる．なかでも**尿管に対しては格別な注意が必要**であり，子宮の牽引や基靱帯の適切な剥離・切断などの注意を怠れば尿管は必ず損傷されると考えておいた方がよい．ただし，子宮体部だけを摘出する子宮腟上部切断術では「掘り出す」のではなく，「子宮を切断する」というイメージとなり尿管の損傷はまず起こらない（図1）．

　また，子宮腫瘍はときに非常に大きな腫瘤を形成することがあり，子宮内膜症や帝王切開などの開腹術の既往があると骨盤内に高度な癒着を形成して，orientationがつきにくい場合もある．膀胱・尿管や直腸との位置関係を把握し，周囲臓器を適切な層構造で剥離・圧排していくことで周辺臓器損傷を起こさない手術が可能となる．

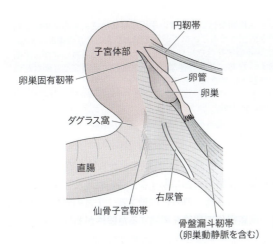

図1 ◆ 子宮につながる各種靭帯（右後方から見た図）

手術手順 ▶▶▶

① **開腹**：下腹部正中切開．良性疾患であればPfannenstiel（ファンネンスティール）横切開で行うこともある

② **開腹後の確認**：開腹後，骨盤内臓器のorientation，癒着の有無を確認

③ **上部靭帯の切断**：両側円靭帯，卵巣固有靭帯（付属器切除を行う場合は骨盤漏斗靭帯）を結紮・切断する

> **コツ** 子宮を把持して**適切な方向に牽引**することにより，切断する靭帯を緊張させながら操作することが可能となる．それにより広間膜内を走行する尿管や血管との間に距離を持たせることができ，また剥離操作も容易となる．手術は手順を覚えるのではなく，「術野の展開図」を覚えることが肝要である．

> **重要** 子宮を支える靭帯（円靭帯，卵巣固有靭帯，骨盤漏斗靭帯，仙骨子宮靭帯，基靭帯）は血管を含む疎性あるいは線維性の結合組織であり，集束結紮が多用される．電気メスなどのパワーソースが用いられることも多いが，#1-0程度の太い結紮糸を用いて確実な止血操作を行うことが求められる．その際，腹膜（広間膜）の一部を含めて1針かけたうえで結紮することにより結紮糸の滑脱が予防できる．結紮は1重で終わらせず，手術終了前に止血を確認し，安全結紮〔いわゆる「ジッヘルナート（Sichere Naht）」〕を行い，止血を確実なものとする．

> **重要** 特に良性疾患において子宮全摘術を行う際には，手術侵襲を小さくするために子宮頸部側方を走行する尿管を露出させることなく子宮を摘出することが標準的である．この場合，子宮摘出時に尿管損傷をきたしやすい以下の4カ所を意識しながら手術を進めることが重要である．なお，子宮体癌などの悪性腫瘍や癒着高度症例などにおいては尿管を剥離して直視下におきながら子宮摘出を行う．
> ① 骨盤漏斗靭帯の結紮・切断
> ② 広間膜後葉・仙骨子宮靭帯の切断
> ③ 子宮頸部支持組織（子宮傍結合織あるいは基靭帯上部）の結紮・切断
> ④ 腟断端閉鎖と周辺の止血操作

❹ **広間膜後葉の切開**：広間膜後葉の断端を把持し，広間膜後葉から結合織を剥離する．剥離を進める方向は仙骨子宮靭帯の子宮付着部に向ける．この剥離で尿管が広間膜後葉から結合織に包まれた状態で剥離され，側方に移動する．子宮内膜症や骨盤内の癒着などがある場合は，この**剥離操作で尿管を損傷する危険性があり**，慎重に進める必要があるが，基本的には力を加えずとも容易に剥離可能である

❺ **広間膜前葉の切開**：膀胱子宮窩腹膜の膀胱頂部を把持し広間膜前葉を緊張させ，広間膜前葉を薄くし，その下面にある膀胱を分離圧排しながら広間膜前葉を切開する

> **コツ** この際，子宮から離れた切開ラインで広間膜前葉を切開すると膀胱損傷の危険があるが，子宮に接しすぎると子宮からの無用な出血をきたすことがあるため，子宮の広間膜付着部であくまでも剥離した広間膜前葉を切開する．

❻ **子宮頸部からの膀胱の剥離**：膀胱と子宮頸部は，中央部では粗な結合織のみで結合している．膀胱を把持し，これを持ち上げたり緩めたりすると，その中央部で陥凹が認められる．陥凹部に一部切開を加えると白色で光沢のある子宮頸部筋膜が露出する．この筋膜をこするようにしながら膀胱圧定鉤やクーパー剪刀の背で膀胱を尾側に圧排すると出血することなく子宮頸部中央から膀胱を剥離することができる

❼ **子宮頸部側方靭帯（子宮傍結合織あるいは基靭帯上部）の切断**：子宮側方の広間膜腔は蜘蛛の巣状の粗な結合織の中に子宮動静脈上行枝が走行している
 1) 子宮動脈本幹の高さまで粗な結合織を剥離し，子宮動静脈上行枝を露出させる（図2）
 2) 上行枝が分枝した直後の高さ（およそ内子宮口の高さ）で子宮頸部側方靭帯を鈍針で掬い，集束結紮し第1結紮とする
 3) その頭側（底部側）を切断する
 4) 第1結紮糸の下方，つまり子宮頸部側で子宮側方靭帯を挟鉗し，鉗子と第1結紮の間を切断する

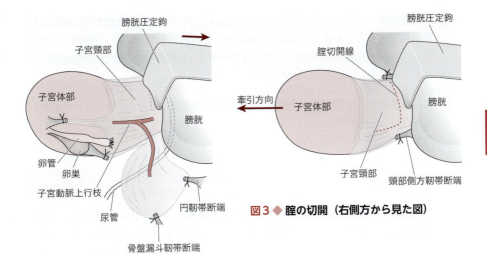

図2 ◆ **子宮頸部側方靱帯の切断（右側方から見た図）**
膀胱を尾側に圧排し，子宮頸部側方靱帯を露出させたところ

図3 ◆ **腟の切開（右側方から見た図）**

5) 鉗子を糸で置き換え結紮する．この操作をくり返し，子宮腟翻転部の高さまで切り進む

> **コツ** 広間膜後葉から尿管を剥離することと，子宮側方の結合織を剥離することで尿管はその全容を視認せずとも側方に移動している（図2）．子宮側方の第1結紮の際，子宮を頭側対側に強く牽引し，結紮する子宮側方を緊張させることで尿管損傷を防ぐことができる．

❽ **腟管切開**：以上の操作で子宮は腟管とのみつながった状態となっている．母指と示指を用いて子宮腟部の位置を確認し，子宮腟部を遺残させないために5mm程度の腟壁が子宮側に含まれるように前腟壁へ横切開を加え腟腔内に到達する（図3）．腟腔に到達したあとは，子宮腟部を削らないように腟円蓋に沿って腟管を全周に切開し，子宮を摘出する．この際腟切開部から出血をきたすため，長コッヘル鉗子で切開端を順次把持していく

> **コツ** 腟壁を切開し，腟腔に到達する際は，子宮を強く頭側に牽引し，腟壁に対して直角に切開する．この切開角度が斜めになると，腟壁を斜めに切り進む形となり，いつまでも腟腔に到達できず，いたずらに出血が増加することになる（図3）．

❾ **腟断端閉鎖**：腟壁の血管は腟長軸に沿って走行しているため，**血管走行に留意した縫合結紮**が必要である．Z字縫合や連続縫合で閉鎖することが多い．腟壁の外側端では，子宮頸部側方靭帯の第1結紮糸を含めるように縫合することで，傍腟組織が裂けて出血することを防ぐことができる

❿ **広間膜縫合**：円靭帯断端，骨盤漏斗靭帯断端を後腹膜下に埋め込むように広間膜を連続縫合し，閉鎖する

術後の注意点

　術後腟断端部の血腫や感染はときに起こる合併症である．腟断端閉鎖時に，血管走行を考慮したしっかりとした止血縫合をすることが重要である．術後発熱が遷延する際は，内診で腟断端に圧痛がないか，経腟超音波で血腫像を認めないか精査する必要がある．

第3章 各科の手術手順と操作のポイント

§6 婦人科

難易度 ★★★

9 腹式広汎子宮全摘術

住友理浩，髙倉賢二

● ● ● 手術をイメージしよう ● ● ●

適応疾患	子宮頸癌1〜2期，頸部浸潤を伴う子宮体癌
手術体位	仰臥位
予想手術時間	4〜5時間
出血量	500 g未満
主な術中合併症	膀胱・尿管損傷，直腸損傷，リンパ節郭清に伴う大血管損傷
特殊な使用器具	なし

　子宮支持靭帯を前部・中部・後部に分離し，子宮からできる限り離れて切除する広汎子宮全摘術は，骨盤の深部に及ぶ手術操作が必要となる．子宮周囲の4腔（膀胱側腔，直腸側腔，膀胱子宮窩，ダグラス窩）を十分に開放し，支持靭帯を十分に分離・同定することが重要である．

手術手順 ▶▶▶

❶ **開腹**：恥骨直上から臍左側に及ぶ下腹部正中切開

❷ **開腹後の確認**：開腹後，骨盤内臓器のorientation，癒着の有無を確認．子宮の可動性と浸潤の有無も確認して手術の可否を決定する

❸ **上部靭帯の切断**：まず両側円靭帯を結紮・切断する．次に広間膜前葉を腸腰筋方向に切開を延長し，広間膜腔の粗な結合織内に卵巣動静脈，その背側に並走する尿管を確認する．尿管を広間膜後葉から剥離し，血管テープをかけて目印とする．尿管のさらに下方で広間膜後葉に貼り付く下腹神経もこの部位で確認できる．その後の操作の目印としてまた，神経温存のために下腹神経にも血管テープをかけ，広間膜後葉から剥離しておく（図1）．その後に卵巣動静脈と一塊になった骨盤漏斗靭帯を

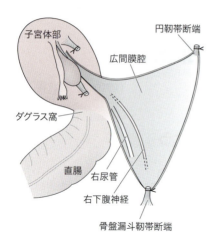

図1 ◆ 尿管と下腹神経の走行（右側方から見た図）

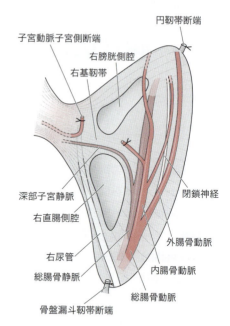

図2 ◆ 膀胱側腔と直腸側腔に挟まれた基靭帯（右上方から見た図）

結紮し，切断する．尿管は広間膜後葉から広範囲に剥離し，尿管が子宮側方に近づく部位，すなわち尿管トンネルの入り口付近まで剥離しておく

> **重要** 下腹神経と骨盤内臓神経が基靭帯底部で骨盤神経叢を形成し，そこから延びる膀胱枝が排尿を支配している．広汎子宮全摘術では，排尿を司る神経を障害することで術後排尿障害をきたすことが多かったが，近年は神経温存術式が開発され，術後排尿障害に関して問題となる症例はきわめて少なくなっている．

❹ **広間膜切開**：ダグラス窩腹膜を横切開し直腸腟中隔腔を開放する．この際，丸めたガーゼを腔に回転させるように押し込むことで，出血を見ることなく開放できる．子宮前方では膀胱子宮窩腹膜を切開する

❺ **骨盤リンパ節郭清および基靭帯処理**：系統的な骨盤リンパ節郭清を行う（詳細は成書に譲る）．この操作の過程で膀胱側腔，直腸側腔が開放される．膀胱側腔と直腸側腔に鉤をかけて反対方向に牽引すると基靭帯が緊張してその走行が明瞭となる（図2）．
基靭帯はいわゆる靭帯組織ではなく，深子宮静脈の周囲に結合織，脂肪，リンパ節が一塊となった組織である．血管周囲からリンパ節および脂肪を摘出し，深子宮静脈を骨盤側で切断，結紮することで基靭帯処理とする

> **重要** 基靭帯は表層の血管部と深層の神経部（骨盤神経）からなり，通常は血管部のみを切断する（骨盤神経温存法）．基靭帯に浸潤している場合には血管部と神経部を一緒に切断することもあるが，両側にこの操作を加えると重度の排尿障害を発症する．

❻ **子宮後方処理**：直腸腟中隔腔をさらに開放して直腸を腟管から十分に剝離する．直腸外側を子宮および腟に向けて走行する仙骨子宮靭帯および直腸腟中隔を切断する

> **コツ** 子宮後方処理の際に下腹神経を傷つけないように注意が必要である．ここでの操作の際に下腹神経および骨盤神経叢を損傷することが多いため，最初の時点で下腹神経に血管テープをかけて目印としておく必要がある．下腹神経を切断しても排尿障害をきたさないが，操作の目印を失うことになる．下腹神経を尾側に追うと，骨盤神経子宮枝の根部が容易に見つかる．

❼ **膀胱子宮靭帯前層処理**：子宮前方にて膀胱を子宮頸部から剝離し，尾側に圧排する．次に，内腸骨動脈から分枝する子宮動脈の本幹を確認し，これを結紮切断する．尿管は子宮動脈の子宮側断端下方を頭側から尾側方向に走っており，子宮頸部側方で子宮動脈と交叉する．子宮動脈から尿管枝が走行しており，これを切断すると子宮動脈が挙上され，尿管を尿管トンネル入り口まで剝離することにより子宮から尿管を離すことができる．尿管トンネルとは膀胱子宮靭帯の前層（表層）と後層（深層）の間の尿管が走行する腔を意味する．尿管トンネル入り口より膀胱三角部上端の方向に向けて尿管上部を覆う組織が膀胱子宮靭帯前層であり，この中には細い血管が数本走行しているのみであるが，盲目的に前層を処理すると，ときに強出血をきたすことがある．前層組織を表層から少しずつ剝離することで，出血を見ることなくかつ尿管に結合織をつけたままで損傷することなく前層の処理を行うことができる（図3）．

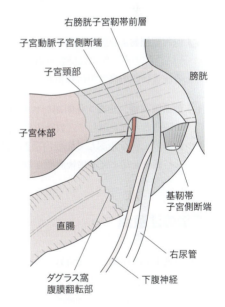

図3 ◆ 膀胱子宮靭帯前層の処理前（右側方から見た図）

❽ **膀胱子宮靭帯後層処理**：膀胱子宮靭帯前層を切除することで尿管前面が膀胱流入部まで全長に渡って明瞭になる．そこで尿管を鈍的に外側に圧排することで（いわゆる尿管転がし），子宮頸部下端から腟上部・尿管の膀胱への進入部・膀胱に囲まれた三角形の陥凹がみられる．この陥凹を示指と母指でこすると薄い膜様組織となり，ここ

に鉗子を穿通させる．鉗子の頭側に走る結合組織が膀胱子宮靭帯後層であり，これを結紮・切断する．この操作により膀胱が尿管とともに子宮から分離され，腟が思い通りの長さで切断できるようになる

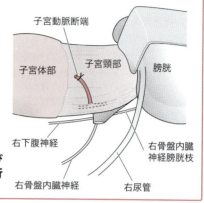

コツ　膀胱子宮靭帯後層の外側深部には，骨盤神経叢から膀胱へ延びる膀胱枝が含まれている（図4）．このため，**後層の切断線を外側（尿管側）にすると膀胱枝を損傷し，術後排尿障害の原因となる**ため，根治性に問題がない範囲で内側（子宮側）で切断することが重要である．

図4　膀胱子宮靭帯前層および後層切断後の神経の走行（右側方から見た図）

❾ **傍腟組織および腟管切断**：ここまでの操作で子宮は腟管とのみ繋がった状態となっている．腟の両外側には傍腟組織があり，その中に傍腟血管が走行している．目標とする腟管切開の高さで傍腟組織を結紮・切断し，腟全周を切開して子宮を摘出する

❿ **腟断端閉鎖，止血**：腟断端を#1-0程度の吸収糸で縫合閉鎖する．**腟血管が縦走**していることを意識して，数針のZ字縫合や連続縫合などを用いて結紮する．その後，術野の止血を確認して腹腔内操作を終わる．リンパ節郭清を行っている場合は，リンパ嚢腫を防ぐために後腹膜を縫合せず，開放のままで手術を終了する

術後の注意点

- 術後1週間程度は膀胱留置バルーンを入れておき，抜去後は排尿直後に残尿を測定し，残尿が50 mL以下となるまで観察する．現在では，神経温存術式の開発により広汎子宮全摘術後の排尿障害はほとんど問題にならなくなってきており，術後早期の排尿障害は多くの症例でみられるものの，通常は術後2週間以内に軽快する

- 術後尿路損傷（尿管腟瘻，膀胱腟瘻）は現在ではきわめて稀ではあるが，ひとたび発症すると患者のQOLを大きく害する合併症である．腟から尿臭のする帯下が出る場合は，インジゴカルミンなどの色素を膀胱内あるいは静脈内に注入し腟内に色素が流出してくるかを確認する必要がある

第3章 各科の手術手順と操作のポイント
§7 産科

難易度 ★★☆

1 帝王切開術

針田伸子

手術をイメージしよう

適応疾患	①経腟分娩が不可能かきわめて困難と考えられる場合：前置胎盤，児頭骨盤不均衡，分娩停止 ②急速遂娩が必要な場合：切迫子宮破裂，臍帯脱出，常位胎盤早期剥離，重症妊娠高血圧症候群，胎児機能不全（non-ressuring fetal satus） ③垂直感染の予防が必要な場合など：性器ヘルペス，尖圭コンジローマ
手術体位	仰臥位
予想手術時間	30分〜1時間
出血量	300〜1,000g（適応疾患にもよる）
主な術中合併症	大量出血，膀胱や直腸損傷，深部静脈血栓症（術後）
特殊な使用器具	なし

子宮下部を切開して，胎児とその付属物（胎盤，臍帯，卵膜）を娩出させる（図1）．

手術手順 ▶▶▶

❶ 恥骨上部を約10 cm横切開（急ぐ場合は，正中切開）後，展開した腹膜の上方で腹膜を切開して腹腔内に入る

❷ 子宮の下部を横切開する．
　1) 膀胱子宮窩腹膜の反転部で腹膜を切開し（図2Ⓐ），**膀胱を用手的に下降**させる（図2Ⓑ）
　2) 子宮の中央を見定め，**膀胱子宮窩腹膜の反転部より少し下方**にメスを入れ，子宮筋層を切開し，卵膜を露出させる
　3) 示指と中指を子宮筋と卵膜上の間に挿入し，クーパーで切開層を左右に延ばす（図2Ⓒ）．用手的に切開層を広げることもある
　4) 卵膜を破膜する

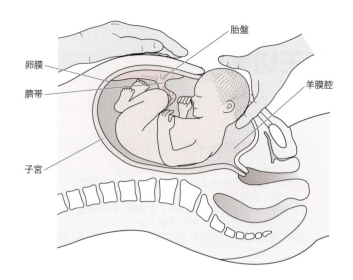

図1 ◆ 子宮下部からの児娩出

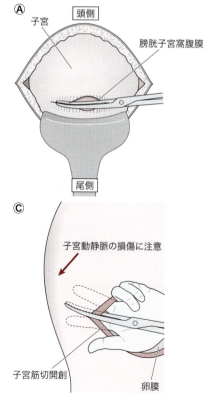

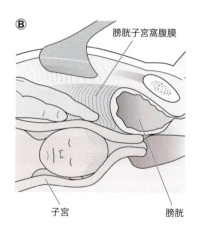

図2 ◆ 子宮下部横切開
A：膀胱子宮窩腹膜の切開，B：膀胱を下降させる，C：子宮筋の切開

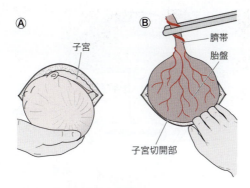

図3 ◆ 胎児と付属物の娩出
A：胎児の娩出（図1も参照），B：胎盤の娩出

> **コツ** 妊娠子宮は右に捻転していることが多いので視野から1〜2cm右側に切開を入れる．また，子宮口が開大している場合は，切開すべき部位がかなり上方へ移動していることに留意する．

> **重要** 児の先進部が硬く触れない部位での切開は出血が多くなるため，切開部の直下に児の先進部があることを確認する．

❸ 児とその付属物を娩出させる．
  1) 子宮腔内に手を入れ，先進部を誘導する（図1，3Ⓐ）．吸引カップを用いることもある
  2) 児は，経腟分娩と同じように回旋させて娩出する．骨盤位は殿部を娩出させたらガーゼで殿部をしっかり把持し，骨盤位分娩牽出術と同様に娩出させる
  3) 児の顔をガーゼで拭い臍帯を結紮後，胎盤と卵膜を娩出させる（図3Ⓑ）

❹ 子宮の切開創を縫合する（図4）．子宮を腹腔外に出す場合と出さずに縫合する場合がある．
  1) 創部筋層の辺縁部を鉗子で把持し，出血点があれば同様に鉗子を用いて止血する
  2) 吸収性の糸を用いて，原則的に**二層縫合**で行う．辺縁部は出血しやすいので，二重に縫合する
  3) 子宮膀胱窩腹膜を縫合する．無縫合あるいは癒着防止剤（セプラフィルム®・インターシード®など）で覆うこともある

> **コツ** 子宮筋層は創部下部の方が上部より薄いので，子宮筋の厚みが上下で一定になるように下部は上部より長くとって縫合する．

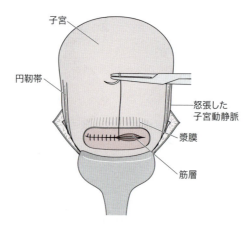

図4 ◆ 子宮切開創の縫合

> **重要** 子宮動静脈や尿管の損傷防止のため，創部の端は子宮広間膜の下に指をまわし，子宮側壁がどこまであるかを確認しながら縫合する．

❺ 閉腹する．
  1）ダグラス窩および腸骨窩の血液を吸引洗浄する
  2）卵巣・卵管・子宮後面の状態を確認する
  3）止血を確認後，閉腹する

● 文献

1）金山尚裕：D.産科疾患の診断・治療・管理 15.帝王切開術．日本産科婦人科学会誌，60（5）：N100-103，2008
2）平松祐司：安全な産婦人科医療を目指して―事例から学ぶ―I.医療安全対策シリーズ 3.産科手術と処置 2.帝王切開時の出血を最少にする対策．日本産科婦人科学会誌，62（9）：N283-287，2010

第3章 各科の手術手順と操作のポイント
§7 産科

難易度 ★★☆

2 子宮頸管縫縮術

針田伸子

手術をイメージしよう

適応疾患	子宮頸管無力症，切迫流早産
手術体位	載石位
予想手術時間	30分
出血量	約50 g
主な術中合併症	感染，前期破水
特殊な使用器具	なし

　子宮頸管を縫縮して，頸管の開大を予防する．通常，子宮頸管縫縮用につくられた，テープ状の糸がついた鈍針を用いる（図1）．マクドナルド法とシロッカー法の2種類がある．

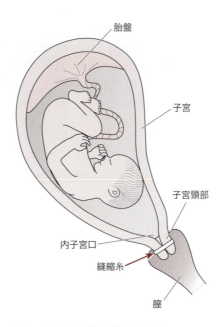

図1 ◆ 子宮頸管縫縮術の終了図

手術手順 ▶▶▶

マクドナルド法

子宮頸管の中間部で縫縮する方法．**胎胞形成のある症例**でも実施が可能（図2）．

❶ 腟鏡をかけたうえで，子宮頸管を子宮腟部鉗子で把持・牽引する

❷ 子宮頸管を4時方向に向かって牽引しながら，10時の部位を貫くように糸をかける

❸ 同様に，8時・4時・2時方向にも運針していく

❹ 12時方向で糸を外科結紮し，断端をループ状にして糸を切る

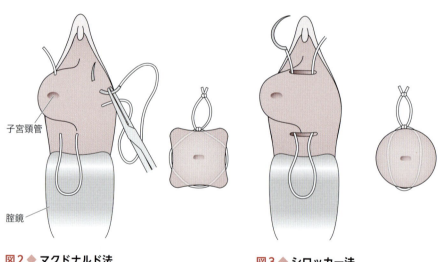

図2 ◆ マクドナルド法

図3 ◆ シロッカー法

シロッカー法

　子宮頸管前壁より**膀胱を上方へ剥離**し，より内子宮口に近い高さで縫縮する方法（図3）．

❶ 腟鏡をかけたうえで，子宮頸管を子宮腟部鉗子で把持・牽引する

❷ 12時と6時の部位に横切開を加える

❸ 12時の切開部位から縫縮糸の針を入れ，6時の切開部位へと貫通させる

❹ 同様に，6時から12時へと針を進める

❺ 12時の部位で糸を外科結紮し，断端をループ状にして糸を切る

❻ 上下の切開部位を縫合する

> **コツ** 持針器を持つ反対側の手で針を触知しながら，針を進める．適切な方向に子宮頸管を牽引すると，運針が容易になる．

> **重要** 感染徴候がなく，子宮収縮が抑制できる症例のみを適応とする．感染徴候がある場合は，その治療を優先させる．

● 文献

1) 山本稔彦, 他：小手術とそのコツ 頸管縫縮術のコツ. 産婦人科治療, 55（6）：637-641, 1987

3 子宮内容除去術

針田伸子

手術をイメージしよう

適応疾患	稽留・不全流産，胞状奇胎
手術体位	截石位
予想手術時間	10分
出血量	少量
主な術中合併症	子宮損傷，感染，内容遺残
特殊な使用器具	子宮頸管拡張器，子宮ゾンデ，胎盤鉗子，キューレット

子宮頸管を拡張して，子宮腔内の内容物を排出させる（図1）．

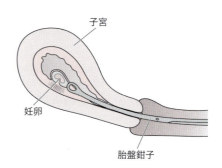

図1 ◆ 子宮内容除去術の概要

手術手順 ▶▶▶

❶ 子宮頸管を拡張する
　1）術前処置として，ラミナリア桿・ダイラソフト・ラミセル®・ラミケンアールなどを用いて緩徐に子宮頸管拡張を行っておく（図2Ⓐ）
　2）子宮ゾンデで子宮内腔の長さ，向きを確認し，ヘガール型拡張器を用いて胎盤鉗子が無理なく挿入できるように**子宮頸管を拡張する**（図2Ⓑ）

❷ 胎盤鉗子を子宮内に挿入し，できるだけ一塊に**妊卵を摘出する**（図1）

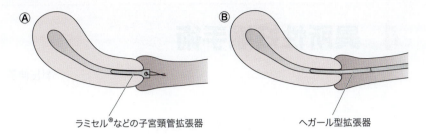

図2 ◆ 頸管拡張
A：術前処置，B：機械的頸管拡張器

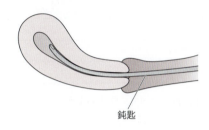

鈍匙　　　**図3 ◆ 子宮内掻爬**

❸ キューレット（鈍匙）を優しく挿入し，子宮腔全周にわたって掻爬する（図3）．あるいは吸引嘴管を用いて，内容物を吸引する．

> **重要** 子宮の前後屈が強い例などでは，術中も経腹超音波を用いて子宮の向きを確実に把握し，**子宮穿孔**をきたさないよう努める．

> **コツ** 内容物がほとんど排出されて子宮筋層に達すると，凹凸を削るような感覚がある．

> **重要** 手術終了後，異常出血のないことを確認し，超音波検査で内容物の明らかな遺残がないかを確認する．また，子宮内容物を回収して**肉眼的に絨毛を確認**し，胞状奇胎の有無を確かめる．

● 文献

1) 仲村三千代，岡村州博：産科疾患の診断・治療・管理7．子宮内容除去術．日本産科婦人科学会誌，60：N12-14，2008

第3章 各科の手術手順と操作のポイント

§7 産科

難易度 ★★☆

4 異所性妊娠手術

針田伸子

● ● ● 手術をイメージしよう ● ● ●

適応疾患	異所性妊娠
手術体位	仰臥位
予想手術時間	30分
出血量	約50 g
主な術中合併症	出血
特殊な使用器具	なし

　異所性妊娠部を摘出する．妊卵の着床部位によって，図1のように分類される．それぞれに対して，最も適した術式が選択される（表1）．

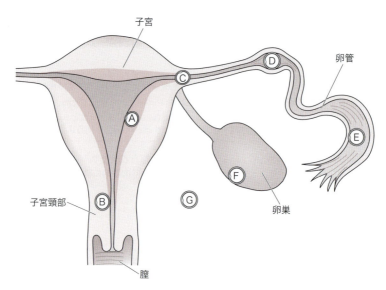

図1 ◆ 異所性妊娠の部位
　A：正常妊娠，B：頸管妊娠，C：卵管間質部妊娠，D：卵管峡部妊娠，
　E：卵管膨大部妊娠，F：卵巣妊娠，G：腹膜妊娠

手術手順

① 腹腔内を観察のうえ，以下の方法から最も適した方法を選択する

重要 術式は，挙児希望の有無，腫瘤径，卵管破裂の有無，出血量などを考慮して決定される．ショック状態の場合は，開腹術による根治術（卵管切除術）が必要である．

1) **卵管圧出術**：妊娠部位が卵管膨大部あるいは采部にあり，かつ絨毛が少ないと考えられる症例が適応となる．卵管から胎嚢を鉗子などで搾り出すようにして排出させる

表1 ◆ 異所性妊娠の部位別治療方法

図1中の記号	部位	選択される術式
A	正常妊娠	ー
B	頸管妊娠	◎子宮全摘術
C	卵管間質部妊娠	◎間質部楔状切除術*
D	卵管峡部妊娠	◎卵管切除術*
E	卵管膨大部妊娠	卵管線状切開術*，卵管切除術*，卵管圧出術*
F	卵巣妊娠	卵巣部分切除術
G	腹膜妊娠	腹膜部分切除術

◎に対しては，薬物療法が第1選択となることが多い．
＊：本稿で解説している術式

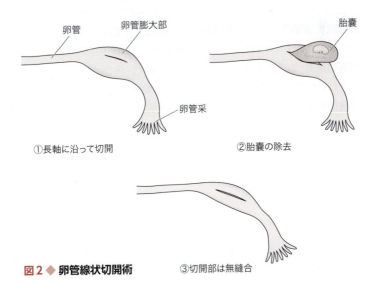

①長軸に沿って切開　②胎嚢の除去

③切開部は無縫合

図2 ◆ 卵管線状切開術

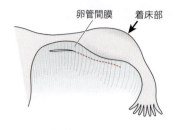
①卵管間膜の切断

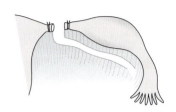
②卵管の切除

図3 ◆ 卵管切除術

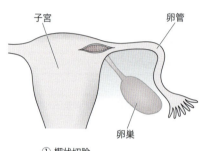
① 楔状切除

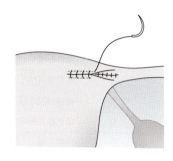
② 二層縫合

図4 ◆ 間質部楔状切除術

2) **卵管線状切開術**（図2）：卵管膨大部妊娠に対して行う．腫大した卵管の長軸方向に切開を加え，胎嚢および血腫を除去する．切開部は無縫合でよい
3) **卵管切除術**（図3）：卵管峡部や膨大部妊娠で，保存的療法がうまくいかない症例で行われる．患側の卵管間膜を切断し，卵管を着床部より子宮側で切除する
4) **間質部楔状切除術**（図4）：卵管間質部妊娠に対して行う．妊娠部を切開し，楔状に切除する．筋層を二層縫合し，切開部を閉鎖する

❷ 腹腔内の出血を吸引，洗浄し，閉腹する

● 文献

1) 井上正人：子宮外妊娠の取り扱い 内視鏡的治療の取り扱い．日本産科婦人科学会誌，51：N258-260，1999
2) 山本樹生，井坂恵一：D.産科疾患の診断・治療・管理 6.異常妊娠．日本産科婦人科学会誌，59：N672-681，2007

索 引

欧文

A〜G

- Ao clamp ... 53
- Billroth-I法再建 ... 160
- Calot三角 ... 192
- Critical view of safety ... 193
- CVポート ... 86
- Denonvilliers筋膜 ... 147
- direct Kugel法 ... 119
- functional end to end anastomosis ... 81
- Gambee変法 ... 80

I〜P

- IABO ... 314
- IMA ... 129
- inlayメッシュ ... 119
- Kocherの授動 ... 196
- Lichtenstein法 ... 118
- MSBOS ... 45
- NVB ... 143, 146
- onlayメッシュ ... 118
- OPCAB ... 298
- postdural puncture headache ... 41

Q〜V

- Roux-en-Y法 ... 161
- SBOE ... 45
- SC junction ... 324
- Sturmdorf縫合 ... 325
- surgical trunk ... 127
- S状結腸癌 ... 128
- S状結腸切除術 ... 128
- S状結腸動脈 ... 125
- TDLU ... 231
- TME ... 146
- Type & Screen法 ... 44

- VATS ... 253

和文

あ行

- アドソン ... 29
- アリス ... 33
- 胃癌 ... 157, 162
- 胃癌取扱い規約 ... 155
- 胃結腸静脈幹 ... 126
- 胃十二指腸動脈 ... 154
- 異所性妊娠 ... 334, 360
- 胃穿孔 ... 105
- 胃全摘術 ... 162
- 糸結び ... 57
- 胃の3領域区分 ... 155
- 胃の区分名称 ... 155
- 右肝 ... 206
- 右肝静脈 ... 206
- 右尿管 ... 348
- 右葉切除 ... 222
- 腋窩開胸 ... 72
- 腋窩リンパ節 ... 239
- 円靱帯 ... 329, 348

か〜き

- ガーゼパッキング術 ... 310
- 開胸 ... 70
- 回結腸動脈 ... 125
- 外傷死の3徴 ... 308
- 外鼠径ヘルニア ... 113
- 外鼠径輪 ... 110
- 外腸骨動脈 ... 348
- 回腸人工肛門造設術 ... 103
- 開腹 ... 66
- 下右肝静脈 ... 206
- 下行結腸 ... 137

- 下行結腸癌 ... 137
- 下肢静脈瘤 ... 284
- 下肢静脈瘤手術 ... 284
- 下大静脈 ... 206
- 過多月経 ... 328
- 下腸間膜動脈 ... 125, 129
- 下直腸動脈 ... 142
- 下腹神経 ... 126, 129, 143, 146, 320, 347, 348, 349
- 下部直腸癌 ... 150
- 肝鎌状間膜 ... 206
- 眼科用（細部用）剪刀 ... 31
- 肝癌 ... 211, 215, 222
- 肝冠状間膜 ... 206
- 肝区域切除術 ... 215
- 肝細胞癌 ... 211, 215, 222
- 鉗子 ... 30
- 肝腎間膜 ... 206
- 間接鼠径ヘルニア ... 113
- 冠動脈バイパス術 ... 298
- 観音開き法 ... 171
- 肝部分切除術 ... 211
- 肝葉切除術 ... 222
- 肝離断鞘外到達法 ... 226
- 肝良性疾患 ... 211, 215, 222
- 気管 ... 243
- 気管支 ... 243
- 気胸 ... 248
- 奇静脈 ... 243
- 基靱帯 ... 320, 348, 349
- 機能的端々吻合 ... 81
- 急性大動脈解離 ... 292
- 急速遂娩 ... 351
- 胸腔鏡 ... 253
- 胸骨正中開胸 ... 72
- 狭心症 ... 298
- 局所麻酔 ... 37
- 局所麻酔中毒 ... 38
- 極量 ... 37

く〜こ

筋層内筋腫	328
空腸間置術	171
クーパー	31
グラフト	298
クラムシェル開胸	72
クロルヘキシジン	25
外科結紮	58
血液ポンプ	50
月経困難症	328
結紮切除術	93
結腸右半切除術	132
ケリー	32
後胃動脈	154
交叉切開	109
合成素材	56
後側方開胸	72
高比重	39
高比重・等比重薬	39
硬膜穿刺後頭痛	40
肛門癌	150
肛門管癌	150
肛門管の上皮成分	90
肛門周囲膿瘍	96
肛門の解剖	90
骨盤神経叢	126, 143, 146, 320
骨盤内臓神経	126
骨盤部外傷	312
骨盤リンパ節	348
骨盤漏斗靭帯	320, 329, 348
コッヘル	32

さ〜し

臍切開	68
最大手術血液準備量	45
サインアウト	18
左下横隔動脈	154
左肝	206
左肝静脈	206
左葉切除	222
子宮	317
子宮円索	320
子宮円靭帯	320
子宮筋腫	328
子宮頸癌	322, 347
子宮頸管縫縮術	355
子宮頸管無力症	355
子宮頸部円錐切除術	322
子宮支持靭帯	347
子宮ゾンデ	358
子宮体部	348
子宮摘出	338
子宮動脈	349
子宮内容除去	358
子宮付属器	317
止血カンシ	32
自己血輸血	44
歯状線	90
自然素材	56
シャント	288
十二指腸潰瘍穿孔	105
終末乳管小葉単位	231
手術血液準備量計算法	45
消化管吻合	79
消化管閉塞	86
上下腹神経叢	143
上行結腸癌	132
上行大動脈	243
上行大動脈置換術	292
上十二指腸動脈	154
上大静脈	243
上腸間膜静脈	125
上腸間膜動脈	125
上直腸動脈	125, 142
消毒薬	24
上腹部正中切開	67
漿膜下筋腫	328
食道亜全摘術	180
食道癌	180
食道噴門枝	154
痔瘻	96
シロッカー法	356
心外傷	305
心筋梗塞	305
神経血管束	143, 146
神経鞘腫	277
人工血管	293
人工肛門	102, 146
人工心肺	303
人工心肺装置	49, 294
人工肺	51
心タンポナーデ	305
心囊開窓術	307
心囊穿刺	305
真皮縫合	63
深部子宮静脈	348
心膜切開術	305

す〜そ

膵癌	194
膵空腸吻合	199
膵体尾部切除術	200
膵頭十二指腸切除術	194
膵頭神経叢	197
ストーマ	102
ストーマサイトマーキング	102
隅越分類	98
性腺動静脈	129
脊髄くも膜下麻酔	37
切開	30
鑷子（セッシ）	28, 29
切迫流早産	355
切離断端	201
仙骨子宮靭帯	320, 349
仙骨内臓神経	143
センチネルリンパ節	237
剪刀	30
前方腋窩開胸	72
層々吻合	80
総腸骨静脈	348
総腸骨動脈	348

INDEX

搔爬 ... 359	直接鼡径ヘルニア ... 113	肺部分切除 ... 248
側側吻合後末梢静脈結紮法 ... 288	直剪刀 ... 31	バイポーラデバイス ... 35
側方開胸 ... 72	直腸 ... 348	抜糸 ... 65
側方郭清 ... 145, 146	直腸癌 ... 146	バブコック ... 33
鼡径管 ... 112	直腸間膜全切除 ... 146	ハンドピース ... 30
鼡径靭帯 ... 110	直腸側腔 ... 347, 348	皮下乳腺切除術 ... 240
鼡径部 ... 110	直腸腟中隔 ... 349	皮下剝離 ... 61

た 行

	直角剪刀 ... 31	皮下縫合 ... 63
	手洗い ... 21	皮下ポケット ... 86
体外循環 ... 49, 294	低位前方切除術 ... 146	脾静脈 ... 125
体外循環装置 ... 49	帝王切開術 ... 351	左胃大網動脈 ... 154
対極板 ... 34	デルマトーム ... 40	左開胸開腹 ... 72
胎児機能不全 ... 351	電気メス ... 31	左開胸下行大動脈遮断術 ... 312
大腿静脈 ... 285	等比重 ... 39	左結腸動脈 ... 125
大腿ヘルニア ... 113	洞不全症候群 ... 280	左三角靭帯 ... 206
大動脈解離 ... 305	ドベーキー ... 29	左副肝動脈 ... 154
大動脈遮断 ... 52, 312		脾摘 ... 166

な 行

大動脈閉塞用バルーンカテーテル ... 314		脾摘後の感染症 ... 167
	内痔核 ... 93	避妊期間 ... 331
胎盤鉗子 ... 358	内鼡径ヘルニア ... 113	皮膚切開 ... 66
タイムアウト ... 18	内鼡径輪 ... 110	表皮縫合 ... 64
ダイヤモンド ... 29	内腸骨動脈 ... 348	ヒルトン線 ... 91
大量出血 ... 46	乳管腺葉系 ... 230	ファンネンスティール横切開 ... 328
ダグラス窩 ... 347, 348	乳癌 ... 233, 235, 237, 240	
ダブルステープリングテクニック ... 83	乳腺 ... 230, 234, 236	副右結腸静脈 ... 126
ダメージコントロールサージェリー ... 308	乳頭 ... 234	腹会陰式直腸切断術 ... 150
	乳房温存術 ... 235	腹腔鏡下手術 ... 123
胆管癌 ... 194, 222	乳房再建 ... 240	腹式広汎子宮全摘術 ... 347
短肝静脈 ... 206	乳房切除 ... 233	腹式子宮単純全摘術 ... 319
単糸 ... 56	尿管 ... 129, 348, 349	腹部外傷 ... 308, 312
胆囊癌 ... 191	妊孕性 ... 331	腹部コンパートメント症候群 ... 310
胆囊摘出 ... 224	粘膜下筋腫 ... 328	噴門形成術 ... 171
胆囊摘出術 ... 191		噴門側胃切除術 ... 168

は 行

腟式子宮全摘術 ... 338		ペアン ... 32
中肝静脈 ... 206	肺癌 ... 253, 267	閉胸 ... 70
中結腸動脈 ... 125	肺区域 ... 246	閉鎖神経 ... 348
虫垂切除術 ... 108	肺区域切除 ... 267	閉腹 ... 66
中直腸動脈 ... 142	肺腫瘍 ... 248, 253, 267	ベースボール縫合 ... 336
聴診三角開胸 ... 72	肺静脈 ... 243	ペースメーカー ... 280
	肺生検 ... 248	
	肺動脈 ... 243	

ヘミクラムシェル開胸 …… 72	末梢動静脈シャント造設術	幽門側胃切除術 …………… 157
ヘルニア …………………… 116, 123	………………………………… 288	幽門保存胃切除術 ………… 173
ヘルニアサック …………… 116, 123	右胃大網動脈 ……………… 154	輸血 ………………………………… 42
ヘルマン線 ………………………… 90	右胃動脈 …………………… 154	腰内臓神経 ………………… 126, 143
辺縁動脈 ……………………… 125	右結腸動脈 ………………… 125	予防投与 …………………………… 25
編糸 …………………………………… 57	右三角靱帯 ………………… 206	
縫合 …………………………………… 61	右直腸側腔 ………………… 348	ら 行
膀胱子宮窩 …………………… 347	右膀胱子宮靱帯前層 …… 349	
膀胱子宮靱帯後層 ………… 350	ミクリッツ ………………………… 32	ラミネク …………………………… 29
膀胱側腔 ……………………… 347, 348	無鉤 ………………………………… 29	卵管 ………………………………… 332, 334
房室ブロック ………………… 280	無放電（ソフト）凝固 ……… 32	卵管水腫 ………………………… 334
胞状奇胎 ……………………… 358	迷走神経肝枝 ……………… 154	卵管切除術 …………………… 334, 362
放電凝固 ………………………… 32	迷走神経前幹 ……………… 154	卵管線状切開術 …………… 362
傍腹直筋切開 ………………… 109	迷走神経腹腔枝 …………… 154	卵管膿瘍 ………………………… 334
ポート埋込 ……………………… 86	メイヨー ……………………………… 31	卵巣 ………………………………… 332, 335
ポビドンヨード ………………… 25	メッツェンバーム ……………… 31	卵巣固有靱帯 ……………… 317
	網嚢切除 …………………… 157	卵巣腫瘍 ………………………… 332, 335
ま 行	モスキート ………………………… 33	卵巣堤索 ………………………… 320
		卵巣動脈 ………………………… 329
埋没縫合 ………………………… 62	や 行	リスター …………………………… 33
マイルズ術 …………………… 150		レックス・カントリー線
マクドナルド法 ……………… 356	有鉤 ………………………………… 29	……………………………………… 206
マッカンドー ………………………… 29	幽門下動脈 ………………… 154	

● 編者プロフィール

畑 啓昭（Hiroaki Hata）

2000年	京都大学医学部卒業，国立京都病院 研修医 （総合内科，循環器科，小児科，麻酔科）
2001年	国立京都病院 研修医 外科
2003年	国立がんセンター中央病院 外科レジデント
2005年	国立病院機構京都医療センター救急科・外科
2007年	国立病院機構京都医療センター外科・ICT

［学会資格］
外科学会専門医・指導医
消化器外科学会専門医
内視鏡外科学会技術認定医
食道科認定医
外科周術期感染管理認定医・教育医
インフェクションコントロールドクター（ICD）

研修医のための見える・わかる外科手術

「どんな手術？ 何をするの？」
基本と手順がイラスト300点でイメージできる

2015年11月15日 第1刷発行	編 集	畑 啓昭	
2021年 4月30日 第7刷発行	発行人	一戸裕子	
	発行所	株式会社 羊 土 社	
		〒101-0052 東京都千代田区神田小川町2-5-1 TEL 03（5282）1211 FAX 03（5282）1212 E-mail eigyo@yodosha.co.jp URL www.yodosha.co.jp/	
© YODOSHA CO., LTD. 2015 Printed in Japan	装 幀	Malpu Design（渡邉雄哉）	
	カバーイラスト	須山奈津希	
ISBN978-4-7581-1780-7	印刷所	株式会社加藤文明社印刷所	

本書に掲載する著作物の複製権，上映権，譲渡権，公衆送信権（送信可能化権を含む）は（株）羊土社が保有します．
本書を無断で複製する行為（コピー，スキャン，デジタルデータ化など）は，著作権法上での限られた例外（「私的使用のための複製」など）を除き禁じられています．研究活動，診療を含み業務上使用する目的で上記の行為を行うことは大学，病院，企業などにおける内部的な利用であっても，私的使用には該当せず，違法です．また私的使用のためであっても，代行業者等の第三者に依頼して上記の行為を行うことは違法となります．

JCOPY ＜（社）出版者著作権管理機構 委託出版物＞
本書の無断複写は著作権法上での例外を除き禁じられています．複写される場合は，そのつど事前に，（社）出版者著作権管理機構（TEL 03-5244-5088，FAX 03-5244-5089，e-mail：info@jcopy.or.jp）の許諾を得てください．

乱丁，落丁，印刷の不具合はお取り替えいたします．小社までご連絡ください．

羊土社のおすすめ書籍

研修医のための 外科の周術期管理 ズバリおまかせ！

森田孝夫, 東条 尚／編

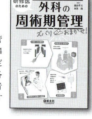

初期研修医のための周術期管理解説書の決定版！周術期を4つのstepに分け, 治療方針決定の考え方や合併症対策など, 各stepの必須事項を解説. 患者の治療段階を把握し, 今何をすべきかが見えてくる1冊！

- 定価4,620円（本体4,200円＋税10%） ■ B5判
- 276頁　ISBN 978-4-7581-1773-9

研修医に絶対必要な 器具・器械 がわかる本。
使い方と使い分けマスターガイド

野村 悠, 田中 拓, 箕輪良行／編

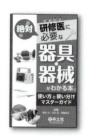

同じような器具だけど, どう違う？どう使う？日常診療, 救急, 手術の現場でよく使う器具の特徴や, 意外と知らない同じ用途の器具同士の違いと使い分けがよくわかる！研修医の手技上達の近道となる1冊！

- 定価3,190円（本体2,900円＋税10%） ■ B6変型判
- 237頁　ISBN 978-4-7581-1775-3

プライマリケアと救急を中心とした総合誌
レジデントノート

年間定期購読料（国内送料サービス）
- 通常号（月刊） 定価26,400円（本体24,000円＋税10%）
- 通常号（月刊）＋増刊 定価57,420円（本体52,200円＋税10%）
- 通常号（月刊）＋WEB版（月刊） 定価30,360円（本体27,600円＋税10%）
- 通常号（月刊）＋増刊＋WEB版（月刊） 定価61,380円（本体55,800円＋税10%）

【月刊】 毎月1日発行 B5判 定価 2,200円（本体 2,000円＋税10%）

日常診療を徹底サポート！

医療現場での実践に役立つ
研修医のための必読誌！

特徴
1. 医師となって最初に必要となる"基本"や"困ること"をとりあげ, ていねいに解説！
2. 画像診断, 手技, 薬の使い方など, すぐに使える内容！日常の疑問を解決できる
3. 先輩の経験や進路選択に役立つ情報も読める！

詳細はコチラ ▶ www.yodosha.co.jp/rnote/

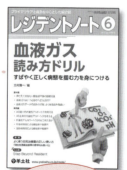

研修医指導にも役立ちます！

発行 羊土社 YODOSHA
〒101-0052 東京都千代田区神田小川町2-5-1　TEL 03(5282)1211　FAX 03(5282)1212
E-mail：eigyo@yodosha.co.jp
URL：www.yodosha.co.jp　　ご注文は最寄りの書店、または小社営業部まで